教育部、财政部关于支持高等职业学校提升专业服务产业发展能力——助产专业建设项目

急重症监护

（供助产、护理专业使用）

主　编　王小丽　费素定

副主编　黄金银　罗先武
　　　　徐金梅　周俊杰

主　审　赵凤霞

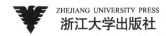
ZHEJIANG UNIVERSITY PRESS
浙江大学出版社

图书在版编目（CIP）数据

急重症监护/王小丽，费素定主编. —杭州：浙
江大学出版社，2015.12
ISBN 978-7-308-12854-4

Ⅰ.①急… Ⅱ.①王… ②费… Ⅲ.①急性病－护理
学－医学院校－教材②险症－护理学－医学院校－教材
Ⅳ.①R472.2

中国版本图书馆 CIP 数据核字（2014）第 019767 号

急重症监护

王小丽　费素定　主编

责任编辑	何　瑜（wsheyu@163.com）	
责任校对	冯其华　金　蕾	
封面设计	春天书装	
出版发行	浙江大学出版社	
	（杭州市天目山路 148 号　邮政编码 310007）	
	（网址：http://www.zjupress.com）	
排　　版	杭州中大图文设计有限公司	
印　　刷	浙江省良渚印刷厂	
开　　本	787mm×1092mm　1/16	
印　　张	14.5	
字　　数	362 千	
版 印 次	2015 年 12 月第 1 版　2015 年 12 月第 1 次印刷	
书　　号	ISBN 978-7-308-12854-4	
定　　价	38.00 元	

　　本教材是遵循助产专业人才的培养目标，根据助产士的工作岗位、岗位工作任务及完成任务必须具备的岗位职业能力而开发的教材。

　　教材内容包括：

　　1.常用急救技术　包括心肺脑复苏术、气道梗阻急救、创伤救护、电击除颤操作、心电监护仪应用、简易呼吸囊应用、气道通畅术等内容。

　　2.常见意外伤害和急症救护　包括中暑、淹溺、电击伤、蛇咬伤、烧烫伤、常见中毒、循环系统、呼吸系统等急症的救护。

　　3.孕产期常见急症救护　包括孕产期急性心衰、孕产期急性呼吸衰竭、孕产期急性支气管哮喘、孕产期肺血栓栓塞、卵巢过度刺激综合征、孕产期失血性休克、急性黄疸与呕吐、妊娠期高血压疾病、羊水栓塞、院前急产等各种孕产期急重症监护内容。

　　本教材涵盖了 EMSS 体系、常用急救技术、各种与助产护理工作过程相关的常见病急救等方面的内容，包含急重症监护的新知识、新技术、新技能，内容全面、重点突出、实用性强。本书是在校助产专业学生职业能力培养的核心教材，同样也是临床助产士和护士不可多得的参考用书。

本书编写人员名单

主　　编　王小丽　费素定

副 主 编　黄金银　罗先武　徐金梅　周俊杰

主　　审　赵风霞

编　　委　（以姓氏笔画为序）

王小丽（宁波卫生职业技术学院）

刘桂娟（宁波卫生职业技术学院）

李　娟（宁波市医疗中心李惠利医院）

吴丽群（宁波卫生职业技术学院）

邱萍萍（福建医科大学）

陈井芳（宁波卫生职业技术学院）

罗先武（武汉大学 HOPE 护理学院）

周俊杰（宜春职业技术学院）

费素定（宁波卫生职业技术学院）

徐小萍（宁波卫生职业技术学院）

徐金梅（宁波卫生职业技术学院）

徐敏娟（宁波市妇儿医院）

黄金银（宁波卫生职业技术学院）

彭爱霞（广东省东莞卫生学校）

董郑佳（宁波市妇儿医院）

喻爱芳（广西医科大学护理学院）

前　　言

随着现代高科技的迅猛发展,现代化的医疗仪器设备、新的抢救和监测技术广泛应用于临床,大大提高了对急、危重症孕产妇患者的救治效果。另外,社会对孕产妇健康需求的重视和提高,使孕产妇的护理和急救在当前临床护理工作中处于十分重要的位置,从而对医学院校助产专业学生提出了更高的要求。为了贯彻执行国家教育、卫生工作方针,培养具有一定科学文化素养,熟练掌握助产与护理操作技能,能够在各级各类医疗卫生、计划生育和社区服务机构从事临床助产、护理、母婴保健等工作,具有职业生涯发展基础的技能型、服务型的全面发展的高素质劳动者的要求;为了适应新形势和目前我国助产专业缺乏急重症救护教材的需求,我们特编写了《急重症监护》一书。

这本书内容全面,提供了助产急救所需的核心急救技术、基本急救知识和孕产期急救知识。本书主要特点如下:

1. 依据助产专业"工作任务与职业能力分析",围绕护士职业考试的大纲选择内容,按"项目—任务"的结构体例和基于护理工作过程组织教材的编写内容,使理论与实践统一,课堂教学、实习教学等各环节与临床实际需求对接。

2. 充分考虑高职学生的特点,每一任务均有急救流程、知识拓展、自测题等内容,有助于学生对知识的理解、运用和迁移,培养学生分析问题和解决问题的能力。

3. 紧跟助产专业发展,吸收了助产士急救培训的最新资料,增加了实际工作中需要的新理论和新技术。

4. 吸收临床助产专家和卫生技术人员参与教材的编写工作,以更好地体现教材的职业性和实践性。

5. 教材信息量大,采用大量的图、表方式,图文并茂。

本书供助产专业和护理专业使用,希望通过学习能提高助产和护理专业毕业生的急救理论水平和实践能力。

编　者

2015 年 8 月

目　　录

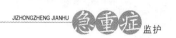

项目一　急诊医疗服务体系

"妊娠人生大事,务使母婴安全"是世界卫生组织(WHO)于 1998 年的世界卫生日提出的口号。在影响妇女健康的各生理阶段中,妊娠与分娩是最重要而且最易于发生危险和意外的过程,母亲安全不仅是妇女健康的核心,也是人类发展的核心。

全世界每年至少有 16 亿妇女妊娠,其中 15％发生严重并发症,1/3 可危及生命,每年平均孕产妇死亡数为 60 万。更为严重的是,1 例孕产妇死亡的同时会有 30 例妇女因遭受妊娠分娩并发症而引起严重伤残。全世界 85％的分娩、95％的婴儿死亡和 99％的孕产妇死亡发生在发展中国家。中国对于孕产妇安全的努力已有一个多世纪。实践证明,急重症监护是急重症医学的重要组成部分,同时也是助产专业的主干课程之一。加强急重症监护教育,培养具有急救意识、急救理论与技能的现代助产和护理人才,促使母婴安全,势在必行。

急救医疗服务体系(Emergency Medical Service System,EMSS)包括院前的现场救护、途中转运监护及院内急诊急救和重症监护,各自独立又相互联系,是一个有严密组织和统一指挥机构的系统网络。

院前急救是指在现场与途中进行的医疗救护,主要由"急救中心"或"急救站"负责。其任务是通讯、调度、指挥现场急救和途中救护与安全转运,并要正确、安全、快速、合理地分流急危重患者。由于院前急救条件受限,实施的原则应以生命器官维护与对症治疗为主(以救命为主)。尽管院前急救是暂时的、应急的,但对于急危重患者来说,有效的初步救护为获取抢救时机、提高急救成功率是极其重要的一步。

院内救护由医院急诊科(室)和重症加强护理病房(ICU)负责,主要任务是接收急危重患者,对其进行急救监护,并与急救中心或急救站紧密联系,以配合外援和接受急救工作。

【EMSS 发展史】

国际上的先进国家都建立了 EMSS,但发展极不平衡,其组织形式和管理方式必然要与本国的社会和医疗制度相适应。

1.美国　1968 年,麻省理工学院倡导建立急救医疗体系。1970 年,部分美国城市成立了急救医疗体系,通过通讯指挥中心和统一的急救呼号,协调院前的现场急救。同年,成立了急诊护士协会。1972 年,美国医学会正式承认急救医学是医学领域中的一门新学科。1976 年,在第 94 届国会上正式通过 EMSS 法案,将全国分成 304 个 EMSS 区,各自负责管区的急救工作,既独立,又相互联系,形成急救网,使危重患者得到及时有效的救护。目前,美国将警察、消防、医疗救援综合为一体形成"911"体系。该体系的"网络"星罗棋布,既各自独自运行,又紧密协调配合,快速有效地处理国民急危重症、意外伤害直至重大突发群体事件。

2.德国　19 世纪初,院前急救由红十字会和汽车俱乐部主持,90％的救护车属红十字会所有。救护车制度有两种:一种是固定的,即医生和医助都设在医院内,平时他们做自己的日常工作,一旦遇到任务,急救中心便通知救护车出诊;另一种是临时在出事地点集合,即医生和医助、救护车都不在同一地方,需要时赶赴出事地点。医生可以乘坐消防队配备的专门设备的车前往,也可以自己开车前往。急救专用电话号码是"112"。从1968年开始运用直升机运送伤病员,直升机也称"空中救护车",实行50km半径空中救护,10min内赶赴现场。

3. 法国 急救医疗救助系统诞生于19世纪的拿破仑时代,当时战争较多,出现马车式救护。急救专用电话号码是"15"。1986年,以国家立法形式确定院前急救的任务和资金保障,其任务是:24h院前急救服务;医疗咨询;患者派送;火灾的抢救;群众和专业急救医生的培训。

4. 英国 19世纪初诞生了院前急救。1948年,开始向所有居民提供免费的医疗服务,医疗服务集警察、医疗、消防于一体。英国成为欧洲唯一的国家医疗制国家。急救专用号码是"999"。

5. 中国 我国的EMSS体系形成较晚,从20世纪50年代中期开始,虽曾在大、中城市建立急救站,但限于当时国家的财力和认识水平,多半规模小、设备简陋,大多只能起到对伤病员的转运作用。1980年,卫生部颁发《关于加强城市急救工作的意见》的文件,1984年颁布了《医院急诊室(科)建立方案(试行)的通知》后规定了急诊室(科)的任务,急诊医疗工作的方向、组织和管理以及急诊工作的规章制度,有效地促进了急救医学在国内的兴起与发展。随后,全国各大、中城市医院纷纷成立急诊科,加强了急诊的领导和管理。1987年5月,经中华医学会批准,正式成立了中华医学会急诊医学分会。从此,急诊医学在我国被正式承认为一门独立的医学学科。中国国际救援队于2000年批准成立,经过两年的建设,第一支反应迅速、机动性高、突击力强、能迅速执行国内外紧急救援任务的现代化专业救援队伍建成。目前,各大、中城市,已普遍设立了"120"急诊呼救电话。EMSS从无到有,正逐步得到加强和完善。

【急救护理的发展】

1. 国际急救护理的发展 现代急救护理学的起源,可追溯到南丁格尔率领38名护士奔赴克里米亚战争前线实施救护。这在抢救危重患者中起着重要作用,使得战伤的英国士兵死亡率从50%下降到2%。当时南丁格尔所领导的救护为现代急诊医疗服务体系中的院前急救奠定了基础。20世纪50年代初期,北欧发生了脊髓前角灰白质炎的大流行。许多患者伴有呼吸肌麻痹,不能自行呼吸,而借"铁肺"治疗。经用与此相应的特殊护理技术,取得了良好的效果。这是世界上最早的用于监护呼吸衰竭患者的"监护病房"。外科手术后,患者先到复苏室护理,清醒后再回到病房,复苏室系外科手术后的早期监护病房。此后,急救护理技术进入了有抢救设备配合的新阶段。20世纪60年代,由于电子仪器的蓬勃发展,如心电示波装置、电除颤器、人工呼吸机、血液透析机的应用,医学理论与实践逐渐深化,护理理论与护理技术更进一步提高。1975年5月,在国际红十字会参加下,在联邦德国召开了急救医疗会议,提出了急救事业的国际化、国际互助和标准化的方针,确定了急救车成为院前救治单元、急救电话号码的国际统一以及急救情报方面的交流等急救基本建设问题。随之而来的是配备了带有急救设备的专用救护车和急救医护人员,有些国家还用直升机作为运送伤病员的工具,随时以报话机和有关医院急诊科联系,并在有关专家指导下进行必要的处理,对降低死亡率及残废率起了重要作用。

1985年,在伦敦由皇家护理学院急诊护理团体[1990年该组织更名为皇家护理学院急救护理协会（The Roya College of Nursing Accident ﹠ Emergency Nursing Association）]组织召开了首次国际急救护理大会,急救护理协会现已发展成为急救护理的权威、倡导者、教育者和代言人。

2.我国急救护理工作的发展　在20世纪50年代,我国开始参照苏联的模式在大、中城市建立急救站;70年代成立了心脏监护病房;80年代各医院相继成立急救中心。

1980年10月,卫生部颁发《关于加强城市急救工作的意见》,引起了各省市政府及卫生部门的重视。文件明确指出,要求根据条件加强急救工作,城市应建立健全急救站、医院,并应与街道卫生院和群众性基层卫生组织（红十字会）相结合。

1984年,卫生部根据修改的方案颁布了《医院急诊室（科）建立方案（试行）的通知》。这个方案规定了急诊科的任务,急诊医疗工作的方向、组织和管理,以及急诊工作的规章制度,有效地促进了急诊医学与急重症护理学在全国各地的兴起和发展。全国各大、中城市医院根据各自条件纷纷成立、扩大和整顿急诊科（室）,增加了设备和医院救护车的数量,改善了急救站的设施,并开始筹建城市急救网,有的医院建立了各类重症监护室。

1986年11月,我国通过了《中华人民共和国急救医疗法》。全国急救统一呼叫号码为"120"。我国急救医疗体系逐步建立健全,由院前急救、急诊科（室）、重症监护室构成,拥有现代化的急救车和抢救仪器设备,具有现代化灵敏的有线或无线通信设备,使抢救半径缩短在5km左右。1998年,我国民航机构急救中心已发展到70个以上。1999年,由我国54个民航医疗机构联合发起成立了"中国民航协会机场管理委员会现代医学航空救援专业组",使航空急救做到"应急、就近、方便"。随着医院急诊科、ICU、CCU的崛起,急救网络基本健全,一支急救护理队伍已经建立起来,标志着我国急救医疗事业进入了新阶段。

【急救医疗网络的建立】

急救医疗网络承担现场急救和途中护送,以及包括医院急诊抢救的全过程的工作。城市急救医疗网络是在城市各级卫生行政部门和所在单位直接统一领导下,实施急救的专业组织。急救医疗网络的主要任务有以下方面:

1.街道卫生院、红十字卫生站等组织的主要任务

（1）在急救专业机构的指导下,学习和掌握现场救护的基本知识及技术操作。负责所在地段单位的战伤救护、防火、防毒等知识的宣传教育工作。

（2）一旦出现急危重症患者或意外灾害事故时,在急救专业人员到达前开展现场自救、互救工作。

2.急救站的主要任务

（1）中心急救站在市卫生局直接领导下,统一指挥全市日常急救工作。急救分站在中心急救站的领导下,担负一定范围内的抢救任务。

（2）以医疗急救为中心,负责对各科急危重症患者及意外灾害事故受伤人员的现场和转送途中的抢救治疗。

（3）在基层卫生组织和群众中宣传、普及急救知识。有条件的急救站可承担一定的科研、教学任务。

（4）接受上级领导指派的临时救护任务。

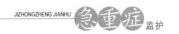
3. 医院急诊科（室）的任务

（1）承担急救站转送的和来诊的急危重症患者的诊治、抢救和留院观察工作。

（2）有些城市的医院急诊室同时承担急救站的任务。

另外，军队急救网络在灾难救援中起到重要作用，现在各国都把军队看成救灾的常备力量。强有力的组织指挥系统和科学应急救援网络的建立，可动员一切可以借助的卫生资源，以及通讯、交通、能源、建筑、保险、气象、供水等部门力量，依靠消防、公安、军队等救援人员的配合，共同完成救援任务。

【急救护理的作用】

急救护理学是急诊医学的重要组成部分，急救护理学是一门研究各类急性病、急性创伤、慢性病急性发作及危重患者的抢救与护理的跨学科的综合性应用学科，具有专科性、综合性和实践性的特点。急救护理与临床各专科护理既有密切联系，又有其独立性；既有其专门性，又是各科的综合。从院前的现场急救、途中转运监护到院内的急救护理、重症监护的全过程，无论哪一环节有问题，都将影响急救效果。

任务一　院前急救

学习目标

- **知识目标**

  熟悉院前急救的主要任务；熟悉现场评估、判断伤情的方法和内容；掌握 EMSS。

- **能力目标**

  能熟练进行现场评估及危重病情的判断，正确检伤分类。

院前急救（prehospital emergency treatment）有广义和狭义之分，广义的院前急救是指伤病员在发病或受伤时，由医护人员或目击者对其进行必要的急救，以维持基本生命体征和减轻痛苦的医疗活动和行为的总称。它既可以是医疗单位闻讯后赶赴现场的救治活动和行为，也可以是经过心肺复苏（CPR）等普及培训教育的红十字卫生员、司机、交通警察以及其他人员的救治活动。狭义的院前急救则专指由通讯、运输和医疗基本要素构成的专业急救机构，在患者到达医院前实施的现场救治和途中监护的医疗活动。广义和狭义的概念主要区别于有无公众参与。

【院前急救的重要性】

1. 从医疗角度看　院前急救是整个 EMSS 的一个子系统，是急救过程中的重要一环。就危重患者急救全过程而言，应该包括由伤病员本人及其亲属、朋友、受灾群众以及目击者进行的自救互救，救护车现场救护和途中救护、医院急诊科救治和 ICU 或专科病房的强化监护，它们相互间既有分工又有联系。当遇到伤病员外伤出血、骨折、休克等均需在现场进行抢救，尤其是心搏骤停的患者，相差几分钟就关系到患者的生死存亡。如果没有院前急救这关键的几分钟，院内设备再好，医生的医术再高明，患者也难以起死回生。

2. 从社会救灾角度看　院前急救也是城市和地区应急防御功能的重要组成部分。随着交通事故、火灾、化学毒剂泄漏和工伤等人为事故的不断增加,地震、洪水、暴雨以及台风等自然灾害的不断发生,往往会造成人类生存环境的破坏与人员的伤亡。这就需要包括医疗救护、消防、交通、公安等组成的城市应急防御体系共同救援。一个协调的救援体系能使受灾造成的损失及影响降低到最低限度。同样,一个具有快速、有效功能的院前急救体系,可使人员的伤亡减少到最低限度。

【院前急救的任务】

院前急救的任务与工作范围主要体现在以下5个方面。

1. 平时对呼救患者的院前急救　这是院前急救最主要和经常性的任务。

2. 大型灾害或战争中的院前急救　灾害包括自然和人为灾害,由于伤情重、情况复杂,除了应做到平时急救要求外,还要注意在现场与其他救灾队伍如消防、公安、交通等部门密切配合,同时也要注意自身的安全。

3. 特殊任务时的救护值班　特殊任务时的救护值班是指当地的大型集会、体育活动、重要会议及外国元首或重要外宾来访时的救护值班。执行该项任务时的急救系统应该处于一级战备状态,随时应付可能出现的各种意外事件的发生。

4. 通信网络中的枢纽任务　院前急救的通信网络在整个急救过程中不但承担着急救信息的接收任务,而且还要承担着传递信息、指挥调度及与上级领导、救灾急救指挥中心、急救现场、急救车、医院急诊科的联络,起承上启下、沟通信息的枢纽作用。

5. 普及急救知识的任务　院前急救的成功率不仅取决于院前急救的水平,还与公民的自我保护意识、自救与互救能力相关。为此,我们平时可通过广播、电视、报刊、网络以及开展各种各样的急救知识培训班,提高全民的自救、互救水平。

【院前急救的特点】

院前急救的任务、要求、所抢救的对象、环境、条件与在医院急诊科的情况大不相同,形成了院前急救具有突发性、紧迫性、艰难性、多样性等特点。

1. 突发性　院前急救的对象往往是在人们预料之外的突然发生的各种危及生命的急症、创伤、中毒、灾难事故等,往往使人措手不及。出现的伤员或病员,有时是少数的,而有时是成批的;有时是分散的,而有时是集中的。

2. 紧迫性　院前急救的紧迫性体现在抢救时间上,事发现场必须进行紧急处理,刻不容缓。做到一有呼救必须立即出车、一到现场必须立即抢救、抢救后根据病情立即运送或就地监护治疗,充分体现了"时间就是生命"的紧迫性。

3. 艰难性　气象、气候的复杂,交通通道的艰险,进入险区的种种不利,救援人员的自身安危与防护等,这些都是一般日常医疗急救难以比拟的。

4. 多样性　急救的对象疾病的种类多样,涉及各科,多是急危重症患者,特别是对病史不详的患者,要求短时间内初步诊断并紧急处理。

【院前急救系统设置原则】

1. 院前急救中心设置原则

(1)数量。一个拥有30万人口以上的区域应该设置一个院前急救中心(站),可设在某一个医院内也可设在医院外,应该有独立的"120"急救专用电话和其他基础设施。

(2)地点。急救中心设立的地点应符合以下条件:在区域中心地带;车辆进出交通方便;设在医院内也可设在医院外,设在医院外时最好靠近大医院,便于形成EMSS,也便于行政

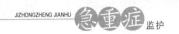

管理。

（3）基本建筑设置。一般可定为每辆急救车占地 $100 \sim 200m^2$，各类建筑最好独立，无条件时可合并在一起，但应尽量减少相互干扰。基本建筑设置包括行政业务建筑、后勤建筑、教学科研建筑、车库等设施。

（4）基本设施。基本设施不可缺少，如车辆设备、医疗药品器材、通信设备、电脑设备、教学科技设备、生活设备、其他必需设备等。

2. 区域人口与急救车辆比例　对于急救车辆数量配置标准，原则上每 5 万至 10 万人口配 1 辆急救车。急救车应该是完好的，车况和性能要适应和满足急救需要，且不凑数。经济实力较强的区域、灾害多发的区域可增加车辆比例。

3、急救车医护人员、驾驶员配置原则　每辆急救车医师及护士配编比例为 1∶5，驾驶员数量以急救车车辆数配比，以每辆急救车配 5 名驾驶员为妥。

4. 反应时间要求　反应时间是急救中心(站)调度室接到呼救电话至急救车到达现场所需的时间。反应时间的长短是判断院前急救服务功能的重要综合指标之一，急救中心接到指令后，急救车必须在 3min 内开出，市区要求 15min 以内到达现场，条件好的区域要在 10min 以内到达现场，郊区要求 30min 以内到达现场。

【院前急救模式】

由于我国各地的经济实力、城市规模、急救意识、服务区域差异较大，以及受传统急救模式的影响，各地在设立院前急救医疗机构时，所采取的模式有所不同。我国城市按其与医院关系，大致可分为以下 5 种模式。

1. 广州模式（单纯调度智慧型）　由急救指挥中心负责全市急救工作的总调度，以若干医院急诊科为区域，按医院专科性质分科负责急救的模式。广州市是我国采用此种模式的唯一城市，故称"广州模式"。急救指挥中心与各医院无行政上的隶属关系，但具有全市日常院前急救的调度指挥权。

2. 重庆模式（依附医院型）　重庆等城市采用"重庆模式"。其特点是附属于一家综合医院，拥有现代化的急救仪器设备和救护车，经院前处理后可送到附近医院或收入自己的附属医院。

3. 上海模式（单纯院前型）　这是由医疗救护中心站及其所属分站与该市若干医院紧密协作的急救模式。上海市采用的"上海模式"，也是目前我国大多数城市采用的模式。城市设有一个急救中心站，各县、区建有分站，有自己独立编制的院前急救医务人员及车管部门。院前救护系统和协作医院的关系主要是业务关系。

4. 北京模式（院内院前完善型）　拥有自己独立的急救中心，由院前急救科、急诊室、重症监护构成。急救中心拥有现代化的调度通信设备，部分患者经院前急救处理后可送至急救中心的急诊室、重症监护继续治疗，多数患者则被送到其他医院。

5. 香港模式（联合型）　香港特区的医疗急救采用与消防、司警统一的通信网络，报警电话为"999"，消防署从就近的救护站派出救护人员赶赴现场，把患者送入医管局所辖的医院或患者指定的医院。

我国院前急救形式的多样性也反映了我国在法律法规建设方面的滞后，组织形式的差异，其工作效率也有一定差异，但都具有现代化灵敏的有线或无线通信设备，基本健全了急救网络，给患者以最快速度的和高效的院前急救，从而减少了伤残率、病死率。

【院前急救护理】

1.院前急救的原则

(1)急救顺序。先排险情后施救助、先救命后治伤(或病)、先重伤后轻伤、先复苏后固定、先止血后包扎。先复苏后固定,指对心搏呼吸骤停又有骨折者,应首先行心肺复苏,直至心跳呼吸恢复后,再进行骨折固定。先止血后包扎,指对大出血又有创口者,应先应用各种方法止血,再进行包扎。

(2)对症处理、救命为主。充分发挥现场急救五大技术(心肺复苏、止血、包扎、固定和搬运)以维持生命。

(3)迅速及时。力争及早就医、快送,创伤急救应强调"黄金1小时"。对大出血、严重创伤、窒息、严重中毒者等,争取在1h内在医疗监护下直接送至附近有条件的医院,并强调在12h内必须得到清创处理。

(4)紧密衔接、前后一致。确保现场急救措施完善,防止前后重复、遗漏和其他差错,并正规填写统一格式的医疗文本,使前后医疗急救有文字依据,并应妥善保管。

(5)先救治后运送。过去遇到伤病员,多数是先送后救,这样耽误了抢救时机,致使不应死亡者丧失救治时机,现应先救后送。在转送伤员途中,不要停止抢救措施,继续观察病情,少颠簸,注意保暖,平安送至医院。

2.院前急救的分类检送

(1)分检概述。灾害发生后,伤员数量大,伤情复杂,重危伤员多。急救和后运出现尖锐的四大矛盾:即急救技术力量不足与伤员需要抢救的矛盾;急救物资短缺与需要量矛盾;重伤员与轻伤员都需要急救的矛盾;轻、重伤员都需转运的矛盾。解决这些矛盾的方法就是对伤病员进行分检或分诊(triage),将现场有限的人力、物力和时间,用在抢救有存活希望的患者身上,提高伤病员存活力,降低病死率。

分检又称治疗类选法,是指根据患者病情的紧迫性和救活的可能性等决定哪些人优先治疗的方法。一般分院前(现场)分检及急诊室分检(预诊分诊)两部分;担任分检工作的护士称为分检护士(triage nurse,简称TN)。分检要求快而准,故要求TN有丰富的经验。

在遇成批患者时,常用彩色笔或胶布在患者前额标记数字以示病情,也可用彩色标牌置于患者颈部、前胸、手腕等易见处。颜色标记代码如下:①红色——Ⅰ类:危及生命及肢体受伤的危重患者,随时有死亡可能,需迅速就地进行抢救;②黄色——Ⅱ类:重病患者,需尽快接受治疗,但可在短时间内暂不处理,不危及生命,需要进行必要的检查和处理后及时转运;③绿色——Ⅲ类:非重症患者,患者需要检查和治疗,但时间不是关键因素,在第Ⅰ、Ⅱ类患者处理后再处理;④黑色——Ⅳ类:患者已经死亡,可暂不处理或放置在特定的房间,以免影响其他患者的抢救。蓝色——在上述颜色的基础上同时加用,表示患者已被污染,包括放射污染、传染病污染。

(2)分检方法。现场应按照SOAP公式做到快速分检。S(subjective,主诉即主观资料):指简单的问诊、收集资料;O(objective,客观资料):指观察面色、伤口、神志、特殊气味等;A(assess,评估):系统运用ABCBS快速评估法;P(plan,计划或称优先分类处理):指组织抢救和进行有序安全的转运。ABCBS快速评估方法如下:

1)A(airway,气道):检查气道是否通畅,注意昏迷患者有无因舌根后坠而阻塞气道的现象存在,口腔、气道内有无呕吐物、分泌物、异物等,评估过程中应注意保护颈椎。

2）B（breathing，呼吸）：一旦气道通畅得到保证，应评估患者有无自主呼吸及其功效。观察胸腹部有无起伏及呼吸的有效性；呼吸的频率与深度；两侧是否对称；辅助呼吸肌和腹肌的使用情况以及胸壁的完整性。观察并识别胸部创伤的证据、有无胸廓反常运动等危及生命的情况。

3）C（circulation，循环）：应评估脉搏的强弱、部位及频率；毛细血管的充盈情况；皮肤颜色；如怀疑有脉搏缺失时应评估颈动脉的搏动；检查和对比双侧颈动脉及桡动脉搏动；如果双侧颈部及腕部脉搏均存在，提示收缩压大于 80mmHg；如果颈部脉搏存在而腕部消失，提示收缩压介于 60～80mmHg 之间。

4）B（bleeding，出血）：观察有无任何出血部位，注意休克的征象，如心率增快、皮肤苍白、神志改变；腹部压痛、腹部隆起；骨盆不稳定；双侧股骨骨折可能很快会导致休克，必须尽早识别。

5）S（senses，感知觉）：检查患者的反应状态，按 AVPU 简要评估下列各项。A：清醒；V：对声音刺激有反应；P：只对疼痛刺激有反应；U：对所有刺激都无反应；瞳孔对光反射存在否；双侧是否等大等圆。

3. 现场急救护理

（1）现场急救护理的范畴。

1）维持呼吸系统功能：包括清除痰液及分泌物，清除异物，以保持呼吸道通畅；对呼吸停止者要进行口对口人工呼吸或面罩气囊通气等；对重度气胸的患者进行穿刺排气。

2）维持循环系统功能：包括对高血压急诊、急性心肌梗死、急性肺水肿的急救护理，严重心律失常以及心脏骤停的心肺复苏技术等。

3）维持中枢神经系统功能：包括对急性脑血管疾病、癫痫发作以及急性脑水肿急救护理。

4）急性中毒以及溺水、触电等意外事故的急救护理。

5）各种外伤的止血、包扎、固定和搬运等措施。

6）止痉、止痛、止吐、止喘等对症护理措施。

（2）现场急救的基础护理措施。

1）合理放置患者的体位：伤病员因伤病部位不同，常自己采用一种舒适体位，但有时易促使病情加重或恶化，甚至造成不幸死亡。遇此情况时急救者应毫不迟疑地加以纠正。比如，被毒蛇咬伤下肢时，要使患肢放低，以减慢毒汁的扩散；恶心呕吐者，头偏向一侧，防呕吐物入气管而窒息；咯血者，向患侧卧位，以防血块入健侧支气管和肺内；腹痛者，屈双膝于腹前，以放松腹肌；脚扭伤导致肿胀发紫时，应抬高患肢，以利于血液回流。

2）按要求松解或去除患者的衣、裤、鞋和头盔：对于猝死、创伤、烧伤及骨折等患者的现场急救，为便于抢救治疗和防止直接的污染，要掌握松解或去除患者的衣、裤、鞋和头盔的护理技巧，以免因操作不当加重伤病员伤情。①脱上衣法：先健侧后患侧，情况紧急时，可直接使用剪刀剪开衣袖，以赢得时间和减少意外创伤；②脱长裤法：患者呈平卧位，解开腰带及扣子，从腰部将长裤推至髋下，保持双下肢平直，不可随意抬高或屈曲，将长裤平拉下脱出，如确知患者无下股骨折，可以屈曲，小腿抬高，拉下长裤；③脱鞋袜法：托起并固定住踝部，解开鞋带，向下再向前顺脚型方向脱下鞋袜；④脱除头盔法：用力将头盔的边向外侧扳开，再将头盔向后上方托起，即可去除。

3)视条件、视病情建立有效的静脉通路:对于需要建立静脉通路的院前急救患者,如有可能均要选择应用管径大的静脉留置针,以保障快速而通畅的液体流速。静脉穿刺部位一般选择前臂静脉或肘正中静脉。

4. 转运与途中监护

(1)危重患者的搬运。

1)颅脑损伤:针对病情取平卧位或侧卧位,头偏向一侧,保持呼吸道通畅。如颈椎损伤,应取平卧位,用砂袋、衣物、软枕等固定头部两侧,一人托住头部,其余人协调一致地将患者平直抬到担架上。

2)脊髓、脊柱、骨盆损伤:应在伤病员身下垫一硬木板,取仰卧位。搬运时3~4人同时用力抬起伤病员放置在硬担架上。不可扭动躯体,切忌拖、拉、推。

3)胸部外伤:开放性气胸者,包扎后取坐位或半坐位、坐椅式搬运为宜。呼吸困难者,也应取坐位或半坐位。

4)腹部外伤:伤病员取仰卧位,下肢屈曲,以减轻腹部压力,防止腹腔器官脱出。

5)昏迷患者:取仰卧位,头偏向一侧或侧卧位,防止呼吸道阻塞。

6)搬运时应取去枕平卧位,抬高双下肢。

7)四肢骨折、关节损伤:应夹板固定好上、下两个关节后才可搬运,以免途中造成继发性损伤。

(2)常规的转运方式。

1)车辆转运:目前国内仍以平面救护为主,其运输工具主要是机动车,尤其是救护车。救护车转运受气候影响小、速度快,能及时送到医院抢救。一般要求救护车性能良好、颠簸度小、车内有足够空间和面积,能满足医护人员展开救护工作,并需装备必要的抢救用品,比如供氧设备、人工呼吸器、吸引器、心电监护仪、除颤仪等。

2)飞机转运:很多农村或边远山区由于路途远,道路崎岖,或者由于交通拥挤,只有利用直升机和小型飞机开辟空中走廊,才可以使急救人员迅速到达现场并及时将患者运送到医院。其内部急救设施包括心电图仪、心脏起搏器、呼吸机及一副担架。

3)汽艇转运:救护汽艇是江湖水网地带的院前急救工具,如果在这些地域发生事故或灾害,急需急救和运送患者,就要动用救护汽艇。目前在国内运用较少,其内部的装备与救护车大致相同。

(3)转运过程的护理要点。

1)必须先急救,妥善处理后才能搬动、转运。外伤者应充分止血;严重创伤时要尽可能用颈托保护颈椎;运送时尽可能不摇动伤者的身体。若遇脊椎受伤者,应将其身体固定在担架上,用硬板担架搬运。切忌一人抱胸、一人搬腿的双人搬抬法,因为这样搬运易加重脊髓损伤。

2)运送途中要随时观察患者的呼吸、体温、脉搏、血压等生命体征以及面色变化、出血等情况。有条件的可以使用心电监护仪对患者进行持续心电监测,一旦病情突变,应在途中进行紧急救护,如采取电击除颤术。

3)运送途中还要加强生命支持性措施,比如心肺复苏、输液、吸氧、吸痰、气管切开、深静脉穿刺等措施,注意保持各种管道固定、通畅。

4)救护车在拐弯、上下坡、停车调头中要防颠簸,以防止患者病情加重、发生坠落等。

5)空运中,一般将伤员横放,与机身垂直。休克者头朝向机尾,以免飞行中引起脑缺血。

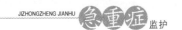

另外,由于高空中温度、湿度较地面的低,要注意保温和湿化呼吸道。颅脑外伤导致颅内高压者应摘除骨片减压后再空运;腹部外伤有腹胀者应行胃肠减压后再空运。脑脊液漏患者因空中气压低会增加漏出液,要用多层纱布加以保护,严防逆行感染。

6)做好抢救、观察、监护等有关医疗文件的记录,并做好伤病员的心理护理。

任务二　院内急诊救护

学习目标

- **知识目标**

  熟悉急诊救护的工作任务和工作流程。

- **能力目标**

  能对照案例对急诊患者进行初步分诊和处理。

广义上讲,院内急救的实施包括医院的急诊科和各专科的重症监护病房。狭义上讲,院内急救即指以急诊科为实施地的急救环节。

急诊科是医院急重症患者最集中、病种最多且最复杂的科室,是实施院内急救的最主要场所,是所有急诊患者入院救治的必经之地。急诊科除了承担接收急诊患者的任务,即对危及生命的患者组织抢救,对无生命危险的急性患者进行及时有效处理外,还承担院前急救、意外灾害性事故的抢救工作。急诊科工作水平的高低,直接体现了所在医院的管理水平和医疗护理质量。

【急诊科护理任务】

急诊科患者多为遭受意外伤害或突然发病者。急诊科护理工作具有突发性、护理对象人员集中、疾病谱广和多学科性的特点,使急诊科护士承担着繁重的救护任务。

1. 急诊急救护理　急诊科的首要而且也是最主要的任务是为患者提供所需要的紧急、便捷、全面的急诊急救护理服务,帮助健康出现危机者做出紧急的决定和提供及时救护措施以避免伤残和死亡。

2. 灾害事故救护　在保障急诊工作正常运转的前提下,应做好充分的人力、物力准备,以便随时有能力承担意外灾害事故的抢救工作。

3. 急救护理管理　为保证以上任务圆满完成,应建立健全以岗位责任制为核心的各种规章制度以及各种危重症的抢救程序,并要科学、合理地将计划排班与按需排班结合起来,以调动急诊护士的工作积极性。参与建立、完善急诊医疗服务体系(EMSS)及建立、健全急诊科。

4. 教学、培训　因地制宜,安排护生实习带教,使急诊护理后继有人;采取多种形式对本科及下级医疗单位的急诊护士进行技术培训和理论指导,提高急救护理人员的业务水平。

5. 急救护理科研　急救护理人员重视急危重症患者的病情发生、发展过程中第一手资料的评估,认真进行护理方面的科学研究,探索、总结救护工作的经验和规律,不断提高急诊护理质量。

6. 参与社会宣传培训　以多种形式普及宣传各种急救知识来走向社区,开展面向大众的常用急救技术培训,可为社会培训大批的二线救护人员,更好地发挥急诊医疗服务体系的作用。

【急诊科的布局及设施】

急诊科合理的布局有利于患者顺利就诊以及最大限度地节省诊前时间。医院急诊科接诊的多是突发性的急危重患者,一切医疗护理过程均以"急"为中心,所以急诊科的布局要从应急出发,以方便患者就诊为原则。

急诊科的位置一般位于医院的前方或一侧,有单独的出入口,门前应有宽敞的停车场和电话通信设备,入口处应备有平车、轮椅等以方便患者使用。急诊科指路标志必须鲜明、醒目、突出,便于患者寻找识别。白天应有指路标志,夜间应有指路灯标明急诊科位置。急诊科的门应足够大,门内大厅宽敞,以利担架、车辆的进出及较多的患者和家属候诊时短暂停留。

分诊室设在大厅的明显位置,走道须足够宽,一般以两边有候诊人员的情况下担架能顺利通过为宜。室内要求光线明亮、空气流通,要有对讲装置及电话保障。

对急诊患者应实行分科式急诊,对急救患者实行集中式抢救、监护、留观。故此,应设置以下部门,且每一部门都有相应的制度和规范。

1. 预检室(或称分诊室)　分诊室或分诊台是急诊患者就诊的第一站,故应设在急诊科入口处的明显位置。分诊员一般都由有经验的护士担任,具体负责分诊和挂号工作。分诊室要快速疏导患者进入各专科诊断室或抢救室,合理调配医护人员,使患者得到迅速诊断和治疗。分诊室应备有诊察台和常用的医疗器械,如血压计、听诊器、体温表等以及对讲、呼叫装置,以便通知医生进行抢救,另外最好有一定数量的候诊椅和洗手消毒设备。

2. 抢救室　垂危患者经分诊后立即进入抢救室,故抢救室应设在靠近急诊科的入口处,由专职人员负责抢救。抢救室要有足够的空间,单间面积不应小于 $50m^2$,门要高大,以便搬运患者。抢救室内要备有各种急救药品和抢救设备,一般设抢救床 1~3 张。抢救床最好是多功能的,可以升降,抢救室屋顶设环形输液架,床头设中心供氧装置及中心吸引装置。有条件的医院应设各专科小型抢救室或内、外科系统抢救室、监护室、手术室,这样有利于抢救工作在互不干扰的情况下有条不紊地进行。

3. 各专科诊室　设内科、外科、神经科、妇产科、眼科、耳鼻喉科、皮肤科、儿科等专科诊室。室内除备有必要的诊察用具和设备外,还需按各科特点备有急诊所需的器械与抢救物品,并做到定期清洁消毒,定期检查其功能是否适用。儿科急诊室要与成人急诊室分开设置,有单独的出入口,避免感染。

4. 治疗室　根据各医院的不同条件,治疗室包括输液准备室、急诊输液室、注射室、处置室。治疗室的位置应在各科诊室的中心部位,内应有相应设备和器材,配有空气消毒和照明设备以及脚踏式洗手池。

5. 清创缝合室　清创缝合室的位置应紧靠外科诊断室,设有诊察床、清创台、清创缝合所用的各种设备,如清创缝合包、敷料、落地灯及其他照明设备、洗手池、消毒设施。

6. 监护室　室内设监护床,床边应备有监护仪、呼吸机、心电图机、供氧装置、负压吸引装置、轨道式输液架、输液泵及微泵等设施。由专职医护人员对重危患者进行监护,如体温、呼吸和循环功能监护和肝、肾功能监护及脑压监护等,发现异常及时处理和抢救。

7. 留观室　留观的对象为暂时不能确诊、病情有危险性的患者,或抢救处置后需住院治疗的患者。留观患者一般留观24h,原则上3~5天内离院、转院或住院。

8.隔离室 隔离室应设在分诊室附近,一旦发现有传染病可疑者,应立即隔离,并通知专科医生会诊,确诊后转送专科病房或医院,注意消毒隔离并做好疫情报告。

辅助科室如药房、化验室、放射科、挂号室、收费室等也应在急诊区域内。

【急救绿色通道】

急救绿色通道即急救绿色生命安全通道,是指对急危重患者一律实行优先抢救、优先检查和优先住院原则。在我国目前医疗人力资源相对不足的情况下,建立急救绿色通道更能及时有效地抢救患者。

1.进入急救绿色通道的患者范围 原则上所有生命体征不稳定和预见可能危及生命的各类急危重患者均应纳入急救绿色通道,但各医院的具体标准可能有所不同,这和不同医院的医疗人力资源、医疗配置、医疗水平、急救制度、患者结构等多种因素有关。

2.急救绿色通道的硬件要求

(1)方便有效的通信设备:根据各地区的不同情况,选用对讲机、有线或移动电话、可视电话等通信设备,设立急救绿色通道专线,不间断地接收院内、外急救信息。

(2)急救绿色通道的流程图:在急救大厅设立简明的急救绿色通道的流程图,方便患者及家属快速进入急救绿色通道的各个环节。

(3)急救绿色通道的醒目标志:急救绿色通道的各个环节,包括预检台、抢救通道、抢救室、急诊手术室、急诊药房、急诊化验室、急诊影像中心、急诊留观室和急诊输液室等均有醒目的标志,可采用绿色或红色的标牌和箭头。

(4)急救绿色通道的医疗设备:各地相差较大,一般应备有可移动的推车或床、输液泵、常规心电图机、多导联(心电、血压、经皮血氧饱和度)监护仪、吸引设备、气管插管设备、除颤起搏设备、简易呼吸囊、面罩、机械通气机等。

3.急救绿色通道的人员要求

(1)急救绿色通道的各个环节在24h内均有值班人员随时准备投入抢救,并配备3~4名护士协助工作。院内急诊会诊5min到位。

(2)急救绿色通道的各个环节均应能熟练胜任各自工作,临床人员必须有两年以上急诊工作经验。

(3)急救绿色通道的各个环节人员应定期进行座谈协商,探讨出现的新问题及解决办法,不断完善急救绿色通道的衔接工作。

(4)设立急救绿色通道抢救小组,由医院业务院长领导,小组人员包括急诊科主任、护士长和各相关科室领导。

4.急救绿色通道的相应制度

(1)急救绿色通道的首诊负责制:由首诊医护人员根据病情决定启动急救绿色通道,通知相关部门,并及时报告相关领导。做好各个环节的交接,在适当的时候由患者家属或陪同人员补办医疗手续。

(2)急救绿色通道的记录制度:纳入急救绿色通道的患者应有详细的登记,包括患者姓名、性别、年龄、住址、就诊时间、生命体征、初步诊断及陪护人员的联系电话。患者的处方、辅助检查申请单、住院单等需盖"急救绿色通道"的标志,保证患者在抢救运输过程中的畅通。

（3）急救绿色通道的转移护送制度：首诊医护人员在转移急救绿色通道患者前必须电话通知相应环节人员，途中必须有急诊科首诊医护人员陪同，同时其应有能力进行途中抢救，交接时应明确交代已发生的各种情况和注意事项。

（4）急救绿色通道的备用药管理制度：急诊科应备有常规抢救药物，并有专门人员或班次负责保管和清点以保证齐全可用。当抢救急救绿色通道的患者时，可按急需，先用药后付款。

【急诊工作的特点和流程】

1. 急诊护理工作的特点

（1）急：急诊患者病情绝大多数为急、危、重症，一切急诊护理工作都要突出一个"急"字，必须分秒必争，迅速处理，争取抢救时机。

（2）忙：急诊患者的病情变化快，来诊时间、人数、病种及危重度难以预料，因此随机性大、可控性小，尤其发生意外灾害、交通事故、急性中毒、传染病流行时，要承担大批伤病员的抢救护理工作，工作显得更为繁忙、艰辛，但必须做到忙而不乱，既有分工，又有合作。

（3）杂：急诊患者病情复杂，涉及法律与暴力事件多，无主患者多，且常遇有传染病患者，因而要有高效能的组织指挥系统和协调体制，才能杂而有序。

2. 急诊护理工作的流程

急诊护理工作的流程为"接诊→分诊→处理"三部分。

（1）接诊：预检护士对到达急诊科的患者要热情接待，将患者快速接诊到位。一般急诊患者可坐着候诊，对危重患者应根据不同病情合理安置就位。对于由救护车等运输工具送来的急诊患者，应主动到急诊门口接应，并与护送人员一起将患者搬运到合适的位置上。

（2）分诊：指对来院急诊就诊患者进行快速、重点地收集资料，并将资料进行分析、判断、分类、分科，按轻、重、缓、急安排就诊顺序，同时登记入册（档），时间一般在 3min 内完成。高质量的分检能使患者得到及时救治，反之，则有可能延误急救时机而危及生命。分诊的方法详见"院前急救"章节。

（3）处理：将进入急诊室的患者，经评估分诊后，根据不同的病种、不同的病情，将患者进行及时合理的处理。

1）一般患者处理：由专科急诊就诊处理，视病情将患者入住专科病房、急诊观察室或带药离院。

2）危急诊患者处理：病情危急的患者立即进入抢救室紧急抢救。在医生到达之前，护士可酌情给予急救处理，如吸氧、建立静脉通路、胸外心脏按压、人工呼吸、吸痰、止血等，随时观察病情变化。

3）传染病患者处理：对疑有传染病患者应将其进行隔离，确诊后及时转入相应病区或转传染病医院进一步处理，同时做好传染病报告工作与消毒隔离措施。

4）成批伤员处理：遇成批伤来诊时，护士应尽快分诊、分流，同时进行积极抢救，尽量缩短待诊时间，并及时报告相关领导。

5）特殊患者处理：对交通事故、吸毒、自杀等涉及法律问题的患者，给予相应处理的同时应立即通知有关部门；对无主的患者应先处理，同时设法找到其家属。

6）患者转运处理：对病重患者需辅助检查、急诊住院、转 ICU、去急诊手术室或转院途中均须由医护人员陪送监护，并做好交接工作。

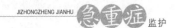
7)清洁、消毒处理:按规定要求做好用物、场地、空间的清洁消毒,以及排泄物的处理。

8)各项处理记录:应及时做好各项记录,执行口头医嘱时,应复述一次,经两人核对后方可用药,抢救时未开书面医嘱或未做记录,应及时补上,书写要规范清楚,并做好交接工作,对重患者进行床头交班。

在急诊工作的全过程中,护士是抢救工作的纽带和骨干,对患者的生存死亡起着举足轻重的作用。因此,要求在急诊科工作的护士要明确急诊工作的特点与工作流程,做到心中有数、工作有序,才能提高工作效率与质量。

【孕产妇的转诊】

高危妊娠妇女转诊至可以提供良好产科及新生儿医疗服务的医疗单位是现代围产保健的必要内容之一。与转运相关的医疗人员必须具有能识别母亲和胎儿安危状况的能力,对可能发生的情况有应急处理的能力和对急诊分娩进行处理的能力。同时,还必须能够监测新生儿的主要体征,精通新生儿复苏、成人心肺复苏、静脉穿刺等技能。

(一)转诊指征

转诊必须由社区医生或助产士决定。

1. 常见的转诊指征

(1)早产;

(2)胎膜早破;

(3)严重妊娠期高血压或其他高血压并发症;

(4)产前出血;

(5)妊娠并发症(如糖尿病、肾病、肝病);

(6)多胎妊娠;

(7)宫内生长发育迟缓;

(8)胎儿畸形;

(9)产程进展不良;

(10)胎位不正;

(11)母体创伤。

如果考虑到胎儿可能早产,及早与合适医疗单位联系或转诊,尽量避免急诊母亲的转运。

2. 转诊禁忌

(1)母亲情况不稳定;

(2)胎儿情况不稳定;

(3)没有经验丰富的医师陪伴转运妇女;

(4)气候条件不适合转运。

(二)制订转运计划

如果情况允许,必须和母亲及其家属沟通,说明转诊的必要性,解决目前的疑问。沟通内容:

(1)转诊理由;

(2)转运的日期、时间和路途,所需的总时间及目的地;

(3)运输方式;

(4)转入医院的电话号码。

(三)转运设备要求

1.母亲转运设备

(1)一般设备:母亲转运表、电筒、听诊器、血压计、体温计、呕吐盆、多普勒或胎儿听诊器、输液泵、消毒手套、纱布垫、无菌润滑液、消毒溶液;

(2)液体和用药:1000mL 5%葡萄糖液或葡萄糖盐水、1000mL 林格氏液、硫酸镁、催产素、肼屈嗪、地西泮、硝苯地平片剂;

(3)成人复苏设备:氧气、面罩。

2.新生儿转运设备

(1)急诊新生儿的接生消毒包;

(2)新生儿复苏设备:氧气、喉镜、气管内导管、抢救药品。

【建立良好的护患关系】

在急诊护理工作中,要做到评估、诊断、计划、实施、评价 5 个步骤的顺利进行。为达到良好的护理效果,护士必须了解急诊患者及其家属的心理特点、运用有效的交流方式加强沟通,才能与患者及其家属建立良好的护患关系,消除他们的心理压力,提高救护质量。

1.急诊患者及家属的心理特点

(1)恐惧感:急危重患者有呼吸困难、疼痛、出血、高热等,这些会造成躯体上的不适,常常使患者感到预后难测、心神不安,产生焦虑与恐惧;周围急诊患者的痛苦表现,也促使并加重了患者的恐惧感。

(2)优先感:许多急诊患者及其家属往往认为自己的疾病最重,要优先处理。他们对分诊护士安排的轻、重、缓、急的就诊顺序不理解,出现不满的情绪,如烦躁、生气甚至发怒等,从而加重病情。

(3)陌生感:急诊患者及其家属到急诊室,对周围嘈杂声、仪器信号闪烁和报警声的环境及与不熟悉的医护人员、服务人员要交流沟通而感到陌生。如未能及时解除,他们会产生紧张心理,对疾病不利。

(4)无助感:有时由于疾病复杂,反复多科的会诊、多项多次的检查,患者及其家属较长时间得不到医疗结果的信息,他们会产生焦虑和无助感。

2.建立良好的护患关系的方法　沟通是双方互动的一个过程,它不只是发出信息,而且包括接收和理解信息,应尽量结合语言与非语言的方式进行交流。注意针对患者普遍存在的急躁、恐惧、紧张、悲伤、无助、期待等心理反应和不同心理状态进行护患沟通,对激动易发脾气的患者应表现出宽广的胸怀,使沟通顺利进行。

(1)分诊护士应将来院的急诊患者进行快速、准确地分诊、分流,使他们尽快就诊。在有限的人力、物力条件下,且在暂时不能满足他们立即就医的情况下,应耐心解释急诊就诊顺序是按病情轻、重、缓、急来安排的,以取得理解,避免患者与家属出现不良的心理反应,造成不良后果。

(2)对患者要热情而真诚,处理问题要沉着而果断,操作技术应正确而熟练,从而赢得患者及家属的信任。在救护过程中,将健康教育渗入其中,以取得患者的合作,提高救护效果。

(3)尊重患者及家属,尽量向他们解释或预告有关情况,如病情危重的程度、救治的预后或可能出现的不测等。必要时,要让患者或家属参与讨论如何解决治疗与护理问题,以得到患者或家属的理解与肯定。如果有可能会抢救无效,应事先通知家属,使他们有一定的心理准备。

(4)尽量做到多项检查、操作相对集中进行,避免造成医疗救治时间的延搁,减少患者的痛苦与潜在危险,使患者尽可能得到安静、舒适,稳定患者的心理,缓解其紧张情绪,以达到最佳的救治效果。

(5)注意保护患者的隐私,维护其身心的完整性,以利于患者的救治与康复。

(6)耐心倾听家属的诉说,对家属提出的疑问要耐心、及时地给予解答,尽量消除他们的顾虑,促进相互理解。

(7)在不影响治疗的情况下,尽量让家属陪伴患者,消除患者的孤独感与无助感,使患者的心理得到支持与稳定。

(8)对抢救无效的患者的家属做好心理疏导,严肃、认真地做好死者的善后护理,体现出对死者的关爱、同情与尊重。

在急诊科这一特定的工作环境里,面对急危重患者,时间紧、病情重,要充分体现人性化护理,达到高水平的救护质量,加强沟通,建立良好的护患关系则显得尤为重要。但在沟通过程中,要有法律意识,不能随意承诺或给出预后的保证等,以免带来不良的后果。

【护士的法律责任】

急诊科护士救治的患者的病情严重,死亡率高;另外,这些患者常常会涉及各种意外伤害事故,如斗殴致伤、交通事故、自杀、他杀、吸毒过量等。随着患者进入医院,当事双方的矛盾也容易转移到医护人员身上。所以,护士在整个护理过程中,应有法律意识,更要加强自我保护意识,谨言慎行;同时要有高度责任心,良好的职业道德,严格遵守规章制度、操作规程,严防忙中出错。

1. 严格遵守国家有关法律和急诊科各项工作制度和要求 严格按照操作规范履行急诊护士的职责。急诊护士从接诊患者开始就要有急诊意识和高度责任心,意识到这是突发的紧急事件,需要密切观察和行动;漫不经心或疏忽大意的行为,轻则侵犯患者权益,重则酿成犯罪。

2. 执行医嘱的法律问题

(1)执行医嘱的合法性:医嘱是医生所给出的对患者施行诊断和治疗的依据,具有法律效应。在一般情况下,护士对医嘱应该遵照执行,随意签改医嘱、无故不执行医嘱是违法行为。但若护士发现医嘱有明显的错误,则护士有权拒绝执行医嘱。在护士提出明确申辩后,医生仍执意强制护士执行其医嘱,则护士对由此造成的一切不良后果不负责任。相反,护士如知道医嘱可能造成对患者的损害却仍遵照执行,若造成后果,将共同承担由此所引起的法律责任。

(2)执行医嘱的准确性:急诊科常常面临争分夺秒的抢救,在紧急情况下来不及书写医嘱,因此,口头医嘱在急诊科是很常见的医嘱形式。护士一定要注意"三清一复核",即听清、问清、看清,与医生核对复述药物名称、剂量、浓度,谨防忙中出错。各种急救药品的安瓿、输液空瓶或空袋、输血空袋用完后要集中放在一起,以便核对和计数。

3. 护理记录的法律问题 要重视护理记录的书写。急诊护理病历要简明扼要、重点突出、清晰准确。对患者姓名、性别、年龄、职业、工作单位、地址、电话号码等填写完整。对到院时间、接诊时间、护理评估都要进行记录,尤其对生命体征记录应写明具体时间和数据。对抢救及患者离院时间或死亡时间也应记录无误,并应与医生病历一致。对抢救当时来不及记录者,允许在 4h 内如实追记。病历要注意保管,切勿遗失或涂毁。

4. 急诊科设备、仪器及药品的法律问题 急诊科的各种急救设备仪器及药品均需定人保管、定点放置、定期消毒检查、定数量供给、定时清点、及时补充。每班交接,并且不得外借,防止因工作之便挪用盗窃或工作疏忽准备不足而耽误患者抢救;尤其是麻醉药品应防止因保管不善而违法使用。

5. 对急危患者的处置 无论其是否能够偿付医疗费用,医护人员应实行人道主义精神,急诊护士有配合为其提供紧急救治的义务,不得拒绝急救处置。

6. 对医疗工作以外的问题不随便发表自己的看法 不能将患者倾诉的关于患病的隐情当作谈话资料随意扩散,不能随意发表对事故的猜测及意见,如果患者因此而自杀身亡,则护士构成犯罪。

7. 若是昏迷患者,需与陪送者共同检查其财物 有家属在场时应交给家属(要有第三者在场)。如无家属,由值班护士代为保管,但同时有两人签写财物清单,并应做好交接工作,以便及时交给家属。

8. 收治涉及政治或法律问题的患者 当医护人员对其死因有怀疑时应立即通知医院总值班及公安部门;在积极救治的同时应提高警惕,遇有干扰治疗及护理者,不宜激怒,应平静应对,同时通知保卫科寻求保护或拨打"110",保护自身安全。

9. 护生的法律问题 护生指正在学习护理专业的学生。依据法律的规定,护生只能在执业护士的监督和指导下,按照严格的护理操作规程实施护理,否则他的工作被认为是侵权行为。在护士的监督下,护生如发生差错事故,除本人负责外,带教护士要负法律责任。护理教师应认真严格带教,护生应虚心踏实学习,防止发生差错事故。护生如离开了护士的指导,独立操作造成患者的伤害,护生应负法律责任。故护生在进入临床实习前,要明确自己的法定职责范围,认真按照护理法规实习。

任务三　重症监护

学习目标

- **知识目标**

  熟悉 ICU 的分类和收治对象;熟悉 ICU 监护的工作内容。

- **能力目标**

  能对 ICU 患者实施全面评估。

重症监护室(intensive care unit,ICU),是以救治急危重症患者为中心的医疗单位,是应用先进的技术对疾病进行集中监测和强化治疗的一种特殊的组织形式。它的最大特点是"三个集中":即危重患者的集中,具有救治经验的医护人员的集中,以及现代化的先进的监护仪器和治疗仪器设备的集中。通过对危重患者的监测和护理,根据病情变化作出相应的

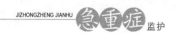
处理,从而挽救濒死患者的生命,ICU是现代化医院不可缺少的组织部门。

【认识ICU】

1.发展与现状 早在19世纪,英国某些医院就开始将危重患者集中起来进行抢救,在第二次世界大战时期,欧洲战场上为应付大量危重创伤患者救治的需要,建立了一种专为救治严重创伤患者的病区,以后又把这种战时有效的救护形式应用在北欧斯堪的纳维亚地区随后发生的病毒性脊髓灰质炎大流行的救治中,从而使ICU开始应运而生。随着危重症医学、护理学的发展与独立,ICU配备了受过专门训练的医生与护士,使得对危重患者的抢救水平大为提高。

我国的ICU在20世纪70年代末始建,并迅速发展。1982年,北京协和医院设立了第一张ICU病床,在1984年正式成立了作为独立专科的综合性ICU。目前,全国各大城市医院均建立了一定规模的ICU,医护专业队伍也逐步趋向成熟。1989年,国家卫生部也将ICU列为等级医院评定标准的评级内容之一。

2.分类 目前ICU主要分为专科性ICU和综合性ICU两大类。

(1)专科性ICU:最先建立的ICU都是发展在专科基础上的,主要收治本专科的危重患者,如心血管内科的CCU(cardiac care unit)、外科的SICU(surgical ICU)、呼吸内科的RICU(respiratory ICU)。还有一些专业性更强的ICU,如新生儿ICU(infant ICU)、创伤ICU(trauma ICU)、神经外科ICU(neurosurgical ICU)、急诊ICU(emergency ICU)等。专科ICU大多设立在专科病房,由本专科负责管理。

(2)综合性ICU:综合性ICU即跨专业的、面向全院各专业,主要收治不同专科的急危重患者。其优点是既可以把有限的先进仪器发挥更大的效能,同时又将受过专门训练的急危重症医学、护理人才用于对危重患者实施全面的加强治疗与护理,为危重患者提供生命支持和维持重要脏器系统功能,发挥最大的能力挽回患者的生命和系统功能。

3.收治对象 ICU的主要收治对象包括需要加强监护和治疗的临床各科危重患者,大多数危重患者来自急救现场、急诊室或手术室,在ICU经加强监护治疗,渡过重危阶段,病情稳定后,再转入普通病房。ICU的主要收治对象具体包括以下各种患者:

(1)创伤、休克、感染等引起多系统器官衰竭的患者;

(2)急需行心肺脑复苏及复苏后患者;

(3)多发伤、复合伤患者;

(4)急性物理、化学因素致伤性危急病症,如中毒、溺水、触电、蛇或虫咬伤和中暑等患者;

(5)急性心肌梗死、严重心律失常、急性心力衰竭、不稳定型心绞痛患者;

(6)大手术后需监测救治的患者;

(7)严重水、电解质、渗透压和酸碱失衡的患者;

(8)甲状腺、肾上腺、胰岛和垂体等内分泌危象患者;

(9)各类大出血,突然昏迷、抽搐,心力衰竭、呼吸衰竭等各系统器官功能衰竭患者。

上述收治的患者均应具有抢救康复可能的希望,不包括无急性症状的慢性病患者、急性传染病患者以及目前认为无法救治的晚期肿瘤患者、脑死亡患者、老龄自然死亡濒死期的患者。

【ICU 设置与布局】

1. ICU 病房及床单位

(1)监护室的设置根据医院规模大小,应有利于危重患者抢救。监护室的位置应与麻醉科、手术室、血库、检验科邻近,与相关业务科室建立快速通道,以便转送。监护室分清洁区和污染区,通道分开。另设治疗室、仪器室、器材室、生化室、储藏室、医生办公室、更衣室、配餐室、终末消毒室、污物处理室、卫生间及会客室等。综合性 ICU 床位数占医院总床位数的 1%～2%。监护室布局常以护士站为中心,呈环形、扇形和长方形结构布局,可设小室和大室,小室设 1～2 个床位,大室可设多个床位,每床占地面积 15m² 左右,每床有输液导轨,床间设有布帘。另设隔离室,占地面积可在 20m² 左右,可设在监护室的边角。

(2)室内设空调,室温宜为 20～24℃,湿度为 55%～65%。设空气过滤装置,有条件的设层流装置。每室有洗手池,便于洗手。室内应挂有日历、时钟,使患者有日夜、时间区分。每个床头有 8～10 个电插座,每床有强光源照明灯和地灯。

2. ICU 的设备　ICU 除具备普通病区日常所需设备以外,ICU 的设备大致可分为监测性和治疗性两大类。

(1)监测性设备:ICU 内最主要的监测性设备是床边和中心台的心电监护仪,以监测心电图、体温、脉搏、呼吸、血压、有创动脉压、中心静脉压、肺动脉舒张压等生理参数以及曲线。另外,还应配备 12 导联心电图机、血液气体分析仪、血液生化分析仪、血及尿常规分析仪、电子计算机、脑电图机等设备。

(2)治疗性设备:能有效支持循环呼吸等重要脏器功能,主要包括人工呼吸机、主动脉内球囊反搏器(IABP)以及血液透析装置。另外,还包括除颤仪、临时人工起搏器及心室辅助泵VAD、气管插管及切开所需的急救器材、床边 X 光机、B 型超声波、输液泵、营养液配置净化台等。

【ICU 的管理】

1. 人员管理

(1)医生的配置:ICU 的医生与患者比例以(1.5～2):1 为宜。ICU 的医生可来自于麻醉科、外科、内科、急诊科等临床科室。ICU 的医生应具备高度的责任心和良好的医德医风,具有较强的临床技能和处理危重病的应急能力。

(2)护理人员的配置:各医院可依据患者床位数、患者所需护理工作量、疾病种类等配备护理人员。患者与护士之比以 1:(3～4)为宜。在配置护理人员时要注意护理人员的结构应设副主任护师以上 1 名,主管护师、护师、护士的人数比例为 1:2:3。ICU 的护士必须经过重症监护培训,持有专业合格证书,进行规范化岗前培训后方可上岗。

(3)呼吸治疗师配置:专职的呼吸治疗师需在 24h 进行呼吸道的管理和治疗,包括呼吸机的参数的调整、气道的处理、胸部物理治疗、协助排痰、患者呼吸情况记录、检查和消毒等。

(4)感染控制师配置:通常由医院内感染控制中心的专家兼任,每周定期分析每位患者的血培养及药敏试验报告,指导 ICU 的医生使用抗生素等。同时,负责 ICU 的消毒隔离,防止交叉感染的发生。

(5)专业维修人员配置:定期检查、调试、维修设备。

(6)配置一定数量的工勤人员和卫生员。

2. ICU 护理人员的素质要求　ICU 患者的病情复杂、变化快,ICU 的护士均应经过筛选和严格训练。护理人员应具有多专科疾病的医疗、护理知识,掌握人体主要生命脏器的病理生理的改变过程,同时强调对患者病情的总体分析与认识;掌握各种监护仪器的使用、管理,以及监护参数与图像的各临床意义分析;具有娴熟的基础护理技能,熟悉 ICU 病区特殊的危重患者监护记录方法。ICU 的护士还应熟练掌握急救复苏技术,如心肺脑复苏术、电击除颤技术、氧气吸入疗法、呼吸机及辅助通气的应用、各种穿刺技术及急救药品的使用等。更重要的是要具有吃苦耐劳、勤于思考,善于发现问题、解决问题,应变能力强,冷静沉着,勇于钻研和创新的心理品质。

3. 患者入科管理 来自各科的危重患者必须由 ICU 的医生确诊认可后方可转入。转入时一般由转科的医生护士及患者家属陪同,ICU 的护士应了解患者的诊断、治疗、病情发展、转入目的,并准备好床单位、呼吸机、监护仪及所需常规用品,根据患者的具体情况设置各参数,调试确认无误。

(1)患者入室后评估:护士要严格交接班,全面评估患者。具体内容有:

1)患者意识、神志是否清楚,回答问题是否正确,以及肢体活动是否正常。

2)全导联心电图,严密监测生命体征及各项示波图形压力变化,神志、瞳孔、对光反射,按要求正确评估和记录患者各系统(循环、呼吸、神经、肝、肾、皮肤、运动)情况和出入量记录。

3)了解患者治疗情况、呼吸机运转情况、血气、吸入氧浓度及呼吸道是否通畅等。

4)了解皮肤的色泽与温度,掌握周围循环情况,皮肤有无破损。

5)检查静脉通路、已输入的药物、正在输液的液体种类、内含的药物、滴入速度等情况,并做好记录。

6)检查各种引流管是否通畅,应及时记录引流的量、颜色和性状。

7)了解最近一次电解质、血糖、血气分析结果,了解有无药物过敏史。

8)了解患者的心理状况,有无焦虑、恐惧,向患者介绍主管医生及护士,介绍病房环境和病友,及时向患者做好解释工作。

9)建立重症监护记录单。

10)患者安置妥当后,与家属进行交谈,介绍 ICU 的特点、探视制度,取得家属的理解与合作。

(2)患者入 ICU 后的监护措施。

1)一般监护:①稳定情绪:通过观察,体会患者的心情,向患者解释每项监测的目的及对患者的有利作用,以消除其紧张情绪。使用气管插管或气管道口的患者不能说话,护士应教会患者如何用手势等表达自己的要求。②了解病情:通过必要的病史询问和体格检查,迅速而全面地了解病情,对患者存在的主要问题和脏器功能状态作出初步判断。③监测:根据病情决定常规的生命体征和特殊监测的项目及监测频度。④基础护理:危重患者大多只能卧床,应给予一级护理,并根据病情适当鼓励和协助患者翻身和活动四肢。⑤饮食:根据病情确定给予禁食、鼻饲、流质或小量软食。⑥记录出入量:应准确记录出入液量,并应每6～8h总结出入量总和和差额,以便及时调整输液量。⑦实验室检查:常规实验室检查包括血、尿、粪常规,肝、肾功能,血糖和电解质等。根据需要随时送检并及时了解检查结果。⑧结合病情,定期或必要时进行心电图和床旁 X 线胸片检查。⑨根据病情决定给氧浓度和静脉输液的速度与量。对病情严重或有突变可能者,应保留静脉通道,以便急救时静脉给药。⑩严密观察病情变化,及时分析原因,迅速作出相应的处理。

2)加强监护:①体温:包括中心温度及周围温度。②心血管系统:包括心电活动及血流动力学监测。③呼吸系统:包括呼吸形式、血气分析及呼吸功能监测。④神经系统:包括意识状态、瞳孔大小及对光反射、对疼痛刺激的反应、其他各种反射、脑电图及颅内压监测等。应用肌肉松弛剂的患者,应监测肌张力恢复的情况。⑤肾功能:包括血、尿生化,肌酐和尿素氮的测定,尿比重,尿酸碱度,尿蛋白定量分析及代谢废物清除率,每小时及 24h 尿蛋白监测等。⑥血液系统:包括检查血红蛋白、红细胞比积、白细胞计数和分类、血小板计数等和出凝血机制监测。⑦肝功能:胆红素、白蛋白、球蛋白、谷丙转氨酶及球蛋白的絮状试验等。⑧胃肠系统:胃液 pH 测定及大便潜血试验。⑨细菌学监测:包括各种可能感染部位的细菌学检查,有指征时及时送检。

4. 监护室安全管理

(1)患者转送管理。

1)转运前,选择转运途中需要使用的监测仪器及药物,选择合适的运送人员,随行人员至少两名,维持静脉通路,以便转运途中及时地抢救。

2)平车转运患者检查或转送病房时必须有床栏保护,持续心电监护、血压监测、血氧饱和度监测,并记录。

3)机械通气患者转运途中需有供氧装置及简易呼吸皮囊,挤压简易呼吸皮囊,维持呼吸功能。

4)昏迷患者需开通气道,头颈部外伤患者需有颈托,有颅内压增高患者需镇静,异常血气需在转运前处理。引流管、胃管、胸管固定牢固,有尿袋需清空。

(2)监护期间安全管理。

1)视觉障碍、意识改变、麻醉未醒阶段(根据护士评估决定)、小儿等患者需常规使用床栏。护士须向患者或家属讲明使用床栏的目的及制度。如果患者或家属拒绝使用床栏,须在护理记录单上注明,必要时患者或家属签字。

2)在特殊操作期间的临时制动,如深静脉穿刺。使用四肢约束带者需每小时检查约束部位的血液循环并记录。如果不需使用时,应及时解除。应记录使用约束带的类型、部位、时间及终止时间。

3)在任何时候,患者的床须放在最低水平,操作时可抬高床位,但结束后仍须放低。

(3)监护室交接班管理。

1)严格执行交接班制度,交班者记录下班前最后一次生命体征及各项监测参数,做好班内出入液量的统计。

2)接班者记录接班当时监测参数及余下的液体及药品,发现不符,及时核对。

3)床边监测仪器的交接:检查心电监护仪并确认各项参数的报警范围。检查人工呼吸机的运转情况,气源、电源是否充足,湿化器内蒸馏水水位,并记录设置的各项参数。其他特殊治疗如床边超滤、心功能监测、体外起搏等,均应检查记录管路及仪器的运作情况。

4)患者出室管理:根据出室医嘱,由护士与所转科室及患者家属联系妥当后,方可转科。向患者解释转科的目的及需注意的事项。出科前由责任护士简要记录有关患者的监测、病情、存在的护理问题及送检未报告的化验项目等,清点随带物品。与病房护士详细交班,介绍患者在 ICU 期间的治疗、护理过程,交代清楚后方可离开。

5. 感染的管理

(1)设计合理:监护室应设有空气净化层流,无条件的医院可采用循环风紫外线空气消毒器或静电吸附式空气消毒器,消毒环境中臭氧浓度低于 $0.2mg/m^3$,所用消毒器的循环风量(m^3/h)必须是房间体积的 8 倍以上。ICU 应设置缓冲间,应备有洗手设备,两床间距应在 1m 以上,以降低尘埃和飞沫造成的交叉感染。应将感染患者与非感染患者分开安置,特殊感染或高度耐药菌感染的患者应隔离,严格执行消毒隔离。

(2)ICU 的医护人员应有较强的预防感染的意识,了解和掌握感染监测的各种知识和技能,并且能自觉执行各种消毒隔离制度。医护人员进入 ICU 必须穿工作服、戴工作帽、换工作鞋,外出时换外出工作服和工作鞋。在接触患者时,各种技术操作前后,护理两个患者之间,进入或离开 ICU 时,均应认真执行洗手制度。

(3)在保障有效治疗护理的前提下,尽可能严格控制人员的流动:减少较多人参加的大查房活动。严禁陪伴、限制探视。患者家属进入 ICU 应戴口罩、穿隔离衣和换鞋,在室内停留时间不超过 10min。

(4)设备和用物消毒:有创导管拔出时均应常规做细菌培养,以便进行流行病学调查和研究。ICU 内提倡使用一次性医疗物品,能有效预防交叉感染。各项操作均应严格执行无菌技术。感染患者使用后的器具与非感染患者使用的器具分开处理,可以采用有效氯溶液浸泡消毒或采用高压蒸汽灭菌法。

(5)每日进行物表的消毒擦拭:每日使用含氯消毒液拖地 4 次,每周彻底清扫室内卫生,每月进行一次密闭式消毒,每日定期通风。通风的方法有两种:一种是自然通风,即开窗换气,每天 2~3 次,每次 20~30min;另一种是机械通风,利用空气过滤装置进行换气。患者转科或出院后需彻底消毒房间及床单元,患者死亡后要严格按要求进行终末消毒。物体表面消毒通常采用湿式清扫,用清水擦、拖地每日 1~2 次。当地面受到血液、体液、病原菌污染时,要采用消毒液拖地或喷洒地面,要求物体表面的细菌总数≤$5CFU/cm^2$。

(6)定期进行微生物监测:通常监测的项目有气管内吸出的痰液、氧气湿化液、各种引流液、动静脉导管内液体以及物品、仪器表面和空气中的微生物、消毒液浓度等。定期分析 ICU 内感染发生情况、细菌耐药情况,修订和落实各项隔离消毒措施。

(7)严格执行医院消毒隔离制度及无菌技术操作规程:接触患者前后要认真洗手或消毒,接触血、排泄物、分泌物必须戴一次性手套。

6. 仪器管理

(1)严格执行仪器保管制度,说明书挂在仪器旁或贴于仪器上,以便查阅。使用仪器前详细阅读说明书,仔细检查、核对;使用后正确调整和检查,使其处于良好的备用状态,如果机器出现故障,则及时维修。

(2)各种仪器每半年或一年定期检查一次,并登记。

7. ICU 探视管理 在通常情况下,入住 ICU 的患者无须家属陪住,家属可留下联系电话,有情况可以随时与家属联系。但是,此种完全封闭式的 ICU 对患者的心理压力很大,因此,我国多采取定时短暂的探视,在探视期间要加强床边隔离。

现代化设计的 ICU 常在病区外围建设一圈玻璃墙壁和走廊,患者床头有对讲机可与外走廊上的家属对话,在家属等候处设有闭路电视装置可以观察 ICU 病区内患者的情况,借此可减少因探视给 ICU 病区带来的污染及对正常医护工作的干扰。护士在患者入住 ICU 之时应向患者和家属介绍主管医生、责任护士、病室环境和探视管理制度。

【常用监护技术】

1.体温监测　对危重患者进行体温监测,有助于疾病诊断及治疗效果的判断;对体外循环的患者进行体温监测,有助于了解降温与复温的程度。

(1)测温方法除玻璃水银体温计之外,还有电测温度计、无线电遥测温度计等。

1)直肠温度:为中心温度,监护应用多,易受粪便影响。

2)食管温度:将测温电极放在咽喉部或食管下部,所测为中心温度。

3)鼻咽温度:待温度计插到鼻咽部测温,可间接了解脑部温度。

4)鼓膜温度:将专用耳鼓膜测温电极置于外耳道内鼓膜上,该处的温度可反映流经脑部血流的温度,认为与脑温接近。

(2)皮温与中心温度差:将测温电极置于食管、鼻咽部、直肠,所测中心体温与拇指或足趾所测温度之间的温度差可显示末梢循环和机体代谢状况,寻找引起体温升高或降低的原因,用于低温疗法、麻醉、药物治疗、输血及体外循环等的监护。例如,当孕产妇处于失血性休克时,温度差加大,经采取措施后温度差减小,则提示病情好转,外周微循环改善。如果在补足血容量后皮肤温度持续低于32℃,可考虑应用血管扩张剂,以改善外周微循环。

2.血流动力学监测

(1)心电监护仪(见项目二任务六)。

(2)动脉血压直接监测术:在动脉内留置导管直接进行动脉血压连续监测的方法,为有创血压测量法(见图1-3-1)。此法可对患者血压进行连续测量,能反映每一个心动周期的血压变化。所测血压的值较袖带式测量的值准确、可靠,特别在患者血压较低而无法用听诊器听清血压数值时,仍可反映血压的水平。这是临床上监测急危重患者的重要手段,也是抽取动脉血标本的理想途径。

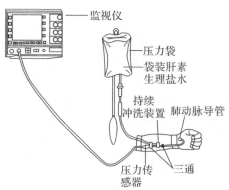

图1-3-1　有创血压测量法

(3)肺动脉漂浮导管监测技术:肺动脉漂浮导管(常用 Swan-Ganz 热稀释球囊漂浮导管,见图1-3-2)监测法是指经深静脉穿刺,将前端带有气囊的漂浮导管经上腔或下腔静脉插入心脏右心系统和肺动脉,然后进行心脏及肺动脉内压力、心排出量测定及持续监测血氧饱和度、心房和心室起搏等监测技术。

(4)PICCO(脉波轮廓温度稀释连续心排血量监测):已广泛应用于危重症监测,仅用一中心静脉和动脉导管就可以简便、精确、连续地监测心排血量、外周血管阻力、心搏量等变化,创伤与危险性小,对危重患者的血流动力学监测有重大意义(见图1-3-3)。

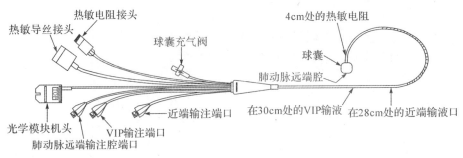

图 1-3-2　六腔漂浮导管

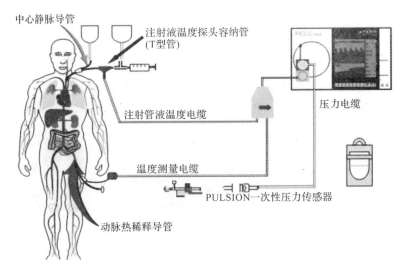

图 1-3-3　PICCO

3.呼吸监测

(1)临床观察:通过观察皮肤黏膜、呼吸运动以及触诊、叩诊、听诊来判断双肺情况,包括患者咳嗽、咳痰、痰量和痰液的性质、呼吸的气味、有无咯血和胸痛等。

(2)多功能监测仪监测:肺阻抗法、热敏法、腹壁气囊法。

(3)肺容量、肺通气功能测定:在对患者进行病史采集、临床观察、呼吸系统的物理检查、胸部X线片及血气分析等基础上,再对患者的肺容量、肺通气功能进行测定,从而全面反映肺功能情况。

(4)脉搏氧饱和度测定。

(5)血气分析:对采集的动脉血样进行 pH 值、二氧化碳分压($PaCO_2$)、氧分压(PaO_2)、碳酸氢盐及血氧饱和度等分析的过程,在临床上称之为动脉血气分析。动脉血气分析自20世纪50年代应用于临床以来,特别是动态的动脉血气监测对于判断危重患者的呼吸功能和酸碱失衡类型、指导治疗、判断预后,尤其在危重患者的救治中均显示了重要的作用。

4.中枢神经系统功能监护

(1)昏迷指数测定:临床上采用国际常用的格拉斯哥昏迷分级,简称昏迷指数法。它将颅脑损伤后刺激患者的睁眼反应、语言行为反应及运动反应分别列表记分,以其总分判断病情的严重性(见表1-3-1)。若格拉斯哥昏迷指数为 15 分,则为正常,8 分以下为昏迷;在首次测得的分数基础上,每 2 分之差提示患者有精神神经症状的改变,每降低 3 分提示颅内压增高或颅内血肿有形成的可能。

表 1-3-1 格拉斯哥昏迷量表

睁眼反应	分数	语言反应	分数	运动反应	分数
自发性睁眼	4	回答正确	5	遵命动作	6
声音刺激有睁眼	3	回答错乱	4	刺痛能定位	5
疼痛刺激有睁眼	2	胡言乱语	3	刺痛肢体回缩	4
任何刺激无反应	1	仅能发音	2	刺痛时上肢屈曲	3
		无反应	1	刺痛时四肢过伸	2
				无反应	1

(2)瞳孔及生命体征的监测:观察瞳孔对光反射的情况和瞳孔的大小,当昏迷指数下降时,呼吸、血压、脉搏、心率也会变化。

(3)颅内压监测:属有创监测,采用压力传感器和监护仪连续测量颅内压的方法,可对患者某一段时间内的颅内压变化进行系统的观察,又可根据压力的变化及时判断病情,制定合适的治疗措施。对于重症颅脑外伤患者,神经系统检查的价值受到限制,颅内压监测在提高治疗效果和判断预后方面有一定意义。

1)尽早发现颅内压变化(特别是深昏迷患者),及时作出降压处理,避免脑干受到继发性损害。

2)当颅内压增高,经一般治疗不能降压时,可进一步采用头颅 CT 扫描、脑血管造影等辅助检查,以查明原因。如系颅内血肿,可进行手术治疗。

3)指导治疗和判断预后:颅内压监测可对各种降压措施作客观的评价,有助于观察各种降压治疗的效果,并作针对性治疗,可有效地降低伤残率和死亡率。经治疗后,若颅内压仍持续>5.3kPa,则提示预后不良。

5. 分娩期监护

(1)胎儿心率与子宫收缩的电子监护。

1)监护指征:为了能更好地监测产程进展中宫缩的情况,最好能对每个产妇进行连续监护。如仅能选择性监护,则下列情况应予以优先考虑:高危妊娠,包括先兆子痫或能影响胎盘功能的产科并发症;听诊胎心异常;顶先露羊水胎粪污染;早产、滞产、应用催产素及突然发生的变化(如胎盘早剥、脐带脱垂等)。

2)监护方法:①无刺激试验(non-stress test,NST),了解胎动和胎心率的相互关系。正常胎心率为 120~160 次/min,胎动时胎心率应加速>15 次/min,说明胎儿健康状况良好,为反应型 NST,反之则为无反应型 NST。②刺激试验(contraction stress test,CST),了解宫缩和胎心的相互关系,正常情况宫缩时胎心应加速或无变化。如宫缩时出现减速,说明异常。减速有早期减速、晚期减速和变化减速三种。③催产素应激试验(oxytocin challenge test,OCT),静脉滴注催产素诱发子宫收缩,当每 10min 内有 3 次宫缩时,观察宫缩时胎心率的变化,了解胎儿有无缺氧。

(2)产程图:分娩时对产程的监护是通过"产程图"进行的。正常分娩的完成取决于产道、胎儿、产力三大因素。产程图能记录宫口扩张、胎头下降、子宫收缩、胎心、血压变化的情况和羊水性质,从而达到观察产程的目的,以鉴别异常分娩、及时处理产程延长、减少母婴并发症。

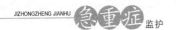

（3）羊膜镜检查：主要用于胎盘功能不良、妊娠高血压综合征、过期产等病例，观察有无胎儿宫内窒息，即羊水是否被胎粪污染。

（4）胎儿头皮血酸碱度测定及血气分析：主要用于临产胎心率异常、胎膜已破，此时胎儿头皮血酸碱度测定及血气分析有一定指导意义。正常值：胎儿头皮血 pH 值为 7.25～7.35，$PaCO_2 < 2.1kPa(16mmHg)$ 则提示胎盘氧交换量减少。

【知识库】

EMSS 的发展趋势

虽然 EMSS 发展仅数十年的历史，但它的发展呈现出快速、健康的良好态势，无论在临床研究、专业队伍建设、专业装备和教育培训等方面都取得了较大的进展。

1. 急救队伍专业化　1979 年，美国医学会最早正式承认急救医学是医学领域中的一门独立学科，并成立了国家急救医学。中华医学会于 1986 年成立了急救医学分会，标志着急救医学作为一门独立学科在我国的确立。20 世纪 90 年代，急诊科被列为等级医院建设的重点科室，为急救学科的专业化建设注入了实质性内容。各大、中城市的急救中心的建立，促进了急诊、急救队伍的专业化建设。

2. 急救工作社会化　急救工作是一项涉及全社会的工作，它的正常运转和发展会影响到社会的方方面面。因此，急救事业不仅需要政府部门和医疗卫生机构的重视，也需要全社会的共同参与，如对社会人群急救知识的宣传、教育和培训的普及。

3. 设备现代化　经济、科技的发展为急救事业提供了强有力的支持。各种现代化治疗、监护设备的应用、ICU 病房的建立等都将给伤病者的救护提供了有利的条件。许多国家已实现了海、陆、空立体化的运输方式，保证了以最快的速度将伤病者送往合适的医院或急救中心，使之能得到及时的救治。

4. 教育规范化　各国医学院校相继开设了急救医学专业课程，20 世纪 90 年代以来，我国卫生部也将此列入医学专业的主干课程，还在上海设立了急救培训中心，各种急救医学、急救护理学等专业教材也相继出版，并更规范化。

5. 组织网络化　现代急救工作的一个很重要的特征就是急救组织的网络化。一个国家的急救组织网络应包括：①每个地区应设有一个急救中心（站）和急救指挥中心，以及分布合理的救护分站。②大、中城市应建立二级"接受医院"的急救网络，即一级救护网络由社区医院和乡镇卫生院组成；二级救护网络由区、县级医院组成；三级救护网络由市级以上综合性医院组成，收治病情危重、复杂的伤病者。目前，在我国大、中城市，急救网络发展较快，但在农村地区，急救医疗组织尚未健全，广大农民群众的急救问题还没有得到根本的解决。

【自测题】

一、单选题

1. 院前急救是指　　　　　　　　　　　　　　　　　　　　　　　　（　　）

A. 急危重症患者的现场救护　　　　　B. 专业救护人员到来之前的抢救

C. 急危重症伤员进入医院前的医疗救护　　D. 途中救护

E. 现场自救互救

2. 关于伤员的转送，下列哪项错误　　　　　　　　　　　　　　　（　　）

A. 对昏迷患者，应将头偏向一侧

B.生命体征不稳定的患者应暂缓汽车长途转运

C.途中严密观察病情

D.遇有导管脱出应立即插入

E.途中不能中断抢救

3.大批伤员中,对于大出血的患者应用何种颜色标记　　　　　　　　　　　（　　）

A.黄色　　　　　　　B.绿色　　　　　　　C.蓝色　　　　　　　D.红色

E.黑色

4.关于抢救药品及设备的管理,下列哪项错误　　　　　　　　　　　　　（　　）

A.专人管理　　　　B.定品种数量　　　　C.定期检查　　　　　D.定位放置

E.外借时一定要登记

5.ICU 收治病种不包括　　　　　　　　　　　　　　　　　　　　　　　（　　）

A.恶性肿瘤晚期　　　　　　　　　　　B.急性中毒、毒蛇咬伤者

C.大面积烧伤者　　　　　　　　　　　D.休克

E.多器官功能衰竭

6.ICU 患者最常见的感染部位是　　　　　　　　　　　　　　　　　　　（　　）

A.泌尿系统　　　　　　　　　　　　　B.消化系统

C.下呼吸道感染　　　　　　　　　　　D.血液感染

E.伤口感染

二、名词解释

EMSS

院前急救

ICU

三、简答题

1.简述你对急重症监护的认识。

2.简述院前急救的任务。

3.简述院前急救的原则。

4.简述 ICU 的护士的基本素质。

（王小丽　　周俊杰）

项目二　常用急救技术

任务一　心肺脑复苏术

　　凡是抢救生命的措施都可以称为复苏，狭义的复苏是指针对呼吸、心搏骤停所采取的抢救措施，称为心肺复苏术（cardiopulmonary resuscitation，CPR）。心肺复苏的最终目的是恢复患者的脑功能，即恢复意识，故现代的复苏的概念已外延为"心肺脑复苏术"（cardiopulmonary cerebral resuscitation，CPCR），即对心跳、呼吸骤停患者采取连续的、多层次的生命支持措施，最终恢复患者循环、呼吸和大脑功能。CPCR 的过程和成功率反映了整个急诊医疗体系的三个组成部分（院前急救—医院急诊室—危重病监护病房）之间的协调程度和工作效率。CPCR 基础生命支持阶段的现场 CPR，是面向社会公众普及的初级救生技术。随着社会文明的发展，对生命的关爱已成为社会进步的重要标志。应对突发事件过程中的生命危害，都需要在现场于第一时间内实施 CPR 以挽救生命。作为一名医务工作者，负有重大的社会责任，需要熟练掌握操作技术，准备随时参与现场急救。

一、认识心肺脑复苏

【呼吸、心搏骤停的原因】

（一）呼吸骤停

　　呼吸骤停的原因很多：溺水、脑血管意外、呼吸道异物梗阻、烟雾吸入、会厌炎、药物过量、窒息、创伤、心肌梗死、雷击，以及任何原因引起的昏迷等。

（二）心搏骤停

　　心搏骤停是指任何原因导致心脏突然停搏，有效泵血功能消失，引起全身严重缺血、缺氧的临床急症。导致心搏骤停的病理生理机制中最常见的为室性快速性心律失常(室颤和室速),其次为缓慢性心律失常。

1.心源性心搏骤停 因心脏本身的病变所致。多见于各种器质性心脏疾病,如冠状动脉粥样硬化性心脏病、高血压心脏病等导致心肌供血不足、心肌缺氧引起心肌收缩力减弱,心室颤动、心搏停止;心肌炎、心肌病等引起心肌损伤并发室性心动过速、房室传导阻滞等严重心律失常。其中,冠心病是最常见的原因。

2.非心源性心搏骤停 因其他疾病或因素影响到心脏所致。

(1)呼吸道梗阻:如气道异物、呼吸道烧伤导致窒息。

(2)血容量严重不足:大出血可引起血容量严重不足,心输出量降低导致心脏停搏。

(3)意外事故:溺水、电击、创伤、麻醉意外或某些操作意外。

(4)严重的电解质紊乱与酸碱平衡失调:可见于高钾血症、低钾血症、低镁血症、高钙血症以及酸中毒或碱中毒。

(5)药物中毒或过敏。

(6)中枢神经系统病变:如脑血管意外、颅脑损伤等影响呼吸中枢功能从而引起呼吸停止,导致全身细胞、组织、器官特别是心肌的严重缺氧进而发生心搏骤停。常见心搏骤停的原因见图 2-1-1。

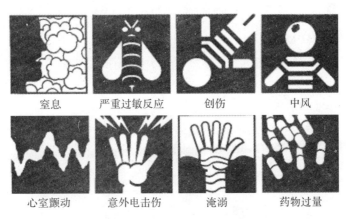

图 2-1-1 常见心搏骤停的原因

【心搏骤停的心电图变化的类型】

1.心室颤动(VF) 又称室颤,是心搏骤停时最常见的心律失常。心室肌发生极不规则的快速而又不协调的颤动;心电图表现为 QRS 波群消失,代之以大小不等、形态各异的颤动波,频率为 $200\sim400$ 次/min。若颤动波波幅高且频率快,较容易发生复律;若波幅低且频率慢,则复律可能性小,多为心脏停顿的先兆(见图 2-1-2)。

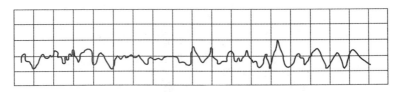

图 2-1-2 心室颤动

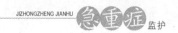

2.无脉性室性心动过速（VT） 这是心搏骤停时常见的心律失常。心电图表现为宽大畸形的 QRS 波群,ST-T 波方向与 QRS 波群主波方向相反,频率为 150～300 次/min(见图 2-1-3)。

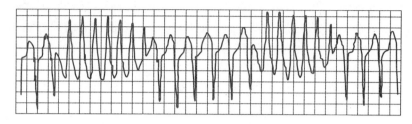

图 2-1-3　无脉性室性心动过速

3.心脏停搏 又称心室静止。心房、心室肌完全失去电活动能力,心电图上房室均无激动波可见,呈一直线,或偶见 P 波(见图 2-1-4)。

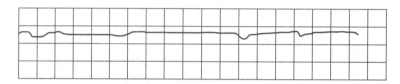

图 2-1-4　心脏停搏

4.无脉性电活动（PEA） 又称心电—机械分离,指心肌仍有生物电活动,而无有效的机械功能,断续出现慢而极微弱且不完整的"收缩"情况,心电图上有间断出现的宽而畸形、振幅较低的 QRS 波群,频率多在每分钟 20～30 次以下。此时,心肌无收缩排血功能,心脏听诊时听不到心音,周围动脉扪不到搏动(见图 2-1-5)。

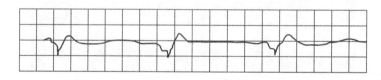

图 2-1-5　心电—机械分离

以上的四种类型,虽在心电和心脏活动方面各有其特点,但其共同的结果是心脏丧失有效收缩和排血功能,使血液循环停止而引起相同的临床表现。

【心搏骤停的诊断】

突然意识丧失,伴有大动脉搏动消失,特别是心音消失,是心搏骤停的主要诊断标准。必须在很短的时间内作出对心跳呼吸骤停的诊断,在不同场合应采用不同方法。

1.现场 心跳呼吸骤停可以发生在任何场合,在绝大多数情况下,现场没有专门的诊断工具,只能徒手进行。目前,专业医务人员常用的两个诊断指标是突然意识丧失和大动脉搏动消失。非医务人员触诊大动脉搏动有困难,可直接通过意识消失、呼吸停止、面色苍白或青紫等作出心搏骤停的诊断。

2.医院内 听心音是一个很好的方法,心前区听诊 5s,若没有心音,可诊断心跳停止,听心音比触摸大动脉可靠、准确。

3.心电监护时 对 ICU、手术中、专科病房的医院内的危重患者常进行心电监护,这些设备具有自动报警功能,如听到报警声,看到显示屏正常的心电波消失成为直线或室颤波形,即可诊断为心搏骤停。不但诊断及时、明确、可靠,而且类型判断准确,对指导复苏很有价值。对未接有心电监护的心搏骤停患者可边抢救边接上心电监护仪,为复苏创造条件。

【生存链】

近几年来,许多临床工作者、管理者和研究人员都意识到改进急诊救护系统的工作对提高生存率有着极其重要的作用,即抢救心搏骤停者的生命必须依赖一系列紧急措施的有效实施,任何一项措施被忽视或延搁,患者的生命就无法挽救。美国心脏协会在1992年正式用"生存链"(chain of survival)一词来描述这一系列的措施。2015年,对生命链进行了划分,把院内和院外出现心脏骤停的患者分为两条不同的救治途径。院内生存链包括:监测和预防、识别和启动应急反应系统、即时高质量心肺复苏、快速除颤、高级生命维持和骤停后护理;院外生存链包括:识别和启动应急反应系统、即时高质量心肺复苏、快速除颤、基础及高级急救医疗服务、高级生命维持和骤停后护理(见图2-1-6)。

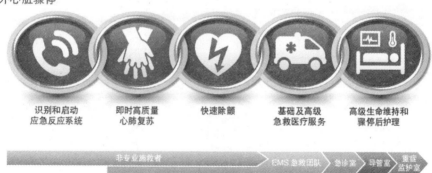

图 2-1-6　心肺复苏的生存链

(一)早期识别及请求急救系统的帮助(早期通路)

其包括患者发生紧急情况后到急救人员赶赴抢救期间所进行的任何活动。具体内容包括:①旁观者能尽早识别患者处于危急情况并打急救电话;②急救中心接线员应能尽快识别潜在的心搏骤停的情况,并指导旁观者采取紧急措施;③急救中心应迅速派遣急救人员携带抢救必需的物品,包括除颤仪和进一步心脏生命支持的设备,以最快速度赶赴现场。

应建立一个完善的急诊医疗服务体系,从而使上述措施能及时有效地付诸实施。现今

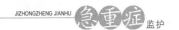

在我国各城市开展的"120"服务系统取得了一定的社会效益,但还需不断完善。急救系统还必须保证能按公众的需要快速派出急救车及人员。

(二)早期心肺复苏

患者心搏骤停后立即开始行心肺复苏是非常重要和有效的。许多临床研究表明,心跳停止4min,脑组织开始损伤;心跳停止10min,脑组织死亡(见图2-1-7)。越早采取CPR及进一步的心脏生命支持(Advanced Cardiac Life Support,ACLS),患者的生存率越高(见表2-1-1)。

旁观者及时进行CPR对提高心搏骤停患者的生存率有着非常显著的积极效果。进行基础生命支持的训练能有效地提高院外心搏骤停者的生存率,还有助于提高市民的急救意识,使其能更迅速地获得急救医疗体系的帮助,从而提高抢救心搏骤停患者的成功率。因此,应在社会上进行CPR的普及培训,范围包括警察、消防、学校、军队、工厂、旅馆、饭店等工作区域或公共场所以及家庭等。政府和社区、公司、单位应尽可能提供公众学习CPR的条件,从而使心肺复苏这项能挽救生命的技术得到广泛的普及。

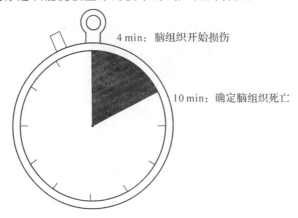

图 2-1-7 CPR开始时间的重要性

表 2-1-1 心搏骤停患者采取CPR及ACLS措施的及时性与生存率的关系

开始CPR的时间(min)	开始ACLS的时间(min)	生存率(%)
0~4	0~8	43
0~4	16	10
8~12	8~16	6
8~12	16	0
12	12	0

尽管旁观者及时进行CPR有着重要的作用,但它只是个暂时性的措施。若不尽快进入下一个环节(早期除颤及早期进一步的心脏生命支持),它将失去本身的价值。因此,旁观者必须意识到及早通知急救系统的重要性,从而使急救人员能及时赶到现场进行进一步的抢救。

(三)早期除颤

早期除颤是生存链中对提高患者生存率最有帮助的一环。院外心搏骤停者提高生存率最为关键的措施是:受过培训的广大复苏者能及时获取体外自动除颤仪(AED)进行除颤。据美国心脏协会(American Heart Association,AHA)的统计,在心搏骤停的成人患者中,

85％是由心室颤动或无脉搏室性心动过速引起，而其最有效的治疗方法就是除颤。除颤进行得越早，患者的预后就越好，生存的机会也就越大。如果能在火车站、体育场、剧院、工作区域以及公寓楼等人群聚集的公共场所放置 AED，就可缩短心搏骤停到除颤的时间间隔。美国心脏协会要求每一辆救护车均需配备除颤仪，每位救护车上的医务辅助人员都应掌握除颤的操作并允许其进行除颤。在医院的所有区域和救护车上，救援人员应有能力对室颤的患者提供早期除颤的措施，即在高危人群发生心搏骤停时的 3min±1min 内实施除颤。

(四)早期进一步的心脏生命支持(ACLS)

早期的进一步心脏生命支持由到达现场的医生、护士或医务辅助人员来提供。它是心搏骤停急救管理中又一个非常重要的环节。急救人员应携带抢救设备以支持呼吸，建立静脉通路，使用急救药物，控制心律失常，并使患者相对平稳以利及时转送。除此以外，ACLS小组成员还提供许多其他用于治疗非心脏原因所致的心脏、呼吸骤停的评估和措施。

(五)综合的心脏骤停后治疗

心脏骤停患者的自主循环恢复后，经常会出现心血管和血流动力学的紊乱。为提高存活率，使患者恢复到正常的功能状态，应到重症监护病房按综合计划进行治疗。其主要包括优化心肺和重要器官灌注；识别并治疗急性冠脉综合征和其他可逆病因；控制体温以促进神经功能恢复；预测、治疗和防止多器官功能障碍。

"生存链"定义了第一反应人、急救调度、急救服务人员、急救医生和护士。他们作为团队，共同为抢救生命进行有序的工作。该项工作普及实施得越早越广泛，急危重患者获得的成功率越高。

【CPCR 程序】

根据《心脏紧急救治和 2015 年心肺复苏国际指南》和我国急救学界的意见，CPCR 的程序可以分为三个阶段：基础生命支持(Basic Life Support，BLS)、高级生命支持(Advanced Life Support，ALS)、延续生命支持(Prolonged Life Support，PLS)。各期之间是紧密衔接的，不能截然分开，并应不间断地进行。

二、成人基础生命支持(BLS)

基础生命支持(BLS)又称初期复苏或现场急救，是指由专业或非专业人员(第一反应人)在事发现场对患者所实施的徒手救治，以迅速建立人工的呼吸和循环，其目的是尽早供给心、脑等重要脏器氧气，维持基础生命活动，为进一步复苏创造有利条件。

基础生命支持(BLS)是心肺脑复苏最初而且也是最关键的方法和阶段。BLS 是由一系列连续的操作技术所组成，BLS 有 CABD 四个步骤：C(circulation)：循环支持或建立人工循环，让机体血液流动起来，把携有氧气的红细胞带向全身，并促使自主心跳呼吸恢复；A(airway)：开放气道，使气道保持通畅以保证空气能进入肺中；B(breathing)：呼吸支持或人工呼吸，把空气吹入患者肺中，把大气中的氧送入肺泡，使肺内气体氧分压升高，氧气可以弥散到肺泡壁的毛细血管内；D(defibrillation)：除颤。快速采取 BLS 是心肺脑复苏成功的关键，也是保护脑的先决条件。在实施 CABD 前需要完成：快速识别呼吸或循环停止；启动EMSS；复苏的体位摆放。

【评估与判断】

救援者到达现场后，必须快速判断现场是否安全，判断患者是否有意识，采取"轻拍重喊"

的方法,即大声呼唤患者有无反应、轻拍患者肩膀有无反应,绝不能摇头或轻易搬动患者,以免引起脊髓损伤而导致患者截瘫。救护者在判断意识的同时快速判断呼吸,通过注视或观察胸部运动,检查呼吸是否缺失或异常(无呼吸或仅有喘息),呼吸评估的时间为5～10s。患者无反应且没有呼吸或呼吸异常(或仅有喘息),立即启动 EMSS,尽快开始胸外按压。

【启动 EMSS】

1. 立即由"第一反应人"(专业或非专业人员)实施 CPR

2. 由现场的第二人寻求救援

(1)院外现场:应该快速接通当地急救电话"120",通知急救机构,并报告事发地点(街道名称、就近建筑物的醒目标志)、正在使用的电话号码、发生了什么事件、多少人需要救治、发病者的情况、正给予什么样的处置等信息。

(2)院内现场:应在救治的同时,接通院内的紧急呼救系统,或大声呼叫以寻求帮助。

【体位】

在救护时,患者及救护者应有正确的体位,以利救护。

1. 复苏体位　现场复苏必须将患者就地仰卧于坚硬的平面上(地上或垫有硬板床上)。如果患者病后呈俯卧或侧卧位,则应立即将其翻转成仰卧位。翻身方法:①将患者双上肢向头部方向伸直;②将患者离救护者远侧的小腿放在其近侧小腿上,两腿交叉;③救护者一只手托住患者颈部,另一只手托住离救护者远侧的患者的腋下或胯部,使头、颈、肩和躯干同时翻向救护者;④最后将患者两上肢放于身体两侧,解开患者衣领、裤带、女性胸罩。对疑有颈髓损伤患者的搬动,一定要做好头颈部的固定,防止颈部扭曲(见图2-1-8)。如果患者躺卧在软床上,可将一块宽度不小于70cm的木板置于患者背部,以保证复苏的效果。

2. 侧卧体位(康复位)　患者无意识,但有心跳和呼吸;或患者经过心肺复苏后,心跳呼吸恢复但意识仍不清,为防止舌后坠,或分泌物、呕吐物阻塞呼吸道,应将患者置于侧卧体位。方法:①将患者靠近救护者侧的上肢向头部侧方伸直,另一上肢肘弯曲于胸前;②将患者离救护者远侧的小腿弯曲;③救护者一只手扶住离救护者远侧的患者的肩部,另一只手扶住患者离救护者远侧的膝部或胯部,轻轻将患者侧卧向救护者;④最后将患者上方的手放置于面颊下方,保持头后仰并防止面部朝下。

3. 救护者体位　救护者应双腿跪于(或立于)患者一侧。单人抢救时,救护者两膝分别跪于患者的肩和腰的旁边,以利于吹气和按压,应避免来回移动膝部。双人抢救时,两人相对,一人跪于患者的头部位置负责人工呼吸,另一人跪于患者的胸部位置负责胸外心脏按压。

【C(circulation)建立人工循环】

(一)评估循环

医务人员判断是否心脏停搏应先检查有无大动脉搏动。主要选择浅表的大动脉进行检查。易暴露的颈动脉便于迅速触摸,极为方便检查,是成人最常选用的部位。颈动脉搏动最明显处位于喉头平面,方法是用左手扶住患者的头部,右手的示、中指先触及颈正中部位(甲状软骨)中线,男性可先触及喉结,向旁滑移2～3cm,在气管与胸锁乳突肌之间的凹陷深处触摸(见图2-1-9)。检查时要轻触,用力不可过大,时间为5～10s,如无搏动就可判定为心搏骤停。非医务人员触诊大动脉搏动有困难,无须检查大动脉搏动,根据患者突发意识丧失、呼吸停止、面色苍白或发绀等作出心搏骤停的判断,并立即实施胸外心脏按压。

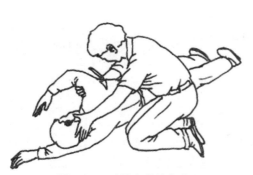

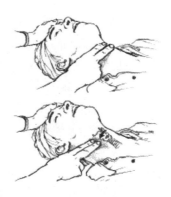

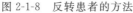

图 2-1-8　反转患者的方法　　　　　　　　图 2-1-9　颈动脉搏动触摸

(二)胸外心脏按压

一旦诊断为心搏骤停,应立即进行胸外心脏按压,以维持循环功能。

1.体位　置患者去枕平卧于地面或硬板上,头部位置低于心脏,以避免按压时呕吐物反流至气管,也可防止因头部高于心脏水平而影响脑血流。复苏者应根据患者位置的高低,分别采取跪、站、踩脚凳等姿势,以保证按压力垂直并有效地作用于患者胸骨。

2.确定按压部位　施救者移开或脱去患者胸前的衣服,按压的部位为患者胸骨的下1/2。①救护者右手中指置于近侧患者的一侧肋弓下缘,沿患者肋弓下缘上滑至胸骨下切迹(双侧肋弓的汇合点),中指定位于此,示指紧贴中指。救护者的左手手掌根部贴于右手的示指并平放,使手掌根部的横轴与患者的胸骨长轴重合,定位的右手手掌在左手背上,两手掌根重叠,十指相扣翘起,手指离开胸壁(见图 2-1-10)。②快速简便地定位,患者乳头连线与胸骨交界处为按压部位。

3.按压的姿势　急救人员的上半身前倾,双肩位于双手的正上方,两臂伸直(双肘伸直),垂直向下用力,借助自身上半身的体重和肩臂部肌肉的力量进行操作(见图 2-1-11)。

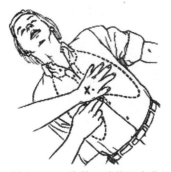

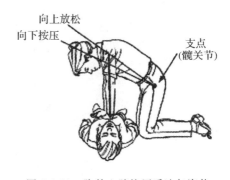

图 2-1-10　胸外心脏按压定位　　　　　　图 2-1-11　胸外心脏按压手法与姿势

4.按压深度　成人胸骨下压深度至少 5～6cm,每次按压后应让胸壁完全回复,放松后掌根不能离开胸壁,以免位置移动。

5.按压频率　100～120 次/min,按压与放松时间基本相等,按压中尽量减少中断(少于10s)。然后每 5 个循环或每 2min 检查心电及脉搏 1 次,在 10s 内完成。

6.按压—通气比值　胸外心脏按压必须同时配合人工呼吸,成人心肺复苏无论单人(见

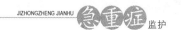

图 2-1-12)还是双人操作胸外按压和人工呼吸的比例均为 30 : 2。未建立人工气道前,进行人工呼吸时,须暂停胸外心脏按压。

为避免急救者过度疲劳,专家建议实施胸外心脏按压者应 2min 交换一次,但两人交换位置所用的时间要尽可能短,不应超过 5s。

双人复苏时,一人在患者一侧完成胸外按压,另一人在患者头部,维持气道开放,进行人工呼吸,并观察有无动脉搏动(见图 2-1-13)。

胸外心脏按压常见并发症有肋骨骨折、胸骨骨折、血气胸、肺损伤、胃扩张、心包填塞、肝脾损伤和脂肪栓塞等。这些并发症多由于按压位置不当或用力不当所致。预防的方法是首先要掌握方法和要领,复苏后常规做 X 线检查及加强监护,以及及时了解有无并发症,以便及时给予相应的处理。

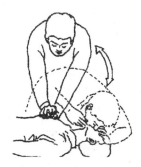
图 2-1-12 单人复苏

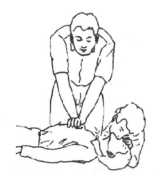
图 2-1-13 双人复苏

【A(airway)畅通气道】

(一)去除呼吸道异物

用手指挤压前鼻腔,挤出分泌物,挖去口腔内的血凝块、污物、淤泥、呕吐物等异物,如发现义齿,将其取下,以防掉入气管。

(二)开放呼吸道

昏迷患者的全身肌肉(包括下颌、舌、颈部肌肉)松弛,舌根后坠,在咽部水平堵塞气道(见图 2-1-14)。应将患者以仰头举颏法、下颌前推法使舌根离开声门,保持呼吸道通畅。

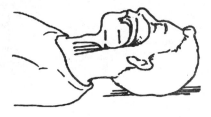
图 2-1-14 舌根后坠堵塞气道

1.仰头举颏法 无颈椎损伤的患者可用此法。术者的一手掌置于患者的前额,用力使头向后仰,后仰的程度是患者下颌角与耳垂连线与水平面垂直;另一手的示指和中指置于患者的下颌近颏的骨性部分,向上抬起下颌,使牙齿几乎咬合。注意手指不要压迫颈部软组织,以免造成气道梗阻(见图 2-1-15)。此法适用于专业人员和非专业人员,是非专业人员适用的唯一方法。

2.下颌前推法　此法用于已存在或疑有颈椎损伤的患者。急救人员将两手置于患者的头部两侧,肘部支撑在患者所躺的平面上,双手手指放在患者的下颌角,向上提起下颌(见图 2-1-16)。这种操作技术要求高,仅为医务人员使用。

如患者有口咽部的严重创伤,行上述方法无效时,应采用气管插管或气管切开等措施。

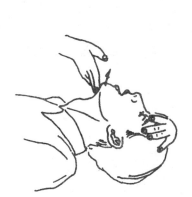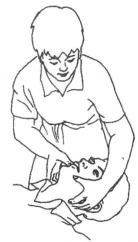

图 2-1-15　仰头举颏法打开气道　　　　　图 2-1-16　下颌前推法打开气道

【B(breathing)人工呼吸】

人工呼吸是用人工方法(手法或机械)借外力来推动肺、膈肌或胸廓的活动,使气体被动进入或排出肺脏,以保证机体氧的供给和二氧化碳的排出。人工呼吸法包括口对口、口对鼻、口对口鼻、口对阻隔装置、口咽通气管或鼻咽通气管吹气及专业的气管插管、呼吸机等。口对口、口对鼻、口对口鼻、口对阻隔装置、口咽通气管或鼻咽通气管吹气的人工呼吸法简便易学,"第一反应人"在事发现场可以用这些方法实施。

1.口对口人工呼吸　在众多的徒手人工呼吸中,口对口人工呼吸简单易行,潮气量大,效果可靠,是目前公认的首选方法。口对口的呼吸支持技术,每次可提供 500～600mL 的潮气量,能快速、有效地给患者提供足够的氧需求。

口对口人工呼吸的具体方法是:①患者仰卧,开放气道;②复苏者吸一口气,用一手拇指和示指捏住患者的鼻翼,防止吹气时气体从鼻孔逸出;同时用嘴唇封住患者的口唇,给患者吹气,时间在 1s 以上,并用眼睛余光观察患者的胸廓是否抬高;③术者的头稍抬起,嘴唇离开患者的口部,半侧转换气,同时松开捏闭鼻翼的手指,让患者的胸廓及肺弹性回缩,排出肺内气体,患者自动完成一次呼气的动作;④重复上述步骤再吹一次气,连续吹气两次,吹气频率为 10～12 次/min,即每 5～6s 吹气一次(见图 2-1-17)。

2.口对鼻人工呼吸　对不能经口吹气的患者,如口唇不能被打开、口腔严重损伤、口不能完全被封住等,可应用口对鼻人工呼吸。其方法是使患者头后仰,一只手按压前额,另一只手上抬下颌并把嘴合住。复苏者吸一口气,用口封住患者鼻子向鼻腔吹气,然后将口从鼻上移开,让气体被动呼出。

3.口对阻隔装置吹气　通过口对面膜、口对面罩吹气,可保护术者不受感染。

面膜是一张清洁的塑料和防水过滤器,以隔断患者和救护者的接触。口对面膜吹气时把面膜放在患者的口和鼻上,面膜中心对准口,人工吹气方法同口对口人工呼吸。

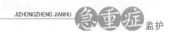

口对面罩吹气救护者位于患者头部一侧,将面罩置于患者面部,以鼻梁为导向放好位置,以双手固定面罩和维持气道通畅,救护者口对面罩通气孔缓慢吹气。

4.口咽通气管或鼻咽通气管吹气 口咽通气管或鼻咽通气管可以使舌根离开咽后壁,解除舌后坠所致的气道梗阻,在一定程度上减少了口腔部的呼吸道无效腔(见图 2-1-18)。鼻咽通气管长约 15cm,管外涂润滑剂后,从鼻孔插入下行直达下咽部。复苏人员可以对通气管吹气,不必和患者直接接触。

无论以何种形式进行人工呼吸,都必须注意避免过度通气(每分钟人工呼吸次数过多或每次人工呼吸给予的潮气量过大)。过度通气会增加胸廓内压,减少心脏的静脉回流,降低心输出量,所以对患者有害。过大的通气量和过快的通气速度会引起咽喉部的压力过高使食道开放,气体进入胃内,导致胃胀气,甚至可引起呕吐和胃内容物误吸。复苏者每次吹气时只需看到患者的胸廓有明显起伏并维持 1s,应避免吹气容积太大及吹气次数太多,成人适合 10~12 次/min 的频率(约 5~6s 吹气 1 次)。

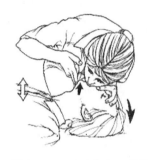
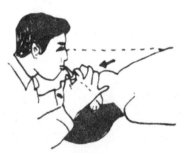

图 2-1-17 口对口人工呼吸　　　　图 2-1-18 口对口咽通气管吹气

【D(defibrillation)除颤】

(一)体外电除颤

1.除颤策略 如果患者无脉搏,则需在体外自动除颤仪(AED)或手动除颤器到位后立即检查是否有可电击心律,按指示实施电击,每次电击后立即从胸外按压开始实施心肺复苏术(CPR)。

2.除颤的次数及能量 研究显示,连续采用 3 次除颤会延误胸外心脏的实施,而采用单次除颤足以消除 90% 以上的室颤(VF)。如果在 1 次除颤后仍不能消除室颤,其原因为心肌缺氧,需要继续进行 2min CPR,以重新恢复心脏的氧供,这样可使随后施行的除颤更有效。除颤所用的能量:单相波除颤采用 360J;双相波除颤采用 120~200J(或按除颤器制造厂商推荐的能量),能量可以不变或按需要增加。

3.检查除颤的效果 因为即使除颤能消除室颤(VF),但很多患者会转为无脉心电活动或停搏,并且心脏会因血液灌流不足导致心脏收缩无力。所以,每次除颤后应继续施行 2min CPR(或直至患者恢复正常窦性心律后才停止),以增加心脏血液灌流,使心脏有能量能进行有效的收缩和泵血。除颤程序为:①除颤 1 次;②CPR 5 个循环或大约 2min;③心电图检查;④重复此循环。

(二)胸外叩击法(拳击)

对突发性、非创伤性的心搏骤停患者,可在人工胸外心脏按压前,予以心前区叩击。叩击法具有机械除颤作用,有可能将心室颤动转为正常节律。心前区叩击只能刺激有反应的心脏,对心室停顿无效,也不具有胸外按压推动血流的作用。故心前区叩击只对目击下心搏骤停者使用可能有效。具体方法:急救者一手放置在胸骨下段(定位方法同胸外心脏按压),另一手松握空心拳,小鱼际肌侧朝向患者的胸壁,以距离胸壁 20～30cm 高度,垂直向下叩击手背 1～2 次,然后立即行胸外心脏按压和人工呼吸。注意叩击不宜反复进行,最多不超过两次,不宜用力过猛,婴幼儿禁用。

【心肺复苏有效表现】

在完成 5 个循环的人工呼吸和胸外按压操作后或每隔 2min,复苏者应检查患者颈动脉搏动、呼吸等。如仍未恢复呼吸、心跳,应重新开始胸外按压,在呼吸、心跳未恢复的情况下,不要中断 CPR。基础生命支持(BLS)有效的标志是:

(1)颈动脉搏动出现;

(2)自主呼吸恢复;

(3)收缩压＞60mmHg(8.0kPa);

(4)面色、口唇由苍白、发绀变红润;

(5)瞳孔由大变小,对光反射恢复;

(6)患者出现眼球活动、呻吟、手脚抽动。

【成人现场 CPR 操作流程图】

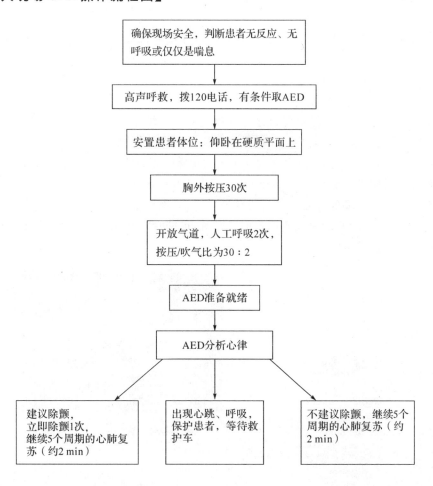

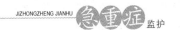
三、成人高级生命支持(advanced life support,ALS)

基础生命支持所建立的人工循环和人工呼吸是低质量的,在短时间内可以勉强维持生命,赢得时间,一有条件应立即转入高级生命支持。高级生命支持(ALS)是在 BLS 的基础上,即从徒手操作转为依靠器械和药物建立人工循环和人工呼吸,使复苏的质量和复苏的效果更为提高,组织得到充足而可靠的氧供,并促使自主的心跳呼吸。高级生命支持一般在医院内进行,也称二期复苏。

ALS 的程序也为 ABCD 四个步骤:A(airway)气道:进一步的气道控制,建立人工气道;B(breathing)通气:用辅助器械和特殊技术建立和维持有效的通气;C(circulation)循环支持:建立静脉通路输注液体和药物、心电监测、除颤等促进和维持正常心跳的措施;D(differential diagnosis)鉴别诊断:尽快明确心脏或呼吸停止的致病原因、作出鉴别诊断,以确定特殊治疗或可逆转的病因。

【A(airway)进一步的气道控制】

在不同情况下采用不同的气道通畅方法。

1. 气管插管　气管插管技术越来越成熟,已成为复苏时维持通气的常用方法。该方法不但通畅呼吸道的效果可靠,而且可防止分泌物和呕吐物的误吸,便于清除气道分泌物,并可与简易呼吸器、麻醉机或呼吸机相接以行机械人工呼吸,可使患者获得最佳肺泡通气或供氧。

2. 气管切开　对于不适合做气管内插管者以及心肺复苏后仍长时间需要机械通气者,应切开气管。

3. 喉罩(laryngeal mask airway,LMA)　喉罩(见图 2-1-19)是依据人体喉部解剖形态设计、采用医用硅胶制成的、维持呼吸道通气的工具。它适用于各年龄组,与气管插管相比,具有操作简单、插入容易、可迅速建立呼吸道通气等优点。在气管插管困难时,其可用于紧急的气道处理,建立有效通气。如仍需气管插管,也可通过喉罩置入气管插管导管。喉罩不能防止胃内容物反流与误吸,肺炎是 LMA 的严重并发症之一。

4. 食管—气管联合导管(esophageal tracheal combitube,ETC)　一种带有两个充气囊的双腔导管。其远端气囊充气后封闭食道口;另一腔可充气的气囊封闭气管。插入时不需用喉镜暴露声门,但其远端气囊位置不正确时,可能会产生致命的后果,且易造成食管创伤(见图 2-1-20)。

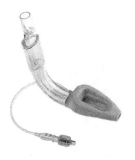

图 2-1-19　喉罩

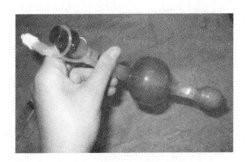

图 2-1-20　食管—气管联合导管

【B(breathing)呼吸支持】

只要具备条件,行 CPR 时要尽快充分供氧。由于患者存在呼吸系统疾病或低心排量(导致动脉和静脉氧差增大),肺内分流和通气/灌流异常;而且低氧血症导致的无氧代谢和代谢性酸中毒常常减弱了药物和除颤的治疗效果。因此,推荐在 BLS 和 ALS 中使用 100% 浓度的氧气,给氧的流量为 8～10L/min,应用人工呼吸器械设备。

(1)球囊—面罩通气:这种装置由一个面罩连接一单向活瓣与一个高弹性的球囊组成。它是 EMSS 和医院内提供紧急通气的最常用装置。呼吸气囊上有供氧入口,能连接氧气源,以提高患者吸入气体的氧浓度。球囊—面罩通气可单人操作,也可双人操作,面罩采用"CE"手法。单人操作时,用一只手的拇指和示指扣于面罩上下边缘(形如英文字母"C"),中指、无名指、小指托起下颌(形如英文字母"E"),保持头后仰,使呼吸道通畅(见图 2-1-21)。挤压容量为 500～600mL,即 1L 的球囊每次挤压 1/2～2/3,2L 的球囊每次挤压 1/3。两人操作时,一个人扣紧面罩,另一个人挤压球囊。简易呼吸器是通过手工挤压控制呼吸,存在不均匀性,长时间单调的操作易使操作者疲劳。

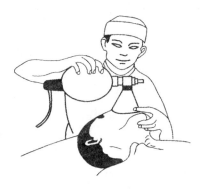

图 2-1-21 气囊—瓣膜—面罩

(2)麻醉机和人工呼吸机:麻醉机大多在手术室使用,麻醉机的人工呼吸装置是电动机带动风箱有节律地进行通气,效果比简易呼吸器的好,其控制系统已不依赖人工,可靠性提高。性能好的麻醉机还具有人工呼吸机的智能功能。人工呼吸机大多在 ICU 使用,其性能多、效果好,各种呼吸参数都能得到控制,是理想的人工呼吸装置。两种机器都能使患者吸入高浓度的氧气,提高呼吸的效率。

【C(circulation)循环支持】

(一)心电监测

四种类型的心搏骤停的临床表现相同,但治疗却不相同;复苏过程中还可能出现其他心律失常;心电监测可以明确心搏骤停的类型和心律失常的性质,为治疗提供依据。

(二)建立静脉通路

迅速建立两条以上的静脉通路,既可以补充血容量,又可以进行药物治疗。在心跳停止的情况下,周围静脉穿刺不易成功,可以果断地进行中心静脉穿刺置管,能够保证输液通畅。

(三)药物治疗

心搏骤停复苏时药物治疗非常重要,能激发心脏复跳,增强心脏收缩力,防治心律失常;提高室颤阈值和心肌张力,为电击除颤创造条件;纠正水、电解质酸碱平衡失调等。在 ALS

的历史上,医务人员通常通过静脉通路或气管通路进行给药。气管内药物吸收较差,且最佳剂量未知。基于此,给药通路的优先顺序为静脉通路—骨内通路—气管通路。

1. 给药途径

(1)静脉通路给药(IV):静脉给药安全、可靠,可作为首选的给药途径。复苏时强调在不中断的 BLS 的情况下尽快开通静脉通道。给药输液首选外周静脉,除非已建立中心静脉置管。经外周静脉给药后,虽然药物到达心脏的时间较中心静脉的长,但建立外周静脉通路操作简便、迅速;外周静脉首选肘前或颈外静脉,手部和下肢的远端静脉是不理想的部位。如果使用外周静脉给药,除非另有说明,否则均通过推注给药。随后推注等张晶体液20mL,抬高患者的手、足10～20s以使药物进入中心循环。

中心静脉插管多选颈内静脉和股静脉,这可能导致 CPR 中断以及某些并发症,如血管损伤、血肿、出血等。

(2)骨内通路给药(IO):复苏期间,若 IV 通路不可用,可经 IO 通路安全而有效地给予药物和液体。建立 IO 通路需要特别设计硬质骨内或骨髓穿刺针。

(3)气管内给药:开通静脉和骨内通路困难时,可以采用气管内给药或经环甲膜穿刺给药。但气管内给药的效果不佳,因为药物经气管吸收进入血液中的浓度很低,而且会产生不良反应。肾上腺素、利多卡因、阿托品可经气管内给药,用药量为静脉给药的2～2.5倍,并用10mL生理盐水或注射用水稀释,用一细导管送至导管插管的远端,停止胸外按压,将药物迅速注入气管插管以下,并快速人工通气几次,使之产生迅速吸收的药物气雾,再行胸外按压。

2. 主要急救药物

(1)肾上腺素:心搏骤停的首选药物。肾上腺素能够刺激肾上腺素能受体,引发血管收缩,提高动脉血压,提高心率;增加冠脉灌注和脑血流量;使心室纤颤由细颤转为粗颤。

目前仍推荐传统的标准剂量为 0.02mg/kg,首次静脉注射 1mg,3～5min 重复 1 次。若1mg无效,可应用更大剂量,方法以递增量(1mg、3mg、5mg)、直接使用中等剂量(每次 5mg)或根据患者体重增加(0.1mg/kg)。大剂量肾上腺素 0.2mg/kg 可能提高冠状动脉灌注压和自主循环恢复率,但不能改善存活率和神经系统预后,因此,大剂量不推荐作为常规使用。

(2)血管加压素:一种可以提高血压的非肾上腺素能样的外周血管收缩剂,在心脏骤停治疗过程中,40 单位静推可以替代第一剂或第二剂肾上腺素。其半衰期为 10～20min,较肾上腺素的半衰期长。首剂 40 单位 IV/IO 静脉注射,5min 后可重复一次。

(3)碳酸氢钠:目前对CPR过程使用碳酸氢钠的原则是"宜迟不宜早、宜少不宜多、宜慢不宜快"。因为心搏骤停和复苏早期的酸血症是由于低通气和组织低灌注造成,有足够的肺泡通气和组织灌注的改善是纠正酸碱失衡的关键,应在除颤、胸外心脏按压、辅助通气和血管收缩剂治疗无效时才可考虑使用碳酸氢钠,由代谢性酸中毒造成的心搏骤停患者除外。

(4)多巴胺:复苏过程中,恢复自主循环后的低血压状态,常选用多巴胺治疗。药物不能与碱性溶液在同一输液管道输注,不能突然停药,应逐渐减量。依剂量不同可分别对 α、β 肾上腺素能受体以及多巴胺受体产生激动作用。推荐剂量为 5～20μg/(kg·min),小剂量2～4μg/(kg·min):主要对多巴胺受体产生激动作用,有轻度正性肌力和肾血管扩张作用;中等剂量5～10μg/(kg·min):主要激动 β 肾上腺素能受体,有正性肌力作用并介导血管收缩作用;大剂量 10～20μg/(kg·min):α 肾上腺素能受体激动效应占主要地位,体循环和内脏血管收缩。

(5)胺碘酮:心室颤动或无脉性室性心动过速对CPR、电击和血管收缩无反应时可用胺腆酮。首剂静脉注射 300mg,如心室颤动或无脉性室性心动过速仍然存在,考虑在 3~5min 再次给予 150mg。不良反应有低血压和心动过缓。

(6)利多卡因:可作为胺腆酮的替代治疗药物,是治疗室性快速性心律失常的常用药物。用法:首剂 1~1.5mg/kg,3~5min 后重复一次;顽固性心室颤动或室性心动过速,可酌情再给一次,剂量为 0.5~0.75mg/kg,总剂量不超过 3mg/kg。静脉维持滴注一般为 1~4mg/min。不良反应有口齿不清、意识改变、肌肉颤动、心动过缓。

(7)阿托品:为选择性 M 胆碱能受体阻断剂,治疗有症状的窦性心动过缓,对发生在房室结水平的房室阻滞或心脏停搏可能有效。用法:心搏骤停和无脉心电活动的患者,可立即静脉推注 1mg,必要时每 3~5min 重复 1 次,总剂量不得超过 0.04mg/kg。

(8)多巴酚丁胺:增强心肌收缩力合成的儿茶酚胺类药物,主要对 β_1 肾上腺素能受体产生激动,效应与剂量相关,常用剂量为 5~20μg/(kg·min),不能与碱性药物混合使用。

(9)腺苷:又名腺嘌呤核苷,参与心肌能量代谢,同时还参与扩张冠脉血管,增加血流量,用于阵发性室上速。用法:静脉注射,先给予 6mg,如有需要,可再给予 12mg。

【D(differential diagnosis)明确病因和鉴别诊断】

在高级生命支持(ALS)阶段,应该在抢救的同时,尽快地明确导致呼吸心搏骤停的病因,尽早给予确定性的治疗。我国已有对心肌梗死导致心搏骤停的患者一边做胸外心脏按压一边做溶栓治疗而最终救治成功的案例。

【其他复苏方法】

1.胸外心肺复苏机　用机械装置(心肺复苏仪)以一定的挤压深度、一定的频率按压胸廓,同时给予机械通气,有效地减轻了医务人员的劳动强度。常在急诊室或长途转运中应用。

2.紧急体外循环　有条件可以实行紧急的体外循环,对于恢复稳定的自主循环和随后的脑复苏均有利。

3.开胸心脏按压　对于长时间(大于 20min 以上)胸外心脏按压无效、严重的胸部损伤伴有肋骨骨折、胸廓畸形、心脏贯通伤等可以开胸心脏按压。

4.经皮体外起搏器应用　在 2005 年心肺复苏新指南中,对心脏停搏及无脉心电活动(电—机械分离)的处理有改变,研究发现经皮起搏(TCP)对心脏停搏无效,已不采用。如属于高度房室传导阻滞,可采用经皮起搏,如无效或在等待起搏器的过程中出现低血压,可使用阿托品或强心注射药(如肾上腺素或多巴胺)。

四、延续生命支持(prolonged life support,PLS)

延续生命支持(prolonged life support,PLS)又称复苏后治疗。一旦心肺复苏成功,应将患者送至监护病房,组成综合、结构化、完整、多学科的心搏骤停后的治疗体系。处理包括加强对重要的生命器官功能的维持、脑复苏及复苏后并发症的防治、治疗原发病等。

【维持呼吸功能】

随着自主循环的恢复,患者会表现出不同程度的呼吸功能不全,多数仍需机械通气支持。此时要对复苏后患者的全身情况进行评估:①有无不恰当的气管内插管,通过 X 线确定气管插管的位置,不当时即时予以调整;②合理运用机械通气来管理这一阶段患者的呼吸系统,选用适当的通气模式;③对于合并心功能不全者,给予强心剂;④使用无创的血氧饱和度仪监测或使用动脉血气分析来调整,必要时插入动脉导管以利于反复抽取血气和连续测动脉血压;⑤拔除气管插管前要对肺功能进行评估,足够的呼吸力量和良好的呼吸功能表明可以拔管。

【维持循环功能】

循环功能稳定是一切复苏措施之所以能奏效的先决条件,复苏后必须对循环功能进行严密监测。评估内容包括:①再次进行全面临床检查,各种重要的检验指标都要进行复查;②心电图要进行前后对比,前后的用药效果也要对比;③血流动力学基本稳定时,评价有效循环血量和心室的功能,避免低血压而不利于大脑功能的恢复;④无创血压监测对低心排量和血管收缩的患者可能不准确,因此应考虑动脉内血压监测(对危急的患者,通常采用有创的血流动力学监测);⑤对肺循环的血流动力学应该使用肺动脉漂浮导管,测量心排量;如果心排量和肺毛细血管楔压均低,为了达到最佳的心排量,那么肺毛细血管楔压应维持在18~20mmHg,要比正常略高;如果低血压存在,则可用增强心肌收缩力药(多巴酚丁胺)、升压药(多巴胺和去甲肾上腺素)等治疗。

【脑的复苏与保护】

脑功能的恢复是心肺复苏的最终目的。脑复苏是否成功的关键是脑缺血、缺氧时间,应在心肺复苏的同时实施脑复苏,脑复苏贯穿于整个复苏过程。

心肺复苏后发生脑细胞损伤是由多种因素参与的结果,所以脑复苏多采用综合治疗措施。但影响神经系统功能预后的决定因素是心搏骤停的持续时间、复苏过程中大脑的灌注压,所以尽早有效的 BLS、体循环平均动脉压的维持是脑复苏的关键,主要措施有以下几个方面:

1. 维持脑灌注压 脑灌注压(CPP)=平均动脉压(MAP)-颅内压(ICP),应维持正常或略高的平均动脉压,降低颅内压,从而保证脑灌注压。可通过扩容、应用血管活性药物等来维持血压,注意防止血压过高或过低。

2. 脱水治疗 脱水治疗的目的是为减轻脑水肿和降低颅内压,常用的有渗透性脱水剂和利尿剂,代表药物是 20%甘露醇和呋塞米(速尿)。另外,血浆和人体白蛋白,能提高血浆胶体的渗透压,作用温和持久,有利于保持血容量。脱水剂应在循环稳定后应用,以避免脑的灌注压进一步降低。脱水期间还要注意患者的酸碱平衡、电解质平衡和肾功能的监测。

3. 降温疗法 降温是复苏综合治疗的重要组成部分。低温可使脑细胞的氧需量降低,从而维持脑氧的供需平衡,起到脑保护作用。体温每降 1℃可使代谢下降 5%~6%,降温的时间越早越好。

(1)降温的方法:采取体表降温结合头部重点降温。体表降温首选降温毯,为控制降温过程中的肌肉寒战,宜合用冬眠合剂或肌松剂;头部冰帽降温是将头部置于装有碎冰屑冰水的冰帽中,要注意对耳朵的保护,避免冻伤;也可在颈侧、腋窝、腹股沟和腘窝等大血管部位用冰袋冷敷,可以加强效果。如果进行低温治疗,可使用 4℃的液体静脉注射。

(2)降温的监控:体温多主张控制在亚低温状态,以 33~35℃为宜。低温疗法要加强对体温的监控,由于患者的体表温度已经很低,但体表温度并不代表中心体温,更不能说明颅内的温度,而中心体温则较接近颅内温度。中心体温的监测方法有:

1)深部鼻腔温度。其接近脑温,容易受吸入空气的影响,注意消除影响的因素。

2)直肠温度。对于低月龄婴儿不用,因可造成直肠穿孔;对于小儿应插入肛门内 2~3cm,对于成人应超过肛门 6cm;插入过浅,易受降温或保温装置的影响。

3)食管温度。应使电极位于食管下 1/3 处,此处接近左心室后方,测得的温度近似中心体温,如果探温电极位置过高,则会受呼吸的影响。

4)鼓膜温度。鼓膜有丰富的血液循环,可以反映脑温;鼓膜测温技术并不复杂,已在临床开始推广,而且也没有特别的不适,患者可以接受。主要缺点是可能导致外耳道的损伤出血,甚至鼓膜穿孔。

5)经皮深部测皮肤温度。本法是指采用零点热流法测中心体温,通过固定于皮面的传感器,测得皮下深部组织的温度。

(3)低温疗法的护理。

1)降温应尽早开始,一般在心跳停止1h内降温效果最好,2h的降温效果则受影响。在实施CPR的同时,有条件就要开始降温。

2)保持有效降温,及时添加冰屑,保持冰水的温度。

3)及时处理肌颤,低温可以引起寒战反应,增加机体的代谢和耗氧量,要及时给予处理。方法有:给予人工冬眠,既可以辅助降温,又有控制肌肉颤动的作用;巴比妥类药物具有脑保护和控制抽搐等多种作用;地西泮等药亦可酌情应用。

(4)降温持续时间:根据病情而定,一般需2~3d,严重者可能需要持续1周以上,降温至大脑皮质功能开始恢复即以听觉恢复为标准。复温的方法是逐渐撤离降温设备,使体温逐步恢复至37℃,不可复温过快。

(5)低温疗法并发症的监护:低温治疗期间,如果温度过低,则可能出现心动过缓或其他心律失常、低血糖等。治疗期间要加强监护,发现问题,及时报告医生处理。

4. 高压氧治疗 通过增加血氧含量及弥散,提高脑组织氧分压,改善脑缺氧,对心肺复苏后神经系统功能恢复有很好的疗效。条件允许,应尽早开始行高压氧治疗。

5. 控制抽搐 可选用冬眠合剂、地西泮、巴比妥类等药物控制缺氧性脑病引起的抽搐。

6. 其他药物的应用

(1)钙通道阻滞剂:能解除缺血后的血管痉挛,改善脑血流功能,清除自由基,防止血小板凝集和血液黏稠度增加,改善微循环。常用的药物有噻氯匹定、氯吡格雷等。

(2)自由基清除剂:脑缺氧导致的再灌注损伤与自由基的大量释放有关,故应用自由基清除剂已是脑复苏的重要措施。常用的有超氧化物歧化酶(SOD)、过氧化氢酶、维生素E、去铁胺、21-胺类固醇(U74006F)等。

(3)莨菪类药物:具有抗自由基效应和改善微循环的作用,常用药物有山莨菪碱(654-2)、东莨菪碱等。

(4)糖皮质激素的应用:糖皮质激素具有减轻毛细血管和血—脑脊液屏障通透性、稳定溶酶体膜防止细胞自溶、阻止细胞膜释放花生四烯酸、增加ATP合成和抑制自由基的作用。常用的药物:地塞米松1mg/kg或甲基泼尼松龙5mg/kg作为首次剂量,以后改为地塞米松0.2mg/kg或甲基泼尼松龙5mg/kg,每6h一次维持,2~3d后停药或逐渐减量。

(5)使用促进脑代谢和脑苏醒剂:如纳洛酮、甲氯芬酯、胞磷胆碱、ATP等。

【肾衰竭的防治】

心肺复苏过程中常伴有低血压,易发生肾衰竭。需监测出入量、尿常规、血尿素氮、肌酐、电解质、肾小球滤过功能,从而及时发现肾功能损害。治疗中注意不用对肾有毒性的药物和慎用经肾排泄的药物。小剂量多巴胺[1~5μg/(kg·min)]对保护肾功能是有效的,在扩容的基础上应及早应用。当肾功能恶化,就要考虑透析治疗。

【胃肠道黏膜屏障的保护】

目前认为,胃肠道黏膜屏障破坏、肠道细菌易位是造成多脏器功能不全的主要原因。一方面,在心跳呼吸骤停及复苏后的一段时间内,胃肠道黏膜一直处于缺血缺氧状态,致胃肠道黏膜屏障遭到破坏。另一方面,在此基础上,胃酸和胃蛋白酶对胃黏膜的自身消化作用增加,导致胃肠道应激性溃疡的发生,并进一步导致多脏器功能不全。

在复苏后应尽早给予胃肠营养,常规预防性地应用抗酸药、胃肠道黏膜保护剂。

五、儿童、婴儿生命支持

儿童CPR指南在儿童年龄划分上对专业和非专业急救人员是有区别的,专业急救人员实施的对象是1岁~青春期(12~14岁之前),非专业急救人员实施的对象是1~8岁的患者。

婴儿CPR适用于小于1岁的患儿。

儿童与婴儿心搏骤停的发生率远较成人的低,且很少突发,以非心脏原因为主。婴儿期发生心搏骤停最常见的原因有:婴儿猝死综合征、呼吸系统疾病、呼吸道梗阻、淹溺、败血症以及神经系统疾病。创伤是儿童的首要死因。婴儿和儿童CPR的基本方法同成人一样,但单人抢救院外心搏骤停时,心肺复苏顺序与成人有所不同,应立即先给予2min左右的基础心肺复苏(先急救再求救),而非成人处理方式(先求救再急救)。

【儿童、婴儿心肺复苏操作】

(一)判断意识

(1)判断儿童的意识方法与成人相同。

(2)婴儿对语言不能反应,可采取拍击婴儿足跟,若婴儿不能哭泣,可判断无意识。

(二)判断循环

(1)检查儿童颈动脉或股动脉搏动。

(2)婴儿的颈部较短,而且多数小儿较肥胖,因而颈动脉搏动不易触及,可以采用触摸肱动脉,5~10s内作出判断,触摸肱动脉部位:上臂中部肱二头肌内侧(见图2-1-22)。

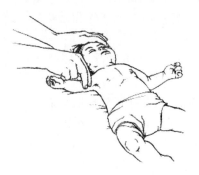

图2-1-22　触摸肱动脉方法

(三)建立人工循环

1.儿童胸外心脏按压　按压时根据体形选用单手或双手(同成人)掌根按压。部位同成人,按压深度应至少为胸部前后径1/3,对于大多数儿童,这大约为5cm,频率为100~120次/min。1名急救人员进行按压与吹气的比例应为30∶2;2名急救人员进行按压与吹气的比例可以相应减少至 15：2。

2. 婴儿胸外心脏按压 婴儿胸外心脏按压技术有以下两种。

（1）两指胸外心脏按压技术：对非专业人员及单人复苏时适用。将一只手的两指放置在胸骨的下段，即双乳头连线与胸骨交界处下一横指处，不能压在或靠近剑突（见图 2-1-23）。

（2）两拇指—手掌环抱技术：专业人员双人复苏时适用。将两拇指放置在胸骨的下段，大约双乳头连线与胸骨交界处下一横指，不能压在或靠近剑突。对于非常小的婴儿，拇指可以重叠，用双手的其他手指环抱婴儿的胸部并托起背部，用两拇指将胸骨下压。

婴儿胸外心脏按压深度至少为胸部前后径 1/3，对于大多数婴儿，这大约为 4cm，频率为 100～120 次/min。1 名急救人员进行按压与吹气的比例应为 30：2；2 名急救人员进行按压与吹气的比例可以相应减少至 15：2。成人、儿童、婴儿实施 CPR 的比较见表 2-1-2。

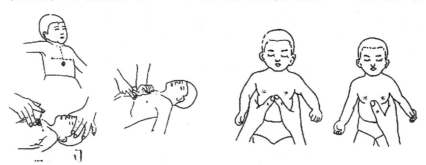

图 2-1-23　婴儿胸外心脏定位及按压方法

表 2-1-2　成人、儿童、婴儿心肺复苏对比表

	成人（8 岁以上）	儿童（1～8 岁）	婴儿（1 岁以下）
判断意识	轻拍，重喊	轻拍，重喊	拍击足跟
胸外按压位置	乳头连线中央（胸骨下 1/2 处）	乳头连线中央（胸骨下 1/2 处）	两乳头连线下方
胸外按压手法	双手掌根	双手或单手掌根	两个手指
胸外按压深度（cm）	5～6	至少胸廓厚度的 1/3 约 5	至少胸廓厚度的 1/3 约 4
胸外按压速度（次/min）	100～120	100～120	100～120
开放气道	头后仰 90°	头后仰 60°	头后仰 30°
人工呼吸方法	口对口、口对鼻	口对口、口对鼻	口对口鼻
吹气速度（次/min）	10～12	12～20	12～20
按压/吹气比	30：2	单人 30：2；双人 15：2	
检查呼吸和脉搏	每 5 个循环或每 2min 检查 1 次	单人每 5 个循环或每 2min 检查 1 次 双人每 10 个循环或每 2min 检查 1 次	

（四）开放呼吸道

小儿开放呼吸道的方法同成人，但要注意用力适当，头部不可过度后仰。只需轻轻后仰，即可通畅呼吸道，过度后仰反而会使气管受压。儿童头后仰 60°、婴儿头后仰 30°。特别应注意清理呼吸道异物。

(五)人工呼吸

(1)儿童基本同成人,吹气频率为 12～20 次/min。

(2)对婴儿吹气时,应将嘴封住口鼻,即口对口鼻人工呼吸,吹气频率为 20 次/min 左右(见图 2-1-24)。

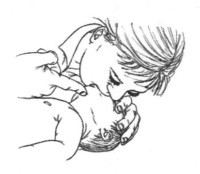

图 2-1-24 婴儿口对口鼻人工呼吸法

六、新生儿复苏

新生儿指月龄 1 个月内的婴儿。绝大多数刚出生的婴儿不需要人为干预就可完成从子宫内到子宫外环境的过渡,但仍有部分新生儿需要不同程度的复苏。

【新生儿复苏步骤】

(一)最初评估

新生儿一出生,就要评估是足月吗?有呼吸或哭声吗?肌张力好吗?羊水清吗(有无胎粪污染或感染证据)?只要有 1 个答案是"否",就应该做以下复苏的步骤,并每隔 30s 反复评估呼吸、心率、肤色,作出是否需要进行下一步的复苏。

(二)通畅气道

(1)摆正新生儿头部,可在其肩胛下垫一折叠毛巾,使颈部轻度仰伸到"鼻吸气"的位置。

(2)口、鼻腔内有分泌物时,于立即清除。

(3)弹足底或摩擦背部以刺激呼吸。

(三)建立呼吸

评价患儿的呼吸、心率。如新生儿呼吸暂停、喘息、费力或心率<100 次/min,应用正压人工呼吸辅助呼吸。

(1)正压人工呼吸时的呼吸频率为 40～60 次/min。为维持 40～60 次/min 的呼吸频率,操作者应一边操作一边念(见图 2-1-25)。

(2)达到足够通气压力的最好指征是心率迅速升高和继之而来的肤色和肌张力的改善。如这些指征无改善,应观察每次正压通气时胸廓运动如何,以及用听诊器听胸廓两侧的呼吸音。

(四)恢复循环

正压人工呼吸 30s 后,评价新生儿,如心率<60 次/min,在继续做正压人工呼吸的同时,通过胸外按压支持循环。

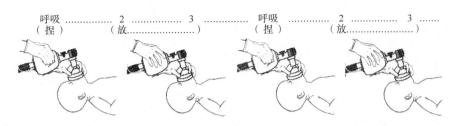

图 2-1-25　新生儿人工呼吸方法

1. 按压部位　胸骨下 1/3,双乳头连线与胸骨交界处下一横指。

2. 按压手法　两拇指—手掌环抱法(A)和双指法(B),见图 2-1-26。

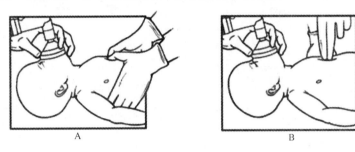

图 2-1-26　新生儿胸外心脏按压手法

3. 按压深度　胸骨下陷至少胸廓前后径 1/3 的深度。

4. 胸外按压与人工呼吸配合　每 3 次胸外按压后,正压人工呼吸 1 次,共计每分钟 30 次正压人工呼吸和 90 次胸外按压(见图 2-1-27)。

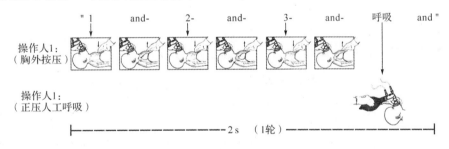

图 2-1-27　新生儿胸外按压与人工呼吸配合

(五)药物治疗

在 30s 胸外按压配合正压人工呼吸后,心率仍<60 次/min,给予肾上腺素应用,推荐新生儿静脉剂量是 1∶10000 的肾上腺素 0.1~0.3mL/kg,每隔 3~5min 重复注入,并根据病情扩容、纠正酸中毒、低血糖、低血压等。

【新生儿复苏注意事项】

(1)在新生儿复苏过程中要注意对患儿的保暖。

(2)在复苏过程中,每操作一步的同时,均要评价患儿的情况,然后再决定下一步的操作。

(3)复苏过程中各步骤使用的时间为 30s,如果新生儿无好转迹象,并且复苏操作均正确,则无须继续这个步骤超过 30s。反之,如果你发现某个操作不准确,可以适当延长时间

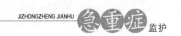
来纠正问题。

(4)胸外按压时,呼吸频率为 30 次/min,按压频率为 90 次/min。3 次按压和 1 次呼吸为 1 个周期,耗时约 2s。

(5)在复苏过程中,最优化的氧管理显得特别重要。在正压通气及需辅助供氧时用脉搏血氧仪检测血氧饱和度,探头放在右上肢手腕或手掌内侧。

【新生儿心肺复苏操作流程】

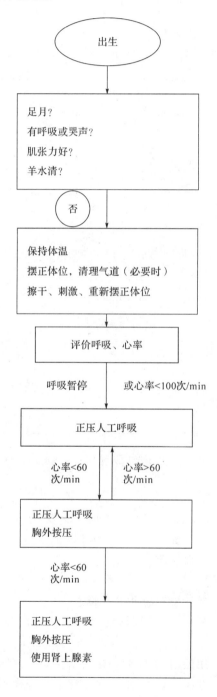

【知识库】

1. 胸外心脏按压机制

(1)心泵学说:在对胸外按压时,位于胸骨和脊柱之间的心脏被挤压,并推动血液向前流动。而当胸外按压放松时,心室恢复舒张状态,产生吸引作用,使血液回流,充盈心脏。

(2)胸泵学说:胸外按压时,胸廓下陷,容量缩小,使胸膜腔内压增高并传至胸腔内所有的大血管。由于动脉不萎陷,动脉压的升高促使动脉血由胸腔内向周围流动,而静脉血管由于静脉萎陷及静脉瓣的阻挡,压力不能传向胸腔外静脉;当放松时,胸骨由于两侧肋骨和肋软骨支持,回复原来的位置,胸廓容量增大,胸膜腔内压减小,当胸膜腔内压低于静脉压时,静脉血回流至心脏,心室得到充盈。如此反复,可建立有效的人工循环。

不论用何种学说阐明,国内外大量的实践和研究资料表明,只要尽早应用胸外心脏按压,且方法正确,同时配合有效的人工呼吸,那么胸外心脏按压的效果十分可靠。其为全世界绝大多数学者所接受,现已成为标准。

【自测题】

一、单选题

1. 目前主张在成功复苏早期、重建正常心脏节律前,应避免过早应用的药物是 （　）

A. 肾上腺素　　　　　B. 碳酸氢钠　　　　　C. 利多卡因　　　　　D. 阿托品

2. 意识不清的患者,若确定无脊柱伤害则须使患者采用哪种姿势,以防止呕吐物吸入

（　）

A. 仰卧位　　　　　B. 侧卧位　　　　　C. 俯卧位　　　　　D. 三者均可

3. 双侧瞳孔散大不可能在下列哪种患者中出现 （　）

A. 霍纳综合征　　　B. 深昏迷　　　　　C. 癫痫大发作　　　D. 阿托品中毒

4. 关于非同步直流电除颤(单相波),不正确的是 （　）

A. 首次能量选用 100J　　　　　　　　B. 最大的除颤能量为 360J

C. 对除颤无反应的患者,可考虑应用溴苄胺

D. 如室颤为细颤,可给予肾上腺素,使之变为粗颤再行电除颤

5. 导致心脏骤停的病因,在心血管疾病中以下哪种占首位?

A. 肥厚型心肌病　　　　　　　　　　B. 二尖瓣脱垂

C. 病毒性心肌炎　　　　　　　　　　D. 冠状动脉粥样硬化心脏病

6. 成人心肺复苏开通气道时,头部后仰的角度为 （　）

A. 90°　　　　　　B. 60°　　　　　　C. 30°　　　　　　D. 20°

7. 心肺复苏时需判断意识,婴儿(1 岁以内)拍击 （　）

A. 头部、上臂　　　B. 足跟或捏掐上臂　C. 肩部　　　　　　D. 胸部

8. 检查循环体征错误的是 （　）

A. 婴儿可触摸肱动脉　　　　　　　　B. 时间 5～10s

C. 检查颈动脉应用力压迫　　　　　　D. 不可同时触摸双侧颈动脉

9. 成人心肺复苏时胸外按压的深度为 （　）

A. 胸廓前后径的一半　　B. 2～3cm　　　C. 4～5cm　　　　D. 至少 5cm

二、填空题

1. 完整的 CPCR 包括_____、_____、_____三部分。

2. 心搏骤停的心电表现主要有心室停搏_____、_____、_____、_____四种类型。

3. _____是国际上公认的心肺复苏的首选药物。

4. ALS(高级生命支持)分为_____、_____、_____、_____四个步骤。

5. 碳酸氢钠给药的原则有_____、_____、_____。

6. 室颤治疗的最有效的方法、最常用的药物是_____。

三、名词解释

1. ALS

2. 心肺复苏

3. PLS

4. 心搏骤停

四、简答题

1. 心搏骤停的临床表现有哪些?

2. 试述心肺复苏经气管给药的注意事项。

3. 简述心肺复苏给药的主要途径。

4. 脑复苏时如何应用低温疗法?

5. 叙述心脏猝死复苏处理的分期步骤。

6. 简述脑复苏的治疗措施。

五、病例分析题

女性,52岁,因心悸入院,测血压90/60mmHg,查心电图为室颤。问题:

(1)应立即采取哪些抢救措施?

(2)如抢救成功,还应进一步采取什么措施?

(费素定　徐敏娟)

任务二　气道梗阻急救

★学习目标

● **知识目标**

　　熟悉气道异物梗阻患者的表现;了解海氏手法排除气道梗阻的原理;熟悉不同情况、不同年龄的患者解除气道异物的方法。

● **能力目标**

　　学会判断气道异物梗阻;能熟练进行气道异物梗阻的急救。

　　气道梗阻缺氧是危重患者死亡的原因之一。因此,保持呼吸道通畅是抢救急诊患者的基本条件,是基础生命支持的首要措施。临床上气道梗阻的原因有:舌根后坠,呼吸道如分泌物、血、呕吐物、异物堵塞,喉头和支气管痉挛等。气道异物梗阻可直接导致气道部分或完全梗阻。掌握气道异物梗阻的识别和急救方法尤为重要。

一、气道梗阻的临床表现

1. 特殊表现 由于异物吸入气道时,患者感到极度不适、呼吸窘迫,常常不由自主地以一手呈"V"字紧贴于颈前喉部,苦不堪言(见图 2-2-1)。

2. 部分气道梗阻 患者可以有咳嗽、喘气或咳嗽微弱无力,呼吸困难,张口吸气时出现高音调杂音。患者可出现面色青紫,皮肤、甲床和口腔黏膜发绀。

3. 完全气道梗阻 由于较大异物堵住喉部、气道,患者不能说话、不能呼吸、不能咳嗽。患者可出现意识丧失,面色灰暗、青紫。若不及时采取措施,很快停止呼吸。

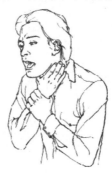

图 2-2-1　气道异物梗阻呼吸窘迫手法

二、评估与判断

早期识别气道梗阻是抢救成功的关键。对于患者进食或进异物后出现异物梗阻征象和呼吸道阻塞的表现,常易识别。如病因不明,把气道异物梗阻与晕厥、脑卒中、心脏病突发、癫痫、药物过量或其他引起急性呼吸衰竭的情况区别开来是非常重要的,因其治疗方法完全不同。任何人尤其是年轻人突然发生呼吸停止,并逐渐出现口唇青紫、意识丧失而又无任何较明显的原因时,即考虑可能为异物梗阻。

三、急救方法与步骤

遇到呼吸道异物梗阻的患者,如神志清楚,应询问患者"你是否感觉堵住?",如患者点头确认,此时应鼓励患者用力咳嗽,急救者不能干预患者主动排出异物,应鼓励患者继续咳嗽和呼吸,并待在身旁监护。如果患者咳嗽无力或不能说话,甚至神志丧失,必须立即现场急救,并尽快呼救。

【成人和儿童呼吸道异物梗阻急救】

膈下腹部冲击法(Hemilich 手法)是解除成人和 1~8 岁儿童的呼吸道异物梗阻的主要方法。它的作用机制是通过抬高膈肌、驱动肺内气体排出而形成人工咳嗽,最终使梗阻在气道的异物随气流排出。每次冲击必须单独、有力地给予。此手法有引起内脏器官损伤的可能性,如可导致胸、腹腔内脏器的破裂或撕裂;还可能会引起胃内容物的反流和误吸。为减少上述并发症发生的可能性,抢救者应采取正确的手法,避免将手放于剑突或肋弓上。正确位置为患者腹部的正中线,脐上方两横指处。

(一)自救腹部冲击法

这适用于不完全气道梗阻的患者。患者意识清醒,发生意外时无他人在场,而且具有一定的救护知识、技能。

(1)一手握空心拳。

(2)拳眼顶住自身腹部正中线,脐上方两横指处。

(3)另一手抓住握拳手。

(4)使用快速向上向内的力量冲击腹部(见图2-2-2)。

(5)还可将上腹部快速顶住坚硬物的表面如椅背、桌角、栏杆处等进行冲击,可重复进行直至异物排出(见图2-2-3)。

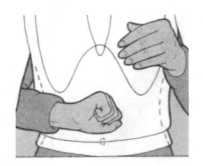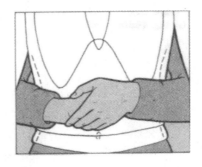

图 2-2-2　自救腹部冲击法

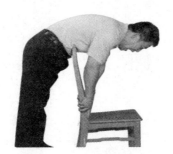

图 2-2-3　下腹部压在椅背驱出呼吸道异物

(二)互救腹部冲击法

1. 互救立位 Hemilich 手法　适用于患者意识清楚时。抢救者站于患者身后,双臂环绕其腰部,按以下操作:

(1)一手握空心拳。

(2)拳眼顶住患者腹部正中线,脐上方两横指处。

(3)另一手抓住握拳手,使用快速向上向内的力量冲击患者腹部。

(4)每一次冲击应单独、有力地进行以使异物排出(见图2-2-4)。

(5)患者应配合救护员,低头张口,以便异物排出。

2. 互救仰卧位 Hemilich 手法　如果救援者个子太小而不能环绕患者的腰部,或患者神志不清,可让其躺下实施 Hemilich 手法。按以下操作:

(1)将患者仰卧。

（2）操作者骑跨于患者大腿两侧或跪于患者一侧，一手掌根放于患者腹部正中线，脐上方两横指处。

（3）将另一手放于第一只手的手背上，两手掌根重叠。

（4）使用快速向上向内的力量冲击腹部（见图2-2-5），重复操作若干次。

（5）检查口腔，如有异物被冲出，迅速用手指将异物取出。

（6）检查呼吸心跳，如无，立即行 CPR。

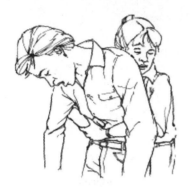 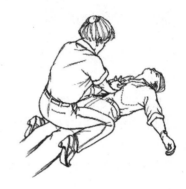

图 2-2-4　清醒患者站或坐着时的 Hemilich 手法的应用　　　　图 2-2-5　昏迷患者的 Hemilich 手法的应用

（三）互救胸部冲击法

一些研究指出，胸部冲击能产生与腹部冲击相同或更高的气道压力，从而解除气道异物的梗阻。胸部冲击的方法可替代腹部冲击而用于妊娠晚期或过度肥胖的患者。

1. 立位胸部冲击法　用于意识清楚的患者。救护者站于患者背后，用双臂绕过患者腋窝，环绕患者胸部。一手握空心拳，将拳眼放于患者胸骨的中点，避免压于剑突或肋缘上。另一手抓住握拳手实施向内、向上冲击，直至异物排出（见图2-2-6）。

2. 仰卧位胸部冲击法　用于意识不清楚的孕妇或过度肥胖患者。

（1）操作者骑跨于患者大腿两侧或跪于患者一侧。

（2）对于昏迷或心脏骤停的孕妇，将孕妇置于 27°～30°左倾斜位。

（3）手推子宫移位（见图2-2-7）或使用脊柱板子宫移位（见图2-2-8）。

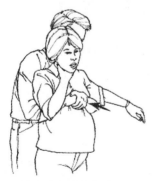 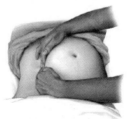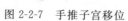

图 2-2-6　清醒患者的胸部冲击手法的应用　　　　　　图 2-2-7　手推子宫移位

（4）救护者手的定位和冲击技术与胸外心脏按压相同，手指朝向胸骨上凹，两手的掌根重叠，快速有节奏地冲击（见图2-2-9）。

（5）重复操作若干次，检查口腔，如异物被冲出，迅速用手指将异物取出。

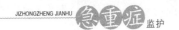

(6)检查呼吸心跳,如无,立即行CPR。

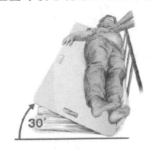

图 2-2-8　脊柱板子宫移位

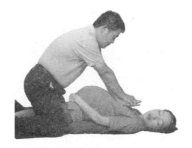

图 2-2-9　孕妇仰卧位胸部冲击法

【婴儿异物梗阻】

婴儿肝脏未受到肋骨很好的保护,对婴儿实施膈下腹部冲击法可能会引起肝脏损伤。因此,提倡使用背部拍击和胸部冲击的方法来解除婴儿的气道异物梗阻,而不建议采用腹部冲击法。

婴儿异物梗阻可使用背部拍击及胸部冲击法(见图2-2-10)。背部拍击法使用时,应将患儿头朝下俯卧于抢救者的前臂上,保证患者的头低于躯干。胸部冲击法使用时,应将患儿仰卧于抢救者的前臂上,保持患者的头低于躯干。

(1)患儿的脸朝下放于前臂上,有力地托住下颌以支持患儿头部。抢救者的前臂可放于自己的大腿上以获得支持,保持患儿的头低于躯干。

(2)在患儿两肩胛骨连线的中点处用手掌行5下背部拍击。

(3)背部拍击后,将一手放在患儿背部托住头,另一手支持头颈、下颌。

(4)将患儿转身,使其仰卧,将手支撑于大腿上,患儿的头低于躯干。

(5)给予5次快速向下的胸部冲击,其手法及部位同胸外心脏按压,也就是用两手指放于胸骨的下半段即两乳头连线下一横指处。

(6)重复上述步骤,直至异物排出。如婴儿呼吸心跳停止,立即行CPR。

【取异物】

1. 成人及儿童取异物方法　将患者的头偏向一侧,救护员一手拇指伸入患者口腔内,其余四指置于下颌骨处,将患者舌及下颌骨垂直向上牵拉,另一手指由患者一侧口角伸入,将异物勾出(见图2-2-11)。

2. 婴儿取异物方法　将婴儿的头偏向一侧,救护员一手将婴儿口腔轻轻打开,另一手小指由一侧口角伸入,将异物勾出。

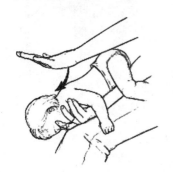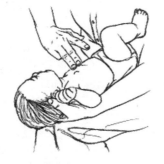

图 2-2-10　背部拍击及胸部冲击法

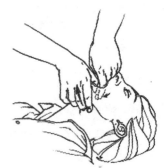

图 2-2-11　清除异物手法

【知识库】

(一)气道异物梗阻的常见人群

在我们传统的意识中,呼吸道异物梗阻常见于婴幼儿,尤其以刚学会走路至3岁的小儿最多见。因为此年龄段的小儿的会厌软骨发育不成熟,功能不健全。当小儿口中含物说话、哭笑、打闹和剧烈活动时,容易将口中含物吸入气道内引起气道阻塞,导致窒息。

近年来,国内外的大量资料发现,随着人口的老龄化,老年人发生气道异物梗阻的情况也明显增多。老年人进食时说话,尤其是进食大块硬质食物如鸡块、排骨时,速度太快,咀嚼不全,吞咽过猛,易致食物被卡在气道造成呼吸道阻塞窒息。

引起气道梗阻的物体有糖果、果冻、花生、葡萄、热狗、年糕、汤圆等食物。对于小球、小玩具、硬币、纽扣和饮料瓶盖等,小儿玩耍时喜欢将其放入口中,导致气道梗阻。较大的表面不光滑的或植物性异物(花生、黄豆等)对气管黏膜刺激强,存留时间长。气管受异物刺激后,黏液分泌增加,植物性物质受浸泡而膨胀,会加剧病情。异物进入呼吸道后,大多停留在气管,小异物会嵌于支气管。对于如何预防异物梗阻的发生,应将食物切成小条,缓慢又完全地咀嚼,婴幼儿口含食物时不要跑步或玩耍。

(二)气道异物梗阻急救的注意事项

(1)尽早、尽快识别气道异物梗阻的表现,迅速作出判断。

(2)实施腹部冲击,定位要准确,不要把手放在胸骨剑突上或肋缘下。

(3)腹部冲击要注意胃反流导致的误吸。

(4)气道异物梗阻的救治方法适用于医务工作者,或经过红十字会救护技术培训具有救护技能的救护人员,在现场对伤病员的救护。

【气道梗阻抢救流程图】

1.意识清醒者

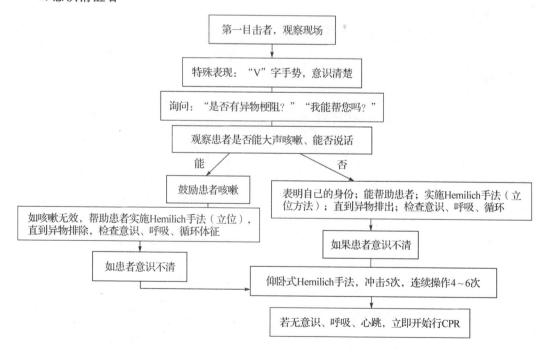

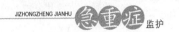

2. 意识不清者

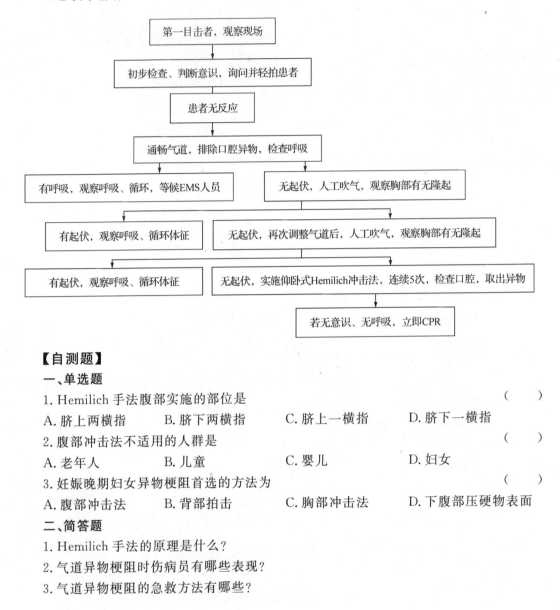

第一目击者，观察现场

↓

初步检查、判断意识，询问并轻拍患者

患者无反应

↓

通畅气道，排除口腔异物，检查呼吸

有呼吸，观察呼吸、循环，等候EMS人员 | 无起伏，人工吹气，观察胸部有无隆起

有起伏，观察呼吸、循环体征 | 无起伏，再次调整气道后，人工吹气，观察胸部有无隆起

有起伏，观察呼吸、循环体征 | 无起伏，实施仰卧式Hemilich冲击法，连续5次，检查口腔，取出异物

若无意识、无呼吸，立即CPR

【自测题】

一、单选题

1. Hemilich 手法腹部实施的部位是　　　　　　　　　　　　　　　　（　　）

A. 脐上两横指　　　　B. 脐下两横指　　　　C. 脐上一横指　　　　D. 脐下一横指

2. 腹部冲击法不适用的人群是　　　　　　　　　　　　　　　　　　（　　）

A. 老年人　　　　　　B. 儿童　　　　　　　C. 婴儿　　　　　　　D. 妇女

3. 妊娠晚期妇女异物梗阻首选的方法为　　　　　　　　　　　　　　（　　）

A. 腹部冲击法　　　　B. 背部拍击　　　　　C. 胸部冲击法　　　　D. 下腹部压硬物表面

二、简答题

1. Hemilich 手法的原理是什么？

2. 气道异物梗阻时伤病员有哪些表现？

3. 气道异物梗阻的急救方法有哪些？

（费素定　李　娟）

任务三 创伤救护

⭐ 学习目标

● **知识目标**

了解创伤分类,掌握多发伤的概念及急救护理;熟悉常见创伤的急救护理;熟悉现场救护的目的、原则、现场检伤患者的方法、救护程序;掌握失血量的评估和失血症状,止血的各种方法及相关知识;了解骨折的类型及对骨折的判断;了解常见损伤的类型,掌握身体的主要部位损伤的处理方法。

● **能力目标**

能根据伤员的伤情,熟练地应用合适的止血、包扎、固定和搬运方法,并能选择正确的救护材料;能熟练地进行现场的检伤分类,并按照救护原则进行有序处理。

随着社会交通、建筑等事业的发展,创伤(trauma)已成为人类致残和死亡的主要原因之一,创伤的严重性及对社会的危害已引起人们的高度关注。在发达国家,因创伤引起的死亡在所有疾病中居第四位,在儿童和青少年中居第一位。在我国,创伤是城市死因中的第五位,是农村中的第四位。特别是交通事故伤已被认为是"世界第一公害",在我国每年因交通事故创伤死亡人数约 10 万人次。因此,创伤及创伤救护是急诊医学、急救护理学的重要内容。

一、创伤基本分类

创伤有广义及狭义之分。广义的创伤是当机体受到外界物理性、化学性或生物性致伤因素作用后引起的组织结构的破坏和生理功能紊乱。狭义的创伤是指机械致伤因子如交通意外、工伤事故等造成的机体结构完整性破坏和功能障碍。

创伤有多种分类方法:①按致伤原因分类,有火器伤、冷武器伤、烧伤、冻伤、冲击伤、化学伤、放射损伤、复合伤等;②按伤口是否开放,分为开放性损伤和闭合性损伤;③按致伤部位分类,可分为颅脑、颌面部、胸部、腹部、盆腔、脊柱脊髓、肢体伤等;④按受伤组织与器官的多寡,分为单发伤、多发伤。在临床上,常综合应用上述分类。本章的介绍按创伤的严重程度和轻重缓急分类,以便迅速有序地组织救护。

1. 危重伤 创伤严重,伤员有生命危险,需立即行紧急救命手术或治疗。生命体征表现为:①呼吸频率<10 次/min 或>35 次/min;②毛细血管充盈时间>2s;③脉率≥120次/min或<50 次/min;④意识障碍严重。内脏大出血、窒息、伴有休克的腹腔内脏器伤、颅脑创伤合并颅内血肿或脑疝形成、张力性气胸等,均属危重伤。

2. 重伤 伤员生命体征尚稳定,需手术治疗,可力争在伤后 12h 内做好相应的术前准备及必要检查并进行行急救处理。如颌面、颈部伤未并发窒息;胸外伤不伴呼吸衰竭;胸腹部贯通伤而无大出血等生命危险。此类伤员应严密观察,需防止因处理不及时而转为危重伤员。

3. 轻伤 伤员无生命危险,意识清楚,在现场不必作特殊处理,此类伤基本不影响生活自理能力,部分患者经急诊处理后可出院。如:局限性烧伤;未感染的局部软组织伤;闭合性四肢骨折等。

二、多发伤

多发伤是一种引起全身较严重的病理生理改变的损伤,并不是各部位损伤的简单相加,有学者称其为外伤症候群。多发伤在平时和战时均多见,发生率一般为30%,国内报道的交通事故中多发伤的发生率可达60%以上,高处坠落者的发生率更高。多处伤指同一脏器或解剖部位有两处以上的损伤,与致伤因素无关,如交通事故伤引起的肝破裂、脾破裂或小肠多处破裂和穿孔。复合伤指两种以上的致伤因素同时或相继作用于机体而造成的损伤,如创伤导致膈肌破裂,同时存在胸部伤和腹部伤,又称为胸腹联合伤。

多发伤是指在同一致伤因子打击下,机体同时或相继出现两个以上的脏器或解剖部位的严重创伤,同时,这些创伤即使单独存在,也属于较严重者。多发伤的特点为:①应激反应剧烈、伤情变化迅速、死亡率高;②伤情严重、休克发生率高;③重度低氧血症;④容易漏诊及误诊;⑤受伤后并发症多和感染发生率高。

【伤情评估】

1. 暴露/环境控制　到达现场后应立即察看周围环境,在评估伤员伤情的同时应尽快让患者脱离危险环境,将其转移至安全地带。评估伤情时应注意充分暴露患处,防止漏诊并注意保暖。

2. 危及生命的伤情评估　在对严重多发伤患者进行早期检查时,主要判断有无致命伤的存在,首先要确定的是伤员的神志、呼吸、血压、脉搏、面色、有无出血等,应迅速判断以下几点:①中枢神经系统:意识、瞳孔大小及对光反射、有无截瘫或偏瘫;②气道:有无气道不畅或阻塞;③呼吸:有无通气不良、鼻翼翕动、胸廓运动不对称现象,呼吸音是否减弱;④循环:判断有无活动性出血及血容量减少现象;判断毛细血管再充盈的时间,以评价组织灌注情况,再充盈时间延长是组织灌注不足的最早指征之一;应用手触动脉法初步评估血压,如分别触及桡动脉、股动脉或颈内动脉搏动,则动脉收缩压大致为 80mmHg(10.7kPa)、70mmHg(9.3kPa)和60mmHg(8.0kPa)。

3. 全身伤情评估　在紧急处理后并保持生命体征稳定的情况下,须及时进行全身检查,做出伤情的全面估计。在检查时可应用 CRASHPLAN 方案,即心脏(cardiac,C),呼吸(respiration,R),腹部(abdomen,A),脊髓(spine,S),头颅(head,H),骨盆(pelvis,P),四肢(limbs,L),动脉(arteries,A),神经(nerves,N)。应详细了解受伤原因和经过,配合进行各种实验室及影像学检查,如 X 线摄片、B 超、CT、MRI 等,并做好相应的特殊检查准备,如胸腹腔穿刺等。根据上述评估,确立创伤救治的顺序。

4. 确立多发伤诊断　凡因同一致伤因子导致下列损伤两条以上者定为多发伤:

(1)颅脑损伤:颅骨骨折,伴有不同程度昏迷的颅内血肿,脑挫裂伤,颌面部骨折。

(2)颈部损伤:气道阻塞、颈椎骨折、颈部钝性创伤、颈部穿透伤。伴有大血管损伤的颈部外伤、颈部血肿、颈椎损伤。

(3)胸部损伤:连枷胸、张力性气胸、血胸、肺挫伤;多根多处肋骨骨折、血气胸、肺挫伤;心脏、大血管和气管损伤、膈疝;主动脉撕裂伤、心包填塞、腹内出血。

(4)腹部损伤:腹腔内出血,腹腔内脏器损伤,腹膜后大血肿。

（5）泌尿生殖系统损伤：肾、膀胱、阴道或子宫破裂，尿道断裂。

（6）骨盆及脊椎损伤：骨盆骨折伴休克，脊椎骨折伴神经系统损伤。

（7）四肢损伤：上肢肩胛骨、长骨干骨折，下肢长骨干骨折，四肢广泛撕脱伤。

【急救措施】

多发伤伤员伤情重、变化快、死亡率高，因此对多发伤患者的抢救必须迅速、准确、有效，争取抢救工作争分夺秒，复苏及手术顺序安排合理。伤员的抢救流程包括现场急救、转送、急诊室的救治三部分。

1. 现场急救

（1）脱离危险环境，防止继发损伤：抢救人员抵达现场后，应首先使伤员迅速安全地脱离危险环境，并排除可造成继续伤害的原因。如将伤员从撞毁的汽车或倒塌的建筑物中抢救出来，须转移到安全、通风、保暖、防雨的地方实施急救。搬运伤员时要求动作轻巧稳定，做好必要的保护，切忌把伤残从重物下硬拉出来，以免造成继发性损伤。

（2）解除呼吸道梗阻：伤员死亡的主要原因是呼吸道梗阻或窒息。呼吸道完全阻塞表现为不能呼吸、不能咳嗽、不能说话，部分阻塞表现为刺激性呛咳、喘鸣，应尽快采用一切可行措施开放气道，如①立即用手法或电动吸引清除口鼻咽部的血块、呕吐物、稠痰及分泌物；②手法开放气道、牵出后坠的舌或托起下颌；③置入口咽通气管，防止舌后坠，保持气道通畅；④置伤员于侧卧位，或头转向一侧。

（3）控制活动性出血：处理明显的外出血，是减少现场死亡的重要措施之一。最有效的紧急止血法是直接压迫止血法。首先压住出血伤口或肢体近心端的主要血管，然后在伤口处用敷料加压包扎，并抬高伤部，以减少出血。对于出血不止的四肢大血管破裂，可采用橡皮止血带或充气止血带，必须加衬垫，并记录上止血带及松止血带的时间，松开止血带时应压住出血伤口，切记不可突然松开。止血带的使用要慎重，一般在直接压迫止血无效的情况下使用。

（4）处理血、气胸所致的呼吸困难：①对于开放性气胸者，立即用厚层无菌敷料、毛巾等严密封闭伤口，使开放性气胸转为闭合性气胸。②多根多处肋骨骨折引起的反常呼吸，须用棉垫加压包扎，固定胸壁。③对于张力性气胸者，由于创伤导致空气进入胸膜腔且不能排出，引起胸膜腔内高压，使伤侧肺塌陷、心脏及大血管受压，患者有胸痛、严重的呼吸困难及发绀，颈静脉怒张，心动过速，低血压，气管移位等临床表现。应立即用粗针头（如 14G 套管针）在患侧胸壁锁骨中线第 2 肋间插入排气减压，有条件时放置胸腔引流管。④未能控制的活动性胸腔内出血可引起血胸，压迫伤侧肺，出现严重的呼吸困难及发绀，受累侧呼吸音消失，叩诊浊音，颈静脉塌陷并伴有休克征象（皮肤湿冷、低血压），应迅速进行液体复苏，同时在患侧腋中线第 4~5 肋间置入胸腔引流管引流（儿童可选择腋前线 4~5 肋间），必要时手术探查出血来源及部位并行手术止血。

（5）伤口处理：有条件时，伤口用无菌敷料覆盖，如无条件，可暂时用清洁的布类物品覆盖创面，然后用绷带或布条包扎。注意：①创面中外露的组织如骨折端、肌肉、内脏、脑组织等都切忌回纳入伤口，以防止加重损伤及污染物进入伤口深部；②伤口内的血凝块或异物不可随意去除，以防止大出血的发生。

（6）保存好离断肢体：伤员离断的肢体应利用无菌敷料包好，无条件时用干净的布包好，放入塑料袋中，在塑料袋周围置冰块低温保存（2~3℃），目的是减慢组织变性及防止细菌繁殖，冷藏时应注意防止冰水侵入断离创面或血管腔内，切记不可将离断肢体浸泡在任何液体中。离断肢体应与伤员一起被送往医院,以备断肢再植手术。

(7)抗休克:创伤性失血的患者病情可急剧恶化;要学会识别休克早期的表现。在现场应采取抗休克的临时止血措施防止休克的发生,如立即输液扩容,必要时应用抗休克裤。在送往医院途中需实施连续的抗休克治疗。

(8)现场观察与记录:其目的为了解致伤因素、暴力情况、详细的受伤时间、受伤时所处体位、神志、出血量等,便于向接收伤者的救治人员提供伤情记录,协助伤情判断,指导治疗。

2. 转送医院途中的护理

(1)运送的条件要求:应准备好转送途中所需的抢救器材、药品及物品准备,确保运送途中不中断抢救工作,力争尽量缩短转送时间,快速安全地将患者送入医院。

(2)伤员的体位要求:应根据不同的伤情选择转送途中的伤员体位:①一般创伤伤员取仰卧位,尤其是脊椎损伤、骨盆骨折;②为防止舌后坠或分泌物阻塞呼吸道,颅脑损伤、颌面部损伤伤员应取侧卧位或头偏向一侧;③为减轻呼吸困难,胸部损伤伤员应取半卧位或伤侧向下的低斜坡卧位;④为使腹壁松弛,腹部损伤伤员应取仰卧位,膝下垫高;⑤休克患者应取仰卧中凹位。

(3)伤员的搬运方法:对于怀疑有脊椎损伤的伤员,应防止因搬运不当造成继发性脊髓损伤,尤其是对于颈椎损伤者要防止其突然死亡,因此搬动时需3～4人分工合作,保持头部、躯干成直线状态。

(4)转送过程的注意事项:①担架运送时,为便于观察伤员面色、表情、呼吸等病情变化,伤员应头部在后、下肢在前;②飞机转运时,为防止飞机起落时头部缺血,体位应横放;③为减少颠簸,救护车车速不宜太快。

(5)病情观察内容:应特别注意伤员的面色、呼吸、肢端循环、血压、脉搏、神志、瞳孔大小及对光反射等情况,如发现变化,应及时处理。同时,应保持输液通畅,必要时留置尿管观察尿量,评估休克状况。

3. 急诊室救护

危及生命的多发性创伤,应尽可能在急诊室完成救命手术或抢救处理。紧急手术应在抢救生命、保留脏器和肢体的基础上尽可能地维持机体功能。采取各种必要措施保持呼吸道通畅,如气管插管、人工呼吸、环甲膜穿刺、紧急气管切开等。

(1)尽快抗休克:迅速建立至少两条静脉输液通道,有条件者应尽快建立中心静脉通道。可加压快速输入平衡盐、右旋糖酐、血浆、全血等补充有效循环血量。高张盐溶液可用于创伤后复苏。必要时应用抗休克裤,并留置导尿管以观察每小时尿量。

(2)有效控制出血:伤口有继续出血者,可在原包扎的敷料外加用敷料,并加压包扎;同时抬高出血肢体。对活动性的较大出血应迅速钳夹止血,对内脏大出血者应立即进行手术准备,在短时间内迅速行手术处理。

(3)正确处理各部位创伤:①对于开放性胸部创口,应迅速用各种方法将创口暂时封闭,张力性气胸应尽快穿刺行胸腔闭式引流,必要时行开胸手术;②对于颅脑损伤者,可采用静脉滴注20%甘露醇、50%葡萄糖、地塞米松或甲泼尼松等,并局部降温,以防止脑水肿,同时要防止呕吐物吸入,对于明确颅内血肿者,应迅速做好急诊开颅手术准备;③疑有腹腔内出血时,应立即行腹腔穿刺及B超检查,除尽快补液输血、纠正休克外,应做好手术准备,尽早剖腹探查;④呼吸道烧伤者必要时需行气管切开;⑤对于骨折者应给予临时止血固定,生命体征平稳后进行骨折处理。对于多处骨折者需尽早进行手术内固定,其处理顺序一般为:先股骨后胫骨,尽量于24～48h内治疗所有骨折。对长管骨骨折进行早期手术内固定,有利于防治休克、脂肪栓塞综合征,有利于肢体的功能恢复,降低死亡率。

三、常见创伤处理

【颅脑创伤】

颅脑创伤是常见的严重创伤,包括头皮损伤、颅骨损伤及脑损伤,约占全身各部位损伤的15%～20%,次于四肢损伤。颅脑创伤是由于暴力直接或间接作用于头部引起,可能出现的并发症与后遗症较其他部位的损伤严重,甚至威胁生命。平时以闭合性损伤多见,由锐器、火器所致的开放性损伤为少数,战时则主要为开放性火器伤。

(一)分类及临床特点

1. 头皮损伤　又分为头皮血肿、头皮裂伤和头皮大面积撕脱伤。头皮血肿依血肿部位的深浅分头皮下、帽状腱膜下和骨膜下血肿,表现为血肿部位肿块、压痛甚至有波动感;头皮裂伤为常见开放性头皮伤,出血较多;头皮大面积撕脱伤多因发辫被卷入转动的机器所致,疼痛剧烈、大量出血,可引起伤员失血性休克。

2. 颅骨损伤　按骨折部位分为颅盖骨折和颅底骨折;按骨折的形态分为线形、凹陷形和粉碎形骨折。颅盖骨折的局部头皮有肿胀、压痛,凹陷骨折可扪及局限性下陷区,甚至出现偏瘫、失语等神经系统定位特征。颅底部骨折根据其发生部位不同有以下临床特点(见表2-3-1)。

表 2-3-1　不同颅底骨折的临床表现

骨折部位	脑脊液漏	瘀斑部位	可能累积的脑神经	临床表现
颅前窝	鼻漏	上、下眼睑及眼结合膜下("熊猫眼"征)	Ⅰ、Ⅱ、Ⅲ	鼻和口腔出血、失明、嗅觉丧失等
颅中窝	耳漏	乳突区(Battle征)	Ⅶ、Ⅷ	失听、眩晕等
颅后窝	无	乳突区、咽后壁	后组(少见)	吞咽困难,呼吸道受阻、窒息

3. 脑损伤　脑损伤是指脑膜、脑组织、脑血管以及脑神经的损伤。脑损伤根据脑组织是否与外界相通分为开放性脑损伤和闭合性脑损伤。有时虽头皮裂开、颅骨骨折,脑挫伤严重,但只要硬脑膜未破,仍属闭合性脑损伤。根据脑损伤病理改变的先后发展又分原发性和继发性脑损伤两种:原发性损伤是指暴力作用于头部时立即产生的脑损伤,如脑震荡和脑挫裂伤;继发性损伤指受伤一定时间后出现的脑组织病变,如脑水肿和颅内血肿。

(1)脑震荡:是最常见的轻度原发性脑损伤。表现为受伤后立即出现一过性的脑功能障碍,一般不超过30min,清醒后多不能回忆受伤经过和近期的情况,称逆行性遗忘。受伤后出现短暂的面色苍白、冷汗、血压下降、脉微弱、呼吸减慢、肌张力减退等症状,清醒后无神经系统阳性体征。患者常自诉头痛头晕、疲乏无力、恶心呕吐等。

(2)脑挫裂伤:指大脑皮质及脑干的器质性损伤。伤后患者立即出现意识障碍,其深度和昏迷时间取决于损伤的范围和程度,重症者持续时间长。同时,伴有剧烈头痛、恶心呕吐、神经系统阳性症状和生命体征紊乱,如锥体束征、肢体抽搐或偏瘫、失语等。继发脑水肿和颅内血肿时,有颅内压增高及脑疝的表现。合并下丘脑损伤时,可出现中枢性高热。

(3)原发性脑干损伤:脑干损伤常与弥漫性脑损伤并存。伤后常因网状结构上行活化系

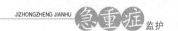

统受损而持久昏迷。在早期即可出现严重的生命体征紊乱,瞳孔时大时小,光反应消失,眼球位置不正或同向凝视,出现去大脑强直、频繁及持续的肌紧张、体温升高,甚至消化道出血。伤情重,死亡率高。

(4)颅内血肿:一种较为常见的、致命的,却又是可逆的继发性病变。由于血肿直接压迫脑组织,常引起局部脑功能障碍的占位性病变的症状、体征和颅内压增高的病理生理改变,如未及时处理,可导致脑疝危及生命,因此及早发现并及时处理是改善预后的关键。根据血肿发展的速度分为:特急型,伤后 3h 内出现脑受压症状者;急性型,伤后 3 日内出现脑受压症状者;亚急性型,伤后 3 日至 3 周内出现脑受压症状者;慢性型,伤后 3 周以上才出现症状者。按血肿发生的部位分为:硬脑膜外血肿(占 30%～40%)、硬脑膜下血肿(占 45%～53%)、脑内血肿(占 5%)等。其临床表现分述如下:①硬脑膜外血肿:硬脑膜外血肿可同时存在各种类型的脑损伤,血肿又可以出现在不同部位,故其临床表现也各异。以典型的颞部硬脑膜外血肿为例,具有下列特征:有轻型急性颅脑损伤病史;颞部可有伤痕、有骨折线跨过脑膜中动脉沟,伤后一般无神经系统阳性体征。受伤时有短暂意识障碍,意识好转后,因颅内出血使颅内压迅速上升,出现急性颅内压增高症状,头痛进行性加重,烦躁不安,频繁呕吐等。生命体征变化表现为血压升高、脉搏和呼吸减慢。随血肿增大及颅内压增高,逐渐出现脑疝症状。一般表现为意识障碍加重、血肿侧瞳孔先缩小后散大、光反应也随之减弱而消失、血肿对侧出现明显的锥体束征及偏瘫。②硬脑膜下血肿:常继发于对冲性脑挫裂伤,多见于额颞前部。其症状类似硬脑膜外血肿,但一般因脑实质损伤较重,原发昏迷时间长,所以中间的清醒期往往不明显。③脑内血肿:出血来源均为脑挫裂伤所致的脑实质血管损伤所致,主要发生在额、颞叶的脑内,常与急性硬脑膜下血肿并存。神经系统症状更为突出。

(二)伤情判断

1.轻型颅脑创伤　GCS 计分 13～15 分。主要临床表现为短暂昏迷,不超过 30min,醒后有轻度头痛、头昏、恶心等自觉症状,生命体征可无明显改变。

2.中型颅脑创伤　GCS 计分 9～12 分。主要临床表现为昏迷时间在 12h 以内,轻度神经系统体征异常和生命体征改变。

3.重型颅脑创伤　GCS 计分 5～8 分。主要临床表现为出现深昏迷或昏迷时间超过 12h,昏迷程度进行性加重或醒后短期出现再昏迷,有明显的神经系统阳性体征和生命体征改变。

4.特重型颅脑创伤　GCS 计分 3～4 分。颅脑损伤后即出现深昏迷伴去大脑强直,生命体征严重紊乱,双侧瞳孔散大,提示患者有晚期脑疝。可同时伴有其他脏器损伤、休克等。

(三)急救措施

1.立即给予密切监护及病情判断,选择适当的救治方法

2.线形骨折采用观察保守治疗,但需注意并发急性硬脑膜外血肿的可能。　凹陷性骨折的治疗原则是手术复位　颅底骨折多数无须特殊治疗,而要着重处理合并的脑损伤和其他并发损伤。耳鼻出血和脑脊液漏,不可堵塞或冲洗,以免引起颅内感染。多数脑脊液漏能在两周左右自行停止。

3.脑损伤的手术治疗

(1)严密观察病情变化,必要时作 CT 或 MRI 检查以了解颅内伤情。

(2)保持呼吸道通畅,维持正常的气体交换,必要时作气管切开或气管内插管辅助呼吸。

（3）采用过度换气、脱水疗法对抗脑水肿，降低颅内压，亚低温疗法降低脑代谢率，清除自由基以减轻脑细胞的损害。

（4）营养支持，抗感染。

（5）对症治疗，及时处理并发症。

（6）对开放性脑损伤者，应尽早行手术清创，使之转为闭合性脑损伤。应力争在伤后6h内进行清创缝合，最迟不超过72h。清创时应彻底清除头发、骨骼碎片等异物及失活的脑组织，彻底止血，尽可能将污染伤口转变为清洁伤口。在无明显的脑水肿、颅内高压及颅内感染现象存在时，应缝合或修复硬脑膜和头皮创口，可在硬脑膜外放置引流管。

（7）闭合性颅脑损伤：手术主要针对颅内血肿或重度脑挫裂伤合并脑水肿引起的颅内高压和脑疝。常用的手术方式为开颅血肿清除术，去骨瓣减压术，钻孔引流术。有手术指征者应及时手术，如对于伤后迅速出现深昏迷或昏迷程度进行性加深，一侧或两侧瞳孔散大的患者，应争取在0.5～1h以内进行手术减压。

4. 脑损伤的非手术处理

（1）头位与体位：为减轻颅脑损伤患者的脑水肿，降低颅内压，一般取头部抬高15°～30°卧位，注意避免颈部扭曲，以利颅内静脉回流。

（2）保持呼吸道通畅，维持通气功能：这是首要的护理措施。颅脑损伤者常有不同程度的意识障碍，正常的咳嗽反射和吞咽功能丧失，不能主动排除呼吸道分泌物，血液、脑脊液及呕吐物可逆流进入呼吸道，又可因下颌松弛、舌根后坠等引起严重的呼吸道梗阻。呼吸道阻塞可引起：①胸腔内压力增高，颅内静脉回流受阻，引起脑水肿，使颅内压增高后脑动脉供血不足，脑缺氧更为严重，脑水肿随之加剧；②肺换气不足，血内二氧化碳含量增加导致脑血管扩张，毛细血管通透性增高，亦加重脑水肿，形成恶性循环。同时，脑组织需氧量极大，对缺氧的耐受性差，常因短暂的严重缺氧导致脑组织不可逆的损害。脑损伤患者既可因意识障碍、气道不通畅出现周围性呼吸障碍，亦可因病情危重，出现中枢性呼吸衰竭。因此，需采取积极措施防治窒息：①尽快掏出口腔和咽部的血块及呕吐物；②将伤员侧卧或放置口咽通气道；③情况未见改善时可行气管插管，实施机械辅助通气，以维持正常呼吸功能。应予持续吸氧，提高动脉血氧分压，减轻脑水肿。

（3）严密观察病情：颅脑损伤患者病情变化快，应密切监测生命体征及神经系统体征的变化，躁动不安是颅脑损伤急性期的一个常见表现，引起躁动不安有许多因素，首先要考虑的是脑水肿、肿胀或颅内血肿所致的颅内高压状态；其次是颅外因素。中、重型颅脑损伤者均有不同程度的意识障碍，要做好昏迷患者的护理。同时，进行血气、血、脑脊液生化监测以及重要脏器功能的监测，以便及时发现异常情况，采取相应措施。

（4）颅内压（ICP）监护：对抗脑水肿、降低颅内压。脑受伤后立即出现应激性的脑血管扩张，动脉血流量增加，出现脑肿胀使脑的体积增大。随之，由于血管活性物质释放，微循环血管麻痹性扩张，血管内液外渗，从而出现脑水肿。前者对脱水剂及冬眠治疗反应甚小，而后者则较为敏感。颅内压监测用于诊断颅内血肿，判断手术时机、术中监护、指导脱水剂的应用及估计预后。ICP监护方法主要有植入法和导管法，测量方式有：①脑室内测压；②硬膜下腔测压；③硬膜外腔测压。颅内压超过20mmHg，为颅内压轻度增高，21～40mmHg为中度增高，>40mmHg为重度增高。在ICP监护过程中需调整好记录仪与传感器的零点，注意避免影响颅内压的因素，并预防颅内感染、脑脊液漏、硬脑膜外脑内血肿的发生。

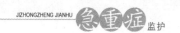

（5）对抗脑水肿：脑水肿可导致一系列严重后果，为减轻脑水肿、降低颅内压应尽早抗脑水肿治疗。

1）脱水治疗：常用的脱水剂为20％甘露醇，成人为125～250mL，每6～8h快速静脉滴注，病情危急时可加用呋塞米20～40mg静脉注射，10％甘油果糖则可用于肾功能障碍者，2～3次/d，250～500mL/次。

2）激素：其给药原则为给药宜早，剂量宜大，疗程宜短，停药宜缓。如地塞米松成人给药量为5～10mg静脉滴注。

3）过度换气：可借助呼吸机行控制性过度换气，使动脉血 $PaCO_2$ 降低、PaO_2 升高，从而使脑血管适度收缩，脑血流量减少，降低颅内压。$PaCO_2$ 以维持在25～30mmHg（3.33～4.00kPa）之间为宜，不应低于20mmHg（2.67kPa），以免血管过度收缩引起脑缺血。

4）对抗高热：对于体温过高者，可应用物理降温或结合使用冬眠疗法，使患者体温保持在31～34℃。

5）清除自由基：应用维生素 C、维生素 E 等药物清除体内过剩的自由基。

（6）防止并发症：

1）饮食：伤后2～3d禁食、禁水，每24h补液量限制在1500～2000mL，保持24h尿量在600mL以上；

2）防止低血钾：防止因禁食、呕吐及应用脱水剂、激素引起的低血钾；

3）防止坠积性肺炎：昏迷患者需加强肺部护理，定时拍背吸痰，2～3h翻身一次；

4）预防泌尿系统感染及压疮的发生。

【胸部创伤】

胸部创伤常由于心、肺等重要脏器损伤而危及生命引起，是创伤死亡的主要原因之一。其特点为：危重症多，多发性损伤多，死亡率高。提高严重胸部创伤的抢救成功率的关键在于迅速正确的救护。胸部创伤可分为钝性伤和穿透伤，钝性伤多属闭合性损伤，可因暴力如冲撞、挤压、坠落、减速伤等造成心脏、血管、支气管断裂或膈肌破裂等。穿透伤多属开放性损伤，可因锐器、枪弹碎片等贯穿胸壁，导致开放性气胸或血胸，出现呼吸和循环功能障碍。

（一）伤情评估

胸部创伤后可表现为胸痛、咯血、呼吸运动异常、呼吸困难等症状。

1.胸痛　伤处疼痛是胸部创伤的主要症状，随着呼吸运动而加剧。体检时发现局部有压痛，胸廓挤压试验呈阳性。

2.咯血　痰中带血或咯血常为肺、支气管损伤者的症状。大支气管损伤者，伤后即咯出大量鲜血；肺挫伤或肺爆震伤后，则多为泡沫样血痰。

3.呼吸运动异常　胸壁、胸膜、肺脏的创伤，可使伤侧呼吸运动减弱，甚至消失。三根或多根肋骨的双处骨折，或多发性肋骨骨折合并胸骨骨折或肋骨脱位时，则出现胸壁软化、浮动现象，即呼吸时，浮动胸壁的运动方向与正常胸壁相反，称"外伤性浮动胸壁"或"连枷胸"。此种呼吸也称为"反常呼吸"，可导致纵隔随呼吸摆动，称"纵隔摆动"。

4.呼吸困难　胸部创伤后，患者出现不同程度的呼吸困难。

（1）胸痛使胸廓呼吸运动受限；

（2）气管内有血液、分泌物阻塞；

（3）气胸、血胸压迫或膈肌破裂，使肺受压萎陷，气体交换量减少；

(4)肺挫伤后发生肺泡内出血、瘀血或肺间质水肿,加重缺氧和二氧化碳潴留。

5. 休克 严重的胸部创伤如血胸、气胸、创伤性膈疝、急性心包填塞或大血管损伤等,可导致血容量急剧下降或严重呼吸循环功能障碍,使患者很快陷入休克状态。如心包腔内积血达200～250mL即有致命危险,因此,胸部创伤患者应积极查找"三联征",即①颈静脉怒张;②低血压,脉压缩小,奇脉;③心音低而遥远。

(二)急救措施

1. 连枷胸患者的救护

(1)纠正反常呼吸运动的救护措施:①加压包扎固定法:适用范围较小的软化胸壁。用敷料或棉垫等置于胸壁软化区,适当加压包扎固定。②胸壁外固定法:适用于大范围连枷胸的治疗和固定。在胸壁软化区的中央部位,用布巾钳钳夹游离段肋骨1～2根,作重力牵引,时间1～2周,牵引重量为2～3kg。③手术内固定:合并有胸腔内脏损伤需行剖胸手术的多根多处肋骨骨折伤员,可在麻醉下行手术内固定。④呼吸机内固定法:气管内插管或气管切开后,连接呼吸机行机械辅助通气,使用低水平PEEP($4～6cmH_2O$)或CPAP,从胸内纠正反常呼吸,称"内固定法",主要用于双侧反常呼吸伴严重肺挫伤、低氧血症[$PaO_2 < 60mmHg(8kPa)$,$PaCO_2 > 50mmHg(6.6kPa)$]、肺分流≥25%的患者。使用过程中应密切注意监测血气分析、血压变化。

(2)适当止痛:可采用药物镇痛法、肋间神经阻滞法或留置硬膜外麻醉导管分次注入镇痛剂方法。

(3)保持气道通畅:给予超声雾化吸入,以利气道分泌物的排出,持续给氧。对于使用呼吸机进行机械辅助通气的患者,要做好气道管理(如吸痰、气道湿化等),防止呼吸道感染。

(4)限制输液量:应注意慎用晶体液,多用胶体液,并控制输液量在1000mL/d,防止肺水肿。

2. 心包填塞的救护

血液急剧聚积在心包腔,阻止或妨碍心脏舒张导致心排量下降。表现为颈静脉怒张,通常可发现胸部有穿透性损伤,心音遥远,可出现奇脉;心动过速,低血压。心包填塞是伤员死亡的主要原因,急救措施为:

(1)保护气道、给氧、开通静脉;恰当控制输液量。

(2)立即行心包穿刺减压:用18G或20G套管针穿刺,抽出心包内积血,可明显改善患者的血流动力学状况,增加对麻醉和手术的耐受性。同时,留置的套管针又有利于心包腔的引流。

(3)紧急开胸手术:在抗休克的同时,应紧急进行开胸手术以迅速解除心包填塞,修复破损的血管及心脏。

(4)术后监护及管理:多功能监护仪持续监测血压、心率及心律、呼吸、血氧饱和度;每天12导联心电图记录一次;注意监测动脉血气、电解质及肝肾功能的变化;及时有效地补充血容量、给氧、维持循环功能;维持各脏器功能如预防脑水肿,维持肾功能,维持水、电解质酸碱平衡,及时发现和处理异常情况。

【腹部创伤】

腹部创伤较为常见,根据伤口情况可分为闭合性创伤及开放性创伤。前者因钝性暴力如挤压、冲撞等所致,可引起腹腔内实质脏器或空腔脏器破裂;后者多因锐器、火器造成。实质性脏器如肝、脾损伤时,引起腹腔内出血或腹膜后血肿,空腔脏器如胃、肠破裂,其内容物外流引

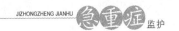

起急性腹膜炎。腹部创伤的特点是:常为多个脏器损伤;休克发生率高;腹部闭合伤的误诊、漏诊率高,死亡率可达 20%～30%。正确及时的诊断和处理,是腹部创伤救治成功的关键。

(一)伤情评估

对腹部创伤依据以下临床表现和诊断要点进行评估。

1.了解受伤史 仔细询问受伤时间、原因、部位及受伤时的体位,判断有无腹腔内脏器损伤。

2.密切观察生命体征 密切观察伤员神志、脉搏、呼吸、体温、血压、尿量、皮肤色泽等,注意有无休克征象。实质性脏器破裂时大量血液进入腹膜腔或腹膜后,可发生失血性休克,空腔脏器破裂引起急性腹膜炎,有发生感染性休克的可能。

3.腹部创伤伤员的主要症状与体征

(1)腹痛:这是腹部伤的主要症状,如腹痛进行性加重及腹痛范围扩大,为内脏创伤的重要表现。当空腔脏器发生穿透伤时,胃液、肠液、尿液及胆汁等溢入腹膜腔,导致剧烈腹痛,并伴腹肌紧张甚至成板状、压痛、反跳痛等腹膜刺激征。胰腺损伤且胰液漏出者会引起急性胰腺炎,出现类似腹部炎性症状和体征。实质性脏器如肝、脾破裂和肠系膜大血管破裂时,腹痛和腹膜刺激征较轻,腹痛呈持续性,主要表现为内出血导致的失血性休克,如面色苍白、脉快而弱、血压下降等症状。

(2)恶心呕吐:空腔脏器及实质性脏器创伤均可刺激腹膜,出现反射性恶心呕吐;腹膜炎后期可引起麻痹性肠梗阻,表现为持续性呕吐,呕吐物可为肠内容物。

(3)腹胀:腹胀可由于腹腔内积血、积气、尿液积聚等原因引起。创伤后,短期内出现的进行性加重的腹胀,提示腹腔内有积血或积气。积血与实质性脏器或血管破裂伤有关;积气则与胃或结肠炎症或破裂有关;膀胱破裂可引起尿性腹水;另外,腹膜炎引起的肠麻痹或低钾亦可引起腹胀。

(4)胃肠道出血:胃、十二指肠损伤者可出现呕血,呕吐物常混有胃液、胆汁或食物残渣;结肠或直肠有损伤者常在伤后便出鲜血,直肠指检可发现陶氏腔饱满、有触痛,腹膜外直肠伤指套上有血迹或触及直肠穿孔部位。

4.辅助检查

(1)实验室检查:实质性脏器破裂出血可见血红蛋白、红细胞压积下降,白细胞数略升高;空腔脏器破裂可见白细胞数明显升高;泌尿系统损伤者可见不同程度的血尿;胰腺损伤者可见血、尿中的淀粉酶升高。

(2)腹腔穿刺:有助于协助诊断,在腹部创伤诊断中,其阳性率可达 90% 以上。抽出不凝固血液,提示腹腔内出血;抽出胃肠内容物、胆汁,提示胃、肠或胆囊损伤;抽出尿性腹水,提示膀胱损伤。

(3)腹腔灌洗:腹腔灌洗对腹部创伤的诊断准确率高达 98.5%。在灌洗后,如能顺利虹吸出 10mL 以上的无凝块血性灌洗液,提示腹腔内出血,同时用灌洗液进行实验室细胞及生化检查,以判断脏器损伤。

(4)其他辅助检查:视伤员情况选择性作 X 线、B 超、CT、腹腔镜检查。

(二)急救措施

1.术前处理

(1)迅速有效的处理威胁生命的合并伤,重视呼吸循环系统功能的维持,保持气道通畅、充分给氧。

（2）积极抗休克：迅速建立两条以上的静脉通路，快速输血、输液，尽可能保持收缩压＞90mmHg（12kPa），脉率120次/min以下。若有血压下降、逐渐贫血等进行性大出血的表现，应在抗休克的同时，积极做好术前准备，尽快行剖腹探查术。

（3）体位：为避免加重伤情，不可随便搬动伤者，可采用半卧位或斜坡卧位。伴休克者应采用抗休克卧位。

（4）严密观察，及时判断伤情：①每15～30min检查腹部体征，注意腹膜刺激征的程度及范围改变；②每30～60min测定红细胞数、血红蛋白、红细胞比容、白细胞数；③必要时重复进行诊断性腹膜穿刺或灌洗术；④放置胃管行持续胃肠减压，注意引流液的性质；⑤留置尿管，记录尿量，评估血容量及肾功能的情况。

（5）诊断不明确前禁用止痛剂、泻药和灌肠，以免掩盖或加重伤情。同时，腹部损伤者应禁食、禁水。

（6）及早应用广谱抗生素及抗厌氧菌的甲硝唑以控制感染。

2. 剖腹探查术

为进一步明确诊断及治疗内脏损伤应及时行剖腹探查。

（1）适应证：①腹痛及腹膜刺激征进行性加重或范围扩大者；②疑有腹腔内进行性出血者；③疑有腹腔内脏器穿孔者或伴腹腔内感染者；④腹腔穿刺和腹腔灌洗结果呈阳性者。

（2）剖腹探查的原则：①探查时，应先查出血后探穿孔；②探查后，先处理出血性损伤后处理穿透性损伤，先处理污染重（如下消化道）的损伤后处理污染轻的损伤；③对腹腔污染严重者，待原发病灶处理后，应使用大量生理盐水反复冲洗，吸净冲洗液后放置腹腔引流管。

3. 术后护理

（1）一般护理：①术后宜采用半卧位，有利于改善呼吸、循环，减轻腹痛、腹胀；有利于腹腔渗液流入盆腔，便于局限、吸收、引流，控制感染。②术后禁食，待肛门排气后，方可进食流汁。

（2）病情观察：①严密观察生命体征的变化：应用监护仪动态测量患者的心率、心律呼吸、血压、氧饱和度，每30～60min记录一次，直到麻醉作用基本消失或病情稳定。体温是一个反映有无术后感染的较敏感的指标，术后3天有轻度发热提示与创伤反应有关；术后体温逐渐升高或持续高热不退或体温下降数日后又升高，提示感染未控制或有继发性感染。②观察出血情况：注意伤口及各种引流管有无出血现象。如为持续多量出血，应考虑手术所致的并发症，应及时处理。③观察肠蠕动恢复情况：每2～4h听肠鸣音了解肠蠕动情况，一般患者术后有腹胀，肠蠕动恢复需24～72h。待生命体征稳定后，应指导和协助患者早期下床活动，促进肠蠕动恢复。

（3）对症护理：保持静脉输液通道通畅，根据需要调节速度，维持营养及水、电解质平衡，观察并记录出入量；术后适当应用止痛药，可采用镇痛泵止痛。

（4）引流管的管理：各种引流管道的总护理原则是保持术后引流通畅、固定妥善，严密观察引流物的量、性质、颜色，并及时记录，更换引流袋或冲洗时，注意无菌操作。如术后需行持续胃肠减压3～4d，待肛门排气后可拔除胃管；其他单纯引流腹腔渗液的引流管的置管时间为24～48h；各种造瘘的引流管（如空肠造瘘等），视病情择时拔除。

（5）防止并发症：定时给患者翻身扣背，鼓励和指导患者有效咳嗽、排痰，预防肺部感染；

保持口腔卫生,床单保持清洁平整、舒适,预防褥疮发生。

【骨关节损伤】

创伤发生时的各种暴力可造成骨关节损伤,常有严重的骨折、脱位和软组织损伤。骨的完整性或连续性中断时称骨折,骨折时大多伴有软组织如骨膜、肌腱、肌肉、血管、神经、韧带及关节等周围组织的损伤。关节损伤指的是构成关节的组织包括骨、关节软骨、滑膜、关节囊、韧带等的损伤。严重的多发性骨关节损伤,伤情复杂,可引起永久性伤残甚至死亡。

(一)伤情评估

1. 外伤史 均有外伤史,是直接暴力和间接暴力综合作用所引起的,常见于交通事故伤、重物砸伤、高处坠落伤、机械损伤等。

2. 局部表现

(1)一般表现:骨和关节损伤部位表现为疼痛、压痛、局部肿胀、皮下瘀斑、伤肢功能障碍等。

(2)骨关节损伤的特有体征。

1)骨折处出现畸形,肢体反常活动和骨摩擦音或摩擦感。

2)关节完全性脱位者:关节畸形或在异常部位触到移位的关节骨端;弹性固定,由于脱位关节处肌腱、韧带的牵拉及周围肌肉痉挛等导致脱位关节僵化于一定体位,在被动活动时有一定的抵抗;骨端移位突出,正常关节结构部可出现空虚感;患肢长度于伤后发生异常改变(增长或短缩)。

3. 辅助检查

(1)X线检查:有助于骨折的诊断,同时可指导骨折复位、手术定位、判断治疗效果。常规摄片包括正、侧位及邻近关节,某些情况下,需摄特定位置或健侧对比的X线片。

(2)CT检查:CT检查对于某些诊断不明确的骨关节损伤有很大价值,如骨盆骨折、脊椎体或附件的纵裂骨折、脊髓的受压迫情况、髋关节脱位后股骨头的位置判断及活动情况等。

4. 伤情特点

(1)伤情危重:死亡率高,常合并严重的颅脑损伤、胸腹腔脏器损伤等。

(2)并发症发生率高。

1)休克:创伤所致的多发性骨折、脊柱骨折、骨盆骨折、股骨骨折和严重开放性骨折时,伤员常同时存在广泛的软组织挫伤,大量出血、剧烈疼痛和(或)合并内脏损伤可引起休克,尤其是严重大出血引起的失血性休克,如骨盆骨折合并腹膜后血肿,伤后数分钟内出血量可达500~1000mL,多者甚至达2000~4000mL,常是导致患者死亡的主要原因。

2)截瘫:脊柱骨折同时合并脊髓损伤者约为20%。现场及早期处理恰当与否,是影响病情的发展与转归的重要因素。

3)感染:创伤时骨关节的破坏、开放及软组织的挫裂伤,造成异物残留和细菌污染,若处理不当,可导致感染,使骨关节愈合延迟和肢体功能恢复延缓。

4)大血管周围神经损伤:多发性骨与关节损伤患者常伴伤肢血管神经损伤,容易误诊、漏诊,在处理时要特别重视。尤其应注意易引起血管损伤的一些骨折和脱位,如膝关节脱位、股骨上段骨折、胫腓骨开放性粉碎骨折和肱骨髁上骨折等,如发现患肢远端脉搏减弱或消失,大血管附近贯通伤等,应提高警惕,仔细检查,及时处理,防止血管进一步栓塞,造成截肢。对伤肢的神经功能亦应认真检查,准确判断,避免漏诊。

5)并发症多:并发症是引起严重多发性骨关节损伤者死亡的主要原因。损伤早期主要是创伤性休克、心跳呼吸骤停、胸腹腔内脏损伤;损伤中期主要是急性呼吸窘迫综合征、多器官功能障碍综合征、脂肪栓塞综合征、弥散性血管内凝血;损伤后期主要为坠积性肺炎、泌尿系感染、压疮等,均是造成死亡的重要因素。另外,在骨关节损伤的晚期尚有骨折愈合异常、缺血性肌挛缩、缺血性骨坏死、关节活动障碍、创伤性关节炎等并发症。

(二)急救措施

1. 伤情观察

(1)迅速评估伤员的生命体征、意识状况及全身情况,判断有无危及生命的合并伤,如活动性出血、颅脑及胸腹部脏器损伤等。

(2)评估并准确判断损伤部位的血运、感觉、肌力等指标,以及有无骨折移位及压迫大血管、神经或脊髓损伤的存在。

2. 现场救护

(1)抢救生命:立即使伤员脱离危险现场;对于心跳、呼吸停止者,紧急进行心肺复苏;及时准确处理威胁生命的合并伤;预见性的处理和抢救创伤性休克,进行大量快速输血、输液,维持有效血容量;对于昏迷患者必须保持气道通畅。

(2)处理伤口:对于一般伤口出血,用无菌棉垫或干净布类加压包扎伤口止血即可。对于四肢活动性大出血,当加压包扎止血无效时,可用止血带止血,须有明显标志(如用红色布条等),注明上止血带的时间、松止血带的时间。骨折端外露的开放性骨折,切忌加压,以防组织进一步损伤,可先用消毒敷料或干净的布类临时包盖伤口,待送医院清创后再进行复位。

(3)妥善固定:临时外固定是骨折急救的重要措施。急救固定的目的在于减轻疼痛,避免进一步损伤和便于运输。

3. 伤员的转送

根据骨关节损伤者的伤情,采用正确的搬运方法十分重要,尤其对脊柱、脊髓损伤的伤员。要求选用配有木板或其他硬物板的担架,取仰卧或俯卧位,移动伤员时,应保持伤员的脊柱相对平直,需3~4人,可用手托法或滚动法将伤员移到担架上,如为颈椎损伤,则必须有一人固定伤员的头颈部,并略加牵引进行搬运。

4. 开放性骨、关节损伤的处理

(1)做好术前准备:备血、X线检查、抗生素应用,酌情使用充气止血带,清洗伤口周围皮肤,对污染严重的创面,去除表浅污染后,可用消毒液冲洗创面,但不可冲入深部,留标本送检。

(2)清创手术:应尽量减少对组织的损伤,保护神经、肌腱、骨关节软骨及骨组织的前提下进行逐步清创,消除一切可见的污染物、异物、关节内的游离碎骨或软骨碎片,对于深的创底可适当扩大伤口以达到良好暴露以利引流。术中根据伤情采用骨外支架固定或内固定,如螺丝钉、接骨钢板、髓内针等。

(3)创口清洗:清创后,应用大量生理盐水冲洗创腔,一般用生理盐水6~12L冲洗关节腔,或用喷射脉冲冲洗法冲洗创腔,速度为800~1200次/min,喷水量为700~1000mL,压力为2~2.5kg/cm。

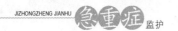

（4）闭合伤口：一般伤口在伤后 6～8h 内，经彻底清创可作一期缝合；对于皮肤缝合困难者，应作皮瓣转移、减张缝合、植皮等方法以闭合伤口；创伤时间长，伤口污染严重可待 3～5d 按伤口进展情况行延期缝合。开放性骨关节损伤一般需在伤口低位放置引流管或另行切口置管，并保证引流通畅，必要时行负压引流。

（5）固定或牵引：清创后将患肢外固定于功能位或采用持续牵引。全身和局部使用抗生素治疗。伤口一期缝合者，可开始早期活动，2～3 周后进行主动的关节功能的锻炼。

（6）功能锻炼：目的是避免发生关节僵直、肌肉萎缩或粘连等，使患肢迅速恢复功能。在进行功能锻炼时，需调动患者的主观能动性，与患者一起制订功能锻炼的护理计划。有步骤地循序渐进地进行功能锻炼，并指导和教会患者功能锻炼的方法。

四、外伤救护技术

在生产、生活过程中，意外伤害时有发生，尤以外伤多见，外伤时可有皮肤损伤、大血管及神经损伤、骨折以及重要脏器的损伤等。在意外伤害发生后，及时有效地利用现有资源对伤员进行正确的初步处理，是提高抢救成功率、防止继发损伤、减少并发症的重要手段。常用的外伤救护技术有止血、包扎、固定、搬运等，是急救人员必须掌握的基本技术。

【止 血】

（一）目的

防止伤口继续出血而引起失血性休克。

（二）适应证

有出血的伤口均需止血，有效的止血对于外伤大出血者尤为重要。

根据出血部位不同可分为外出血和内出血，外出血见于身体各部位的开放性损伤，无论伤口大小均可在伤口处看到出血情况，要注意创口小、创腔大而深的伤口，出血可积于创腔内，头皮裂伤虽然伤口小，但出血多而猛。内出血多见于闭合性损伤，体表一般不能直接看到出血，可从患者血压、脉搏、局部血肿隆起、咯血、呕血、便血等情况进行评估。

根据伤口出血时的表现，可分为动脉出血、静脉出血和毛细血管出血。动脉出血时血色鲜红，压力高、速度快，呈喷射状；静脉出血时血色暗红，速度相对较缓，呈持续涌出状；毛细血管出血时血色较红，出血点小而多，血液自创口渐渐渗出。

本节所阐述的止血法主要适用于外出血的处理。最常采用的是直接压迫止血后再进行加压包扎止血；对于较大血管或动脉性出血的患者，万不得已时才能应用止血带止血，尽早运送到医院让医生采用手术止血。

（三）术前准备

1. 用物准备 止血时应根据具体情况选择应用适当的材料。常用的止血用物有敷料、绷带、充气止血带、橡皮止血带、布带、止血钳等，情况紧急时可用干净的衣物、毛巾、布料等替代。

2. 患者准备 协助患者取舒适体位，向患者做好解释，包括止血的目的、患者应如何配合操作，操作完成后及时告诉患者止血的效果，消除患者的紧张心理。

（四）常用止血方法

1. 直接压迫止血法 这是伤口出血的首选止血方法，适用于小动脉和中、小静脉或毛细血管出血等。将无菌敷料覆盖在伤口上，手掌放在敷料上均匀加压，大多 20min 后可止血。

出血较多时,用绷带、三角巾或布带加适当压力包紧,松紧度以能达到止血为宜。伤口内有异物、碎骨片时不能使用此法,同时应注意三角巾及绷带的结不能打在伤口上。

2.包扎止血法　表浅伤口出血损伤小血管或毛细血管,出血量少,具体操作方法见包扎法。

3.指压止血法　中等或较大动脉出血时的紧急止血法,适用于动脉位置表浅并且靠近骨骼处的出血。用手指(常用大拇指)、手掌或拳头压迫伤口近心端的动脉,将动脉压向深部的骨骼上,血液流动受阻,起到临时止血的目的。注意定位应准确,用力须适当。

(1)头顶部出血:用拇指或示指压迫出血同侧耳屏前方颧弓根部的颞浅动脉搏动点止血(见图 2-3-1)。同时,可在伤处加敷料进行直接压迫。

(2)面部出血:用拇指或示指压迫出血同侧下颌骨下缘、咬肌前缘的面动脉搏动点(下颌角前方 1.2cm 凹陷处)止血(见图 2-3-2)。

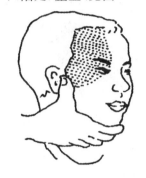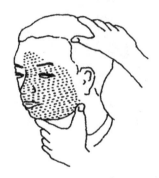

图 2-3-1　颞浅动脉指压止血法　　　　图 2-3-2　面动脉指压止血法

(3)头、面、颈部出血:用拇指或其他 4 指压迫同侧气管外侧与胸锁乳突肌前缘中点之间(相当于甲状软骨平面)的颈总动脉搏动强点,用力向后将颈总动脉压向第 6 颈椎横突上,以达到止血的目的(见图 2-3-3)。

颈内动脉是颈总动脉的分支,是脑的重要供血动脉,因此对颈总动脉的压迫止血应慎重,特别要注意绝对禁止同时压迫双侧颈总动脉。

(4)头后部出血:用拇指压迫同侧耳后乳突下稍往后的枕动脉搏动点止血。

(5)肩部、腋部、上臂上部出血:用拇指或拳头压迫同侧锁骨上窝中部的锁骨下动脉搏动点,并将动脉压向第 1 肋骨(见图 2-3-4)。

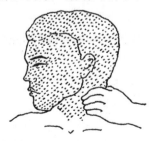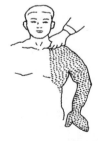

图 2-3-3　颈总动脉指压止血法　　　　图 2-3-4　锁骨下动脉指压止血法

(6)上肢前臂出血:用拇指和其余四指压迫肱二头肌内侧沟中部的肱动脉搏动点,将动脉向外压向肢骨(见图 2-3-5),同时用另一手将患肢上举。

(7)手部出血:用双手拇指同时压迫手腕横纹稍上处的内、外侧的尺、桡动脉搏动点止血

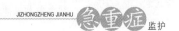
（见图2-3-6）。亦可用握拳法，同时压迫尺、桡动脉搏动点，以达到止血目的。

（8）下肢出血：先将髋关节略屈曲、外展、外旋，用双手拇指或双手掌重叠用力压迫大腿根部腹股沟韧带内侧1/3处点稍下的股动脉强搏动点止血（见图2-3-7），可用于大腿、小腿、足部出血；对于小腿、足部出血者，可用双手拇指在腘窝处将腘动脉压向深部骨面；足部出血者，用双手拇指或示指压迫足背中部近脚腕处的胫前动脉搏动点以及足跟与内踝之间的胫后动脉搏动点止血（见图2-3-8）。

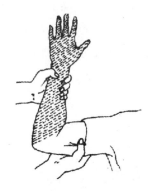

图2-3-5　肱动脉指压止血法

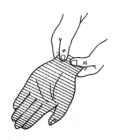

图2-3-6　桡、尺动脉指压止血法

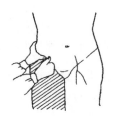

图2-3-7　股动脉压迫止血法

图2-3-8　胫前、后动脉压迫止血法

4. 止血带止血法　当四肢大动脉出血，采用加压包扎及指压止血方法不能有效控制出血时，止血带止血法可作为紧急止血措施选用。此法使用不当可造成更严重的出血或肢体缺血坏死，因此只能短时间使用。

止血带有橡皮止血带和充气止血带两种。橡皮止血带松紧度不易准确掌握，充气止血带则压迫均匀、安全，效果较好；在现场紧急状况下可用绷带、布带（称为无弹性止血带）等替代，注意不可使用绳索、金属丝等物品。使用止血带时，一定要应用衬垫以保护局部软组织避免受损。

（1）无弹性止血带止血法。

1）勒紧止血法，用绷带或三角巾叠成带状或用手头有的布料等在伤口上部（近心端）勒紧止血，第一道绕扎为衬垫，第二道压在第一道上面，并适当勒紧。

2）绞紧止血法，将叠成带状的三角巾在伤口上部（近心端）绕肢体一圈，两端向前拉紧打一活结，形成第二道带圈。将硬质条状物如小木棒、笔杆、筷子等作为绞棒，插在第二道带圈内，提起绞棒绞紧后，将木棒一头插入活结套内，并把活结套拉紧固定（见图2-3-9）。

（2）橡皮止血带止血法：将患肢抬高或置于操作者肩部，用软布料、棉花等软织物衬垫于止血部位的皮肤上（伤口上部）。左手拇指、示指和中指紧握止血带距带端10cm处，手背向下，右手将止血带适当拉紧拉长，绕肢体2～3圈，然后将带塞入左手的示指与中指之间，示指、中指紧夹住止血带向下牵拉，成为一个活结。注意绕圈时，使橡皮带的末端压在紧缠的橡皮带下面(见图2-3-10)。

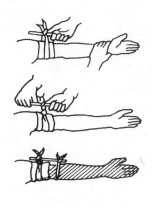

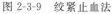

图 2-3-9　绞紧止血法

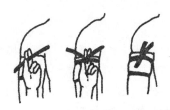

图 2-3-10　橡皮止血带止血法

（3）充气止血带（见图 2-3-11）：根据受伤肢体，选择合适宽度的充气止血带，如上肢的专用止血带的宽度约为 5cm，下肢专用止血带的宽度约为 10～15cm。将充气止血带绑在止血部位皮肤上（伤口上段肢体），充气至动脉血出血停止即可。一般止血压力为上肢 33.3～40kPa（250～300mmHg），下肢 53.4～66.6kPa（400～500mmHg）。有时亦可使用血压计袖带进行充气止血。

（4）注意事项：止血带一般在紧急情况下使用，使用不当可造成严重后果，因此在使用时须做到以下几点：

1）部位：要准确，止血带离出血点不能太远，应扎在伤口的近心端，并尽量靠近伤口，以防止产生多部位的组织缺血。上臂上止血带时，宜在上 1/3 处，大腿上止血带时宜在上 2/3 处；前臂和小腿因有两骨，且动脉常走行于两骨之间，止血带止血效果差。

2）衬垫：橡皮止血带不能直接扎在皮肤上，在止血带与皮肤之间必须加敷料或衣物作为衬垫，切忌用绳索或铁丝直接加压。如有带塑料槽板的橡皮止血带，效果更佳。

3）压力：要适当，以出血停止、远端动脉搏动消失为度。充气止血带则可检测到具体的加压压力。

4）标记：上止血带的患者身上应有明显标记，可在患者胸前别上红色布条，以便优先处理和后送。在伤口处应同时做好标记，并记上使用止血带的时间及部位。

5）松解止血带时间：上止血带总时间一般不宜超过 3h，每 30min 至 1h 松止血带 1 次，每次松解时间为 1～2min，松解时伤口处用敷料加压或用指压止血，如松解后发现出血已停止或明显减轻，则可改用加压包扎止血法；如需重新上止血带，宜在另一稍高平面上。松止血带的时间记录在伤口处的标记上。止血带最终松解前，必须先补充血容量，做好纠正休克和止血用器材或手术准备，且松解时要缓慢松开，不可过快，以免加重大出血。

5.屈肢加垫止血法　肘、膝关节远端肢体受伤出血，在无上肢、下肢骨关节损伤时使用。使用前必须先确定局部有无骨关节损伤再选用。在肘窝或腘窝处垫以棉垫卷、绷带卷（或用毛巾、衣物代替）等，然后用力屈曲肘关节或膝关节，借衬垫物压住动脉，同时借助绷带、三角巾将肢体固定于屈曲位（见图2-3-12）。由于此法可压迫血管、神经等组织，如伤肢合并有骨关节损伤时，更可能导致损伤加重，在伤员搬运时造成不便，需谨慎使用。

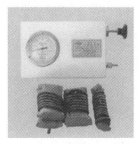

图 2-3-11　充气止血带

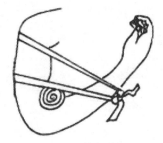

图 2-3-12　屈肢加垫止血法

6.填塞止血法　一般用于大腿根、腋窝、肩部、口腔、鼻腔等处难以用一般加压包扎的较大出血,或清创时去除填塞的敷料时发生再次大出血。可将无菌敷料填入伤口内,外加大块敷料,然后再以绷带、三角巾等加压包扎,清创后填塞的敷料大多在术后 4~6d 开始慢慢取出。

【现场止血操作流程图】

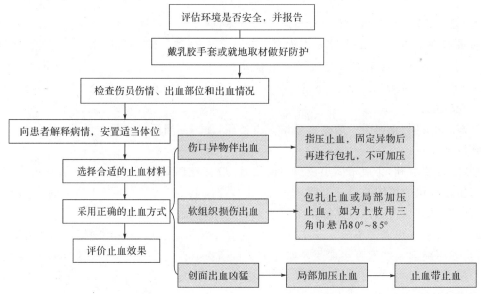

【包扎】

(一)目的

固定敷料,防止伤口进一步损伤和污染,压迫止血,减轻疼痛。

(二)适应证

除由于伤情需要而采用暴露疗法者以外,体表各部位的伤口一般均需包扎。

(三)术前准备

1.用物准备

(1)卷轴绷带,为较常用的包扎用物,急救时使用的多为软质纱布绷带,长度一般为 6m,宽度为 3~10cm 不等,应根据伤员的伤口大小及部位选用合适的绷带。

(2)三角巾,为正方形的白布或纱布对角剪开制成,顶角(90°角)处有用于打结固定的细布带(顶角系带),斜边称为底边,另两个角称为底角,使用时可将三角巾折叠成条状、燕尾状。

(3)某些特殊部位可用多头绷带或丁字带,如腹部包扎可用腹带等。

(4)无菌纱布,伤口上必须覆盖无菌敷料。在紧急状况下,如无绷带和纱布,可用洁净的毛巾、衣服、被单等代替。

2.患者准备　包扎时向患者做好解释,包括包扎的目的、操作要点和注意事项,并合理安置患者的体位,保证患者舒适,如安排患者取卧位或坐位。

(四)常用包扎方法

1.卷轴绷带基本包扎法　进行包扎时,应根据包扎部位的不同形状而选用不同的包扎方法。

(1)环形包扎法:这是最基本、最常用的绷带包扎方法。用于包扎伤口处肢体周径相同部位的小伤口(如颈、腕、胸、腹等部位),以及不同绷带包扎法的开始与结束时。将绷带作环形的重叠缠绕,下一圈完全遮盖前一圈绷带(见图 2-3-13A),为使固定牢固,在放置绷带的始端时略斜,将斜角翻折并压在第二、三圈之间,绷带尾端用胶布固定或将绷带尾中间剪开,打结固定。

(2)蛇形包扎法:用于邻近两处伤口包扎的过渡,如由前臂迅速延伸至上臂时,或用于固定敷料及夹板。包扎时,先将绷带以环形法缠绕伤肢数圈,然后斜行上缠,各圈绷带间互不遮盖或以绷带宽度为间隔(见图 2-3-13B)。

(3)螺旋包扎法:用于包扎上下周径基本相同的部位,如躯干、大腿、上臂、手指等。先以环形包扎法缠绕伤肢数圈,然后稍微倾斜螺旋向上缠绕,每圈绷带遮盖上一圈的 1/3～1/2(见图 2-3-13C)。

(4)螺旋反折包扎法:用于包扎上下周径大小不等的肢体部位,如前臂、小腿等。基本方法同螺旋包扎法,但每绕一周均把绷带以一定角度向下反折,为确保美观和可靠固定,反折部位宜在相同方向,使之成一直线(见图 2-3-13D)。注意不要在伤口上或骨隆突处进行反折。

(5)"8"字形包扎法:应用范围较广,可用于包扎直径不一致的部位,如手掌或屈曲的关节(如肩、肘、膝等部位)。先以环形包扎法缠绕伤肢数圈,然后将绷带由下而上,再由上而下,以伤处或关节为中心,重复作"8"字形来回旋转缠绕,每圈绷带遮盖上一圈的 1/3～1/2(见图 2-3-13E)。

(6)回返包扎法:多用于包扎没有顶端的部位,如头部、指端或截肢残端。如头部外伤时,用绷带进行的帽式包扎就是此法(见图 2-3-13F)。

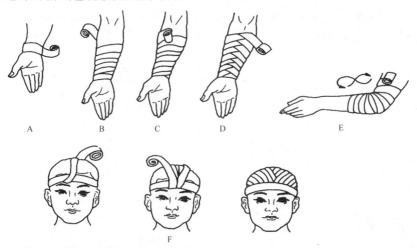

A—环形包扎法;B—蛇形包扎法;C—螺旋包扎法;D—螺旋反折包扎法;E—"8"字形包扎法;F—回返包扎法

图 2-3-13　卷轴绷带基本包扎法

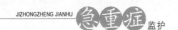

2. 常用三角巾包扎法 三角巾的制作简单,用法容易掌握,可用于各部位损伤的包扎,应用时可根据受伤部位的情况对三角巾形状做出多种调整,如折成条带、燕尾巾或连成双燕尾巾使用。

(1)头面部包扎。

1)头部帽式包扎:将三角巾的底边向上翻折约 3cm,其正中部置于伤员的前额,使翻折朝外与眉平齐,顶角经头顶拉向枕部,两底角经两耳上方,拉向枕后紧压顶角并交叉,然后两个底角由枕后绕回前额中央,打结固定(见图 2-3-14)。顶角拉紧后塞入两底角所形成的折边中。

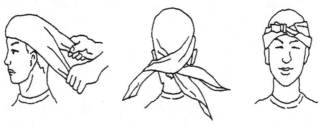

图 2-3-14 头部三角巾帽式包扎法

2)头面部风帽式包扎法:在三角巾的顶角和底边中央各打一结(两个结之间的距离,根据患者头部的大小调整),顶角结放置于额前,底边结放置于枕后下方,包住头部,两底角往下拉紧并向外反折,交叉包绕下颌部,然后拉到枕后置于底边结之上,打结即成风帽状包扎(见图 2-3-15)。

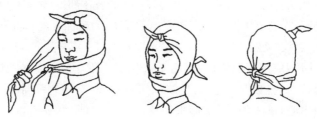

图 2-3-15 三角巾风帽式包扎法

3)面部面具式包扎法:将三角巾顶角打一结,放置于头顶上,然后将三角内置于面部(眼睛、鼻孔及口腔处各剪一个小口),将左右两底角拉紧到枕后交叉,再绕到下颌前打结。也可将顶角结放在下颌部,底边平放于头顶并紧拉向枕后,将底边左、右角提起拉紧,交叉压住底边,两底角再绕至前额打结(见图 2-3-16)。

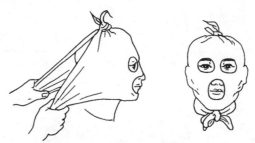

图 2-3-16 面部面具式包扎法

(2)肩、胸背部包扎。

1)燕尾巾单肩包扎法:将三角巾折成燕尾状,把燕尾中夹角朝上,放置于伤肩,注意向后的一角压住并稍大于向前的角,燕尾的底边包绕上臂的上部并打结,两燕尾角则分别经胸、背拉紧到对侧腋下打结(见图 2-3-17)。

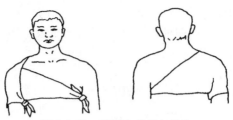

图 2-3-17　燕尾巾单肩包扎法

2)燕尾巾双肩包扎法:折三角巾时注意使两燕尾角等大,中夹角朝上对准颈部,两燕尾披在双肩上,分别经左、右肩拉到对侧腋下与燕尾底角打结。

3)三角巾胸部包扎法:将三角巾底边横放在伤员胸部,约在肘弯上 3cm,三角巾的中部盖在胸部的伤处,顶角越过伤侧肩部垂向背部,两端拉向背部,与顶角一起打结(见图 2-3-18)。

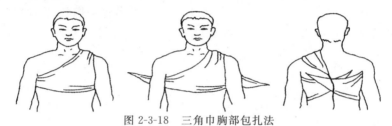

图 2-3-18　三角巾胸部包扎法

4)燕尾巾胸部包扎法:将三角巾折成燕尾状,其底部反折一道约 2~3cm 的边,横放于胸部,两角向上,分别放置于两肩并拉至颈后打结,再用顶角带子绕至对侧腋下打结(见图 2-3-19)。应用三角巾、燕尾巾包扎伤员背部的方法与胸部包扎相同,只是位置相反,结打于胸部。

(3)腹、臀部包扎。

1)燕尾巾腹(臀)部包扎法:将折成燕尾的三角巾底边系带围腰打结,燕尾中夹角对准大腿外侧中线,前角略大于后角并压住后角,前角经会阴向后拉紧与后角打结。臀部包扎方法和腹部相同,只是位置相反,后角大于前角。

2)三角巾腹(臀)部包扎法:将三角巾顶角朝下,底边横放置于脐部,拉紧两侧底角在腰部打结,顶角则经过会阴拉到臀部上方,与两底角余头打结。

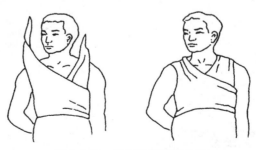

图 2-3-19　燕尾巾胸部包扎法

3)对腹腔内脏脱出的伤员的处理:①放松腹肌:无下肢骨折者,将伤员双腿屈曲,使腹肌放松,防止内脏继续脱出(见图 2-3-20)。②防止污染:脱出的内脏严禁回纳,防止加重污染。

处理时可先用无菌纱布盖住脱出的脏器,再用三角巾或毛巾围成的环垫在脏器周围,然后用大小适当的盆扣住内脏,最后用三角巾包扎固定。也可以用保鲜膜覆盖在脱出的脏器上,防止污染。③取合适卧位:包扎后取仰卧位,屈曲下肢,可在膝下垫以衣物、软枕等,保持患者舒适,须注意腹部保温,防止肠管过度胀气。

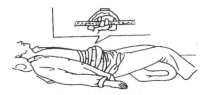

图 2-3-20　对腹腔内脏脱出的伤员的处理

4)四肢包扎。

①三角巾上肢包扎法:三角巾一侧底角打结后套在伤侧手上,注意打结时留较长的余头备用,另一侧底角沿手臂后侧拉紧到对侧肩上,用三角巾顶角包裹伤肢,将前臂屈曲至胸前,拉紧两底角打结(见图 2-3-21)。

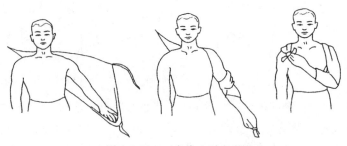

图 2-3-21　三角巾上肢包扎法

②三角巾手、足包扎法:将手平放于三角巾中央,手指对着三角巾的顶角,底边位于腕部,提起顶角将其放置于手背上,拉紧两底角在手背部交叉后再绕回腕部,在掌侧或背侧打结固定(见图 2-3-22)。足部包扎法与手的相同。

③三角巾小腿及足部包扎法:将伤脚放在三角巾近底边的一侧,将较长的一侧巾腰提起,然后缠绕小腿打结,用另一侧的底角包足,绕脚腕并打结于踝关节处(见图 2-3-23)。

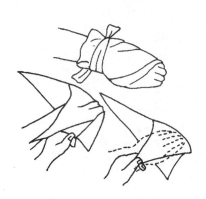

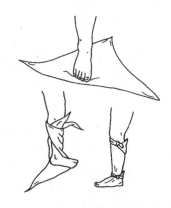

图 2-3-22　三角巾手部包扎法　　　　图 2-3-23　三角巾小腿及足部包扎法

④三角巾膝、肘关节包扎法:根据伤口情况将三角巾折叠成适当的宽条带后,将其中部

放在膝盖上,两端拉至膝后交叉,再由后向前并绕至膝外侧打结。

(五)包扎注意事项

(1)包扎伤口时,一般须先简单清创并盖上消毒纱布,然后再用绷带、三角巾等。操作时应避免加重疼痛或导致伤口出血及污染。

(2)包扎松紧要适宜,在皮肤皱褶处如腋下、肘窝、腹股沟等,需用棉垫、纱布等作为衬垫,骨隆突处也应使用棉垫加以保护。对于受伤的肢体应予适当的扶托物加以抬高。包扎时必须保持肢体的功能位置,如肘关节包扎时应保持屈肘90°。

(3)包扎时注意绷带缠绕的方向为自下而上、由左向右,自远心端向近心端包扎,有助于静脉血液回流。绷带及三角巾的结应打在肢体的外侧面,注意不要打在伤口上、骨隆突处或易于受压的部位。

(4)紧急状况或绷带已被伤口分泌物浸透干涸时,可用剪刀剪开以迅速解除绷带。

【现场包扎操作流程图】

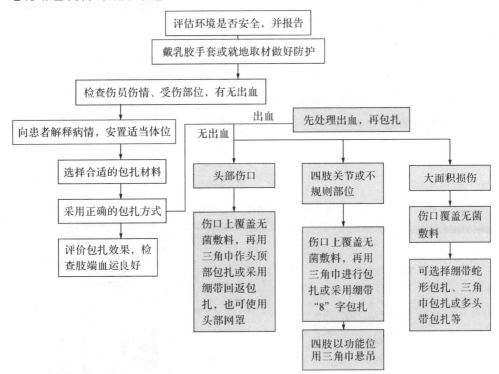

【固定】

(一)目的

限制伤肢受伤处的活动,以减轻疼痛,同时防止骨折断端的移位,而导致血管、神经以及重要脏器的进一步损伤;固定也有利于防治休克,便于伤员的搬运。

(二)适应证

对于现场诊断明确有骨折或高度怀疑有骨折者,急救时均需临时固定。根据不同的骨折选用不同的固定方法。

（三）固定前准备

1. 用物 夹板、绷带、三角巾、敷料等。最理想的固定用物是夹板，根据制作材料不同，有木质夹板、金属夹板和可塑性、充气性塑料夹板等。现场抢救时亦可选用竹板、木棒等替代，也可直接将患肢与健侧肢体或躯干捆绑以进行临时固定；另备纱布或毛巾、衣物、绷带、三角巾等。

2. 患者准备 固定前向患者做好解释，包括固定的目的、操作要点和注意事项。如有严重骨折成角畸形或骨折端移位于皮下可能穿破皮肤时，可顺肢体长轴手法牵引，以减少畸形压迫，改变局部血运。

（四）常见骨折的临时固定法

1. 锁骨骨折固定法

（1）无夹板固定：安置伤者于端坐位或站立位；在伤者两腋前上方加垫毛巾或敷料；将折叠成带状的三角巾，斜放于后背，三角巾两端分别从肩上及腋下绕双肩呈"8"字形，然后拉紧三角巾的两头在背后打结，使双肩尽量后张。

（2）"T"形夹板固定：将预先做好的"T"形夹板（直板长50cm，横板长55cm）贴于伤者背后，在两腋下与肩胛部位垫上棉垫，用绷带先将腰部扎牢，然后固定两肩部。

亦可选择用锁骨八字固定带固定（见图2-3-24），对于一侧锁骨骨折者应限制伤侧肢体的活动，可用三角巾将伤侧前臂悬兜于胸前。

2. 肱骨骨折固定法

（1）夹板固定法：安置伤者于端坐位，嘱伤者或旁人托住伤肢，伤肢位置为肘关节屈曲45°～90°，前臂呈中立位（掌心朝向胸前）。取长、短夹板两块，长夹板放于上臂的后外侧，短夹板置于前内侧（如只有一块夹板时，则放在上臂后外侧），用绷带或三角巾在骨折部位上、下两端扎牢固定，用小悬臂带将前臂固定于功能位，在躯干与伤肢之间加软垫，再用三角巾将伤肢与躯干固定（见图2-3-25）。

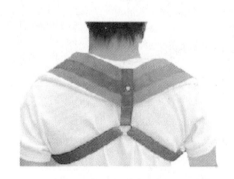

图2-3-24　锁骨八字固定带固定法

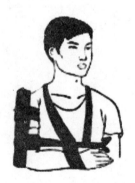

图2-3-25　肱骨骨折夹板固定法

（2）躯干固定法：无夹板时，可将三角巾折成约10～15cm宽的带子，将三角巾的中央正对骨折处，将上臂固定在躯干上，屈肘45°～90°，再用小悬臂带将前臂悬吊胸前。固定时，要达到肘关节屈曲成角、肩关节不能移动的效果。

3. 前臂骨折固定法

(1)夹板固定法：安置伤者于端坐位，协助屈肘 45°～90°，拇指向上。取两块长短适当的木板(由肘至手心)，垫以柔软衬物，将两块夹板分别放在前臂掌侧与背侧(只有一块夹板时放在前臂掌侧)，并在手心放棉花等柔软物，让伤员握住，使腕关节稍向背屈，然后用三角巾或绷带，在骨折的上下两端扎牢固定，以屈肘 45°～90°，再用大悬臂带吊起。

(2)衣襟、躯干固定法：利用伤员身穿的上衣固定。将伤臂屈曲贴于胸前，把手放在第三、四纽扣间的前衣襟内，再将伤侧衣襟向外翻，反折上提，托起前臂衣襟角系带，拉到健肢肩上，绕到伤肢肩前与上衣的衣襟打结。无带时可在衣襟角剪一小孔，挂在第一、二纽扣上，再用腰带或三角巾经肘关节上方绕胸部一周打结固定。

4. 大腿骨折固定法

(1)夹板固定法：将伤员安置于仰卧位，伤腿伸直，脱去伤肢的鞋袜。用两块夹板分别放于大腿内、外侧。外侧夹板长度为腋窝到足跟，内侧夹板长度为腹股沟到足跟(若只有一块夹板，则放到外侧)，将健肢靠向伤肢，使两下肢并列，两脚对齐。在关节及空隙部位加垫，用三角巾或布带将骨折上、下两端先固定，然后分别在腋下、腰部及膝、踝关节等处扎牢固定，最后使脚掌与小腿呈垂直，用"8"字形包扎固定(见图 2-3-26)。

(2)健肢固定法：无夹板时，可用三角巾、腰带、布带等把两下肢固定在一起，两膝和两踝之间要垫上软性物品(见图 2-3-27)。

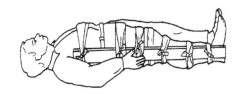 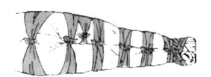

图 2-3-26　大腿骨折夹板固定法　　　　　　图 2-3-27　大腿骨折健肢固定法

5. 小腿骨折固定法

(1)夹板固定法：用两块长度为从大腿中段到脚跟长的木板加垫后，分别放在小腿的内侧和外侧(若只有一块木板时，则放在外侧)，于关节处垫置软物，用五条三角巾或布带分段扎牢固定。首先固定小腿骨折的上下两端，然后依次固定大腿中部、膝关节、踝关节并使小腿与脚掌垂直，用"8"字形固定(见图 2-3-28)。

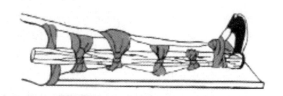

图 2-3-28　小腿骨折夹板固定法

(2)健肢固定法：同大腿骨折固定法。

6. 脊柱骨折固定法　脊柱骨折后，不能轻易移动伤员，应依照伤者伤后的姿势作固定。俯卧时，以"工"形方式将竖板紧贴脊柱，将两横板压住竖板分别横放于两肩上和腰骶部，在脊柱的凹凸部加上软物品，先固定两肩并将三角巾的末端在胸前打结。然后，再固定腰骶部。

伤员仰卧时,如不需搬动,可在腰下、膝下、足踝下及身旁放置软垫固定身体位置。如有硬质担架或硬板,应立即将伤员俯卧或平卧于担架上,不使其发生移位(见图2-3-29),用沙袋或毛巾卷置于伤者头部两侧,并用绷带、衣物等将伤员固定于木板上。

7. 骨盆骨折固定法 将伤员安置于平卧位,用三角巾或大块布类织物将骨盆作环形包扎,并将伤员仰卧于硬质担架上,膝关节微屈,下部加垫(见图2-3-30)。

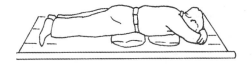
图 2-3-29 脊柱骨折伤员的固定

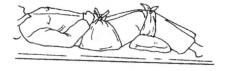
图 2-3-30 骨盆骨折伤员的固定

8. 肋骨骨折固定法 采用宽胶带固定法或多头带固定法进行固定。先在胸部骨折处垫些棉花,在受伤者呼气状态下用宽绷带或宽胶带围绕胸部紧紧地包扎起来,固定胸壁。用大悬臂带扶托伤侧上肢(见图2-3-31)。

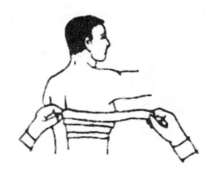
图 2-3-31 肋骨骨折宽胶带固定法

(五)操作注意事项

1. 处理原则 本着先救命后治伤的原则,对呼吸、心跳停止者立即进行心肺复苏。有大出血时,应先止血再包扎,最后再固定骨折部位。有休克,应先行抗休克处理。

2. 选用合适的夹板 根据骨折的肢体选择适当的夹板,长度必须超过骨折的上、下两个关节。

3. 恰当的固定 骨折部位的上、下两端及上、下两关节均需固定;夹板与皮肤不可直接接触,在夹板与皮肤之间,以及伤肢与健肢之间应垫棉花或其他布类物品,特别注意在骨突部位、悬空部位和夹板两端应加厚衬垫,防止受压或固定不妥。绷带和三角巾不要直接绑在骨折处。

4. 固定松紧要适度 固定过紧会影响血液循环。在进行肢体骨折固定时,必须露出指(趾)端,以便随时观察末梢血液循环,固定后若发现指(趾)端苍白、发冷、麻木、疼痛、肿胀等,提示血液循环不良,需松开重新固定。

5. 其他 有严重骨折成角畸形或骨折端移位于皮下可能穿破皮肤时,可顺肢体长轴手法牵引,以减少畸形压迫,改善局部血运。对于开放性骨折,禁用水冲,不涂药物,保持伤口清洁。对于外露的断骨,严禁送回伤口内,避免增加污染和刺伤血管、神经。骨折固定过程应避免不必要的搬动。疼痛严重者,可服用止痛剂和镇静剂。固定后迅速送往医院。

【现场骨折固定操作流程图】

评估伤员伤情,明确是否有危及生命的损伤存在

（1）对心跳呼吸停止者立即实施心肺复苏术;
（2）对大出血患者立即采取有效的止血及抗休克措施。

损伤部位发生疼痛、肿胀、局部畸形、骨摩擦音、功能障碍等

确定怀疑骨折是否存在

根据伤情拟定固定方案

根据受伤部位以及救治条件准备固定用物

（1）夹板长度必须超过骨折部位的上、下两个关节,亦可用树枝、木板、
　　　杂枝等作为替代物;
（2）准备足够的绷带、三角巾、敷料或衣物,绝不可采用电线、钢丝等物;
（3）对于脊柱、骨盆损伤者准备硬质担架或硬板。

向伤者解释即将采取的固定方法的目的、操作要领及注意事项

安置患者于适当的体位

（1）上肢骨折患者如没有其他损伤可取端坐位,下肢骨折患者取仰卧位;
（2）脊柱、盆骨骨折患者视受伤情况取仰卧位或俯卧位,尽可能不移动患者。

按操作要领固定伤肢

（1）用绷带或三角巾先固定骨折的上端,然后是下端,以免骨折移位;
（2）在夹板与皮肤之间要垫好衬垫;
（3）指、趾末端必须外露;
（4）绷带和三角巾不要直接绑在骨折处;
（5）上肢骨折固定后适当采取悬吊,以限制伤肢活动;
（6）严重骨折成角畸形或骨折端移位于皮下可能穿破皮肤时,顺肢体长轴
　　　手法牵引;
（7）上肢固定后,肘关节呈45°~90°;下肢固定后,脚掌与小腿垂直。

评价固定效果,观察伤肢末端血液供应情况,如有指（趾）端苍白、发冷、
麻木、疼痛、肿胀等,提示血液循环不良,需松开重新固定

【搬运】

(一)基本原则

迅速、及时而安全地将伤员搬至安全地带,防止再次负伤是现场搬运伤员的基本原则。

(二)搬运要求

(1)伤者应先做初步处理,如外伤患者应先止血、包扎固定后再进行搬运。

(2)搬运须在人员、器材准备妥当后进行。

(3)搬运过程中应密切观察患者的脸色、呼吸、脉搏、神志等,搬运过程中注意保暖。

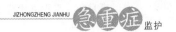
(4)在某些特殊的事故现场,应根据情况调整搬运患者的方法,如火灾现场浓烟弥漫时,应在离地 30cm 内匍匐前进,防止伤员吸入浓烟。

(三)搬运方法

现场搬运可采用徒手搬运,也可临时制作简单搬运工具及利用专用搬运工具。

1. 徒手搬运

(1)拖行法:在现场环境危险,需尽快将患者转移至安全区域时使用。救护员位于伤员的背后或头侧,将伤员的双手横放于胸前,救护员的双臂置于伤员腋下,双手紧抓伤员的手臂,缓慢先后拖行;也可在伤员的身下铺上毛毯、外套等物或将伤员外套反折进行伤员转运(见图 2-3-32)。

(2)扶行法:适用于能够站立行走、病情较轻的伤员。救护员站在患者的健侧,伤员手臂揽住其头颈,救护员用一手牵住伤员的手腕,另一手扶持他的腰部,使身体略紧挨救护员,扶持行走(见图 2-3-33)。

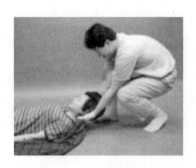

图 2-3-32　毛毯拖行法

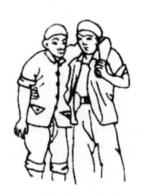

图 2-3-33　扶行法

(3)抱持法:适用于身轻、个子小的伤员。救护员站于病员一侧,双手分别托其背部、大腿,将其抱起。患者若神志清楚,可用双手抱住救护员的颈部(见图 2-3-34)。

(4)背负法或肩负法:救护员站在伤员前面,微弯背部,将伤员背起(见图 2-3-35),救护员亦可将伤员拉起后将其背负在肩上,并以双手拉住伤员的同侧手臂、下肢以防止伤员滑落(见图 2-3-36)。胸、腹部创伤伤员不宜采用此法。

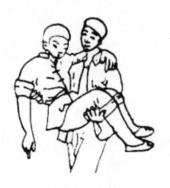

图 2-3-34　抱持法

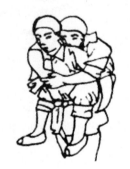

图 2-3-35　背负法

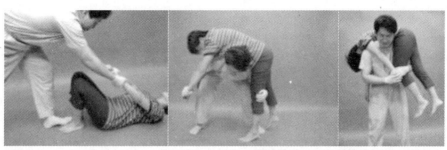

图 2-3-36　肩负法

（5）爬行法：适用于狭小空间及火灾、烟雾现场的伤员搬运。将伤员的双手用布带捆绑于胸前，救护员骑跨于伤员身体两侧，将伤员的双手套于救护员颈部，使伤员的头、颈、肩部离开地面，救护员双手着地或一手臂保护伤员头、颈部，一手着地拖带爬行前进。

（6）杠轿式：两名救护员面对面站于伤员的身后，呈半蹲位，各自用右手紧握左手的腕关节处，左手紧握对方右手的腕关节处，组成杠轿（见图 2-3-37）。伤员将双臂分别置于救护员颈后，坐在杠轿上，救护员慢慢站起，将伤员抬走。

（7）椅托式：救护员甲以右膝、救护员乙以左膝跪地，各以一手伸入患者的大腿之下并互相紧握，另一手交替支持患者背部（见图 2-3-38）。

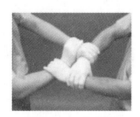

图 2-3-37　杠轿式

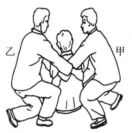

图 2-3-38　椅托式

（8）肢端搬运法（拉车式）：两位救护员分别站在伤员的头部和足部。站在伤员头部的救护员将双手插至伤员腋前，将伤员环抱在怀内；站在伤员足部的另一位，跨在伤员两腿中间。两人步调一致地慢慢抬起伤员，伤员卧式前行（见图 2-3-39）。

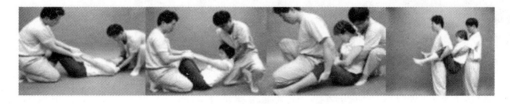

图 2-3-39　肢端搬运法（拉车式）

2. 担架搬运

担架是现场救护最常用的搬运方法，对于路途较长、病情较重的伤员应选用此法进行搬运与转送。2～4 名救护员按救护搬运的正确方法将伤员轻轻移上担架，并做好固定。

（1）普通担架的搬运要点：

1）将伤员移上及移下担架时，应避免造成进一步的损伤，尤其是脊柱损伤者；

2）行进途中，伤员头部向后，足部向前，便于观察病情；

3)担架小组成员应步调一致,平稳前进;

4)经过高低不平的地形,如台阶、上桥、下桥等,应尽量保持伤员的水平状态;

5)伤员一般采取平卧位,昏迷时应使伤员的头部偏向一侧,有脑脊液漏时,应使伤员头部抬高 20°～30°,防止脑脊液逆流和窒息。

(2)铲式担架及脊柱板的搬运:铲式担架(见图 2-3-40ab)及脊柱板(见图 2-3-41abcdefg)均有固定带,可将伤员固定。前后各需要 1～2 人进行搬运。

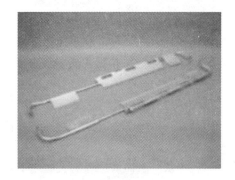

图 2-3-40a 铲式担架

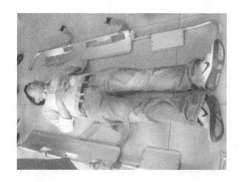

图 2-3-40b 铲式担架的使用

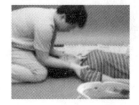

图 2-3-41a 轴向牵引颈部

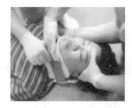

图 2-3-41b 上颈托

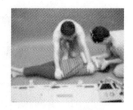

图 2-3-41c 轴向翻身

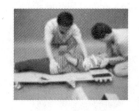

图 2-3-41d 轴向牵引颈部

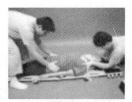

图 2-3-41e 上颈托

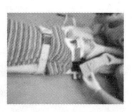

图 2-3-41f 头部固定

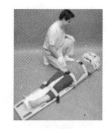

图 2-3-41g 伤员固定妥当

(3)帆布担架及简易担架的搬运:对于骨折伤员不可使用。使用前应先在担架上垫被褥、毛毯或其他织物,防止皮肤受伤。患者移上担架后,在颈、腰、膝、踝等空虚处需用衣物、衬垫等垫起。

(4)毛毯担抬法:在伤员无骨折但伤势严重、通道狭窄的情况下使用。将毛毯卷至半幅,平放于地上,卷边靠近伤员,4 位救护员跪在伤员的另一侧,合力将伤员身体向救护员侧侧翻,并将毛毯卷起部分紧贴伤员的背部,然后让伤员向后翻过毛毯,卷起部分并处于仰卧位,4 位救护员分别站在伤员的两侧,将两边的毛毯紧紧卷向伤员,紧贴其身体两侧,分别抓住卷毯平头、腰、髋、膝处,同时用力抬起伤员。必要时亦可使用床单。

3.伤病员的紧急移动

(1)从驾驶室搬出:第一位救护员的双手手掌置于伤员的头部两侧,轴向牵引颈部。如有颈托,戴上为宜。第二位救护员的双手轴向牵引伤员的双踝使双下肢处于伸直状态,第三、四位则双手托住伤员的肩背部、腰臀部,保持脊柱中立位,平稳地将伤员搬出。

(2)从倒塌物下搬出:首先迅速地清除伤员身上的沙土、砖块等倒塌物,检查伤员的口鼻腔中有无异物,如有,立即予以清除以保持呼吸道通畅;第一位救护员的双手紧抱伤员的头部两侧并沿身体纵轴方向牵引颈部,有条件戴上颈托,第二位救护员牵引伤员的双踝使双下肢呈伸直状态,第三、四位救护员则双手托住伤员的肩背部、腰臀部,保持脊柱中立位,平稳地将伤员移出。

(3)从狭窄坑道将伤病员搬出:第一位救护员的双手手掌置于伤员头部的两侧,轴向牵引颈部。如有颈托,戴上为宜。第二位救护员的双手轴向牵引伤员的双踝使双下肢处于伸直状态,第三、四位救护员则双手托住伤员的肩背部、腰臀部,将伤员托出坑道,交于坑道外的救护人员。

(4)脊柱骨折搬运:有脊柱骨折或疑似骨折者在搬运时采用四人搬运法(见图2-3-42a)。一位救护员跪于伤员的头部,双手手掌抱于伤员头部两侧轴向牵引颈部(头锁法)为伤员戴上颈托并用三角巾固定双手,另外三人跪在伤员的同一侧,分别位于伤员的肩背部、腰臀部、膝踝部。位于头部的救护者一手伸至伤员肩膀下,另一手依旧置于伤员的头部一侧,紧紧固定头部(肩锁法),另三人将双手手掌平伸到伤员的对侧,四人同时用力,平稳地将伤员抬起,保持脊柱呈中立位,放于脊柱板上,然后用头部固定器或布带固定头部(见图2-3-42b)。6～8条固定带依次将伤员固定在脊柱板上,2～4人抬起脊柱板进行搬运。

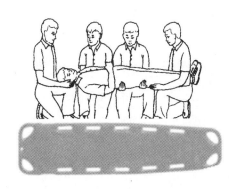
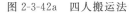

图2-3-42a　四人搬运法

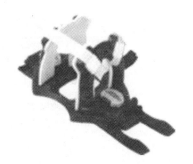

图2-3-42b　头部固定器

(5)骨盆骨折搬运:骨盆骨折或疑似骨折者搬运时一般采用三人搬运法。三位救护员在伤员的同一侧。一人位于伤员的胸部,伤员的手臂可抬起置于救护员的肩上;一人位于腿部;另一人专门保护骨盆。三人均单膝跪地,双手手掌平伸到伤员的对侧,同时用力抬起伤员,放于硬质担架上,然后在骨盆两侧用沙袋或衣物等固定,膝下垫高,头部、双肩、骨盆、膝部用宽布带固定于担架上,防止途中颠簸。如合并上肢骨折,固定上臂后用衣物垫起,与胸部相平行,肘部弯曲90°置于胸腹部。

4.现场搬运的注意事项

(1)搬运一定要平稳,切忌生拉硬拽,以免损伤加重;

(2)特别要保持脊柱中立位,防止脊髓损伤;

(3)疑似脊柱骨折时,禁忌一人抬肩、一人抱腿的错误搬运方法;

(4)转运途中要密切观察伤员的呼吸、脉搏、意识、面色等变化,适时调整固定物或止血带的松紧度,防止受压皮肤缺血坏死;

(5)应将伤员妥善固定在担架上,防止头颈部扭动、过度颠簸或其他意外的发生。如有颈托,戴上为宜。

【现场搬运操作流程图】

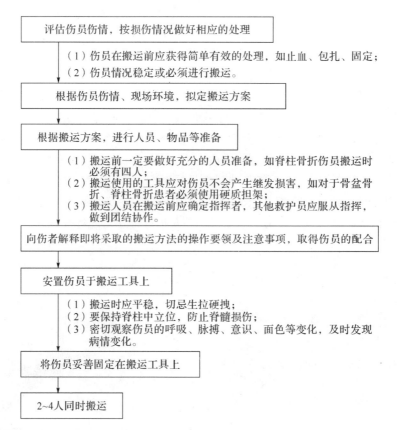

【知识库】

孕产妇创伤

创伤作为一种特殊的应激因素,随交通伤、暴力伤等发生,日益增多。其发生率和死亡率均呈明显上升趋势,创伤患者中就有一定比例的孕产妇。

遭受创伤后,孕产妇可能出现软组织挫伤、失血、内脏破裂、骨折、颅脑外伤等直接性损伤,也会出现急性呼吸窘迫综合征、创伤性凝血病、多器官功能障碍综合征等后续问题。同时,胎膜早破、胎盘早剥、子宫破裂、胎儿窘迫等妊娠并发症随创伤而发生。创伤作为威胁孕产妇(或胎儿)的危险因素越来越受到重视。

孕期保健中应建议孕妇乘坐汽车时系好安全带,安全带固定于大腿上方。暴力是导致孕产妇创伤的第二位原因,在国外孕产妇遭受家庭暴力致伤亡的事件时有发生。其他如枪击伤、刀刺伤等较少见。产后抑郁症及相关精神疾病为孕产妇创伤的又一重要因素。

对于孕产妇突发的腹部创伤应作以下处理:①必须联合腹部外科医师快速评估孕产妇的病情。②在最短时间内,判断是否伴有腹内脏器损伤,并对孕妇进行最优化的复苏和尽早评估胎儿。③孕产妇遭受创伤后必须及时吸氧。一些严重创伤(如内脏破裂)时,需要及时行气管插管,以保障孕产妇和胎儿的氧供。④评估孕产妇创伤后是否发生胎盘早剥、胎膜早破、子宫损伤、胎儿损伤、胎儿窘迫甚至胎儿死亡等。⑤注意孕妇的胎心、胎动、下腹疼痛、阴道出血、胎盘影像等情况的变化,协助外科医生选择正确的处置路径。

对于孕产妇创伤的实验室检查应包括血常规、尿常规、电解质、血糖、凝血等相关检查。进行性的血红蛋白下降提示活动性出血,腹腔出血是造成孕产妇车祸死亡的主要原因。对于复杂且危及生命的创伤,要及时进行 CT 检查,有利于快速发现损伤部位和严重程度。由于孕妇担心放射线对胎儿的危害,X 线摄片或 CT 检查有时很难作为首选的检查手段,应当给孕妇及家属说明检查的必要性。超声检查是评估胎儿宫内状况、子宫和胎盘情况、盆腹腔内出血的重要方法,对诊断腹腔实质脏器(肝、脾等)破裂、胸腔积液等有价值。妊娠期核磁共振成像(MRI)检查非常安全,但 MRI 耗时相对较长,大多金属附属品不能进仓,在创伤早期应用受限。对所有育龄的女性创伤患者均应检测血 HCG 水平,并且尽可能地避免 X 线辐射。

严重创伤的孕产妇,常伴有休克,以失血性休克多见。失血性休克是导致孕产妇或胎儿死亡的主要原因。

手术干预和终止妊娠是孕产妇严重创伤救治的重要环节,对已经危及母亲生命安全的腹部创伤必须及时进行手术。手术前后和手术中可以采用电子胎心监护和多普勒超声动态观察胎儿的心率情况。孕产妇腹部创伤时,诊断性腹腔穿刺是判断脏器破裂或穿孔的重要手段,一般在超声引导下,于脐上方穿刺,注意避开妊娠子宫。剖宫产是孕产妇创伤救治的重要手段,但是需要依据孕周和胎儿宫内情况确定剖宫产的时机。

【自测题】

一、单选题

1. 患者,男,17 岁,与人斗殴时被菜刀砍中腹股沟处,鲜血喷涌而出,如你在现场应　　（　　）

A. 加压止血　　　　　　　　　　　　B. 找带状物作止血带使用

C. 抬高患侧下肢　　　　　　　　　　D. 补液输血

2. 创伤急救处理时,优先抢救的急症是　　　　　　　　　　　　　　　　　　（　　）

A. 大出血　　　　　　B. 休克　　　　　　C. 骨折　　　　　　D. 窒息

3. 开放性气胸的急救是　　　　　　　　　　　　　　　　　　　　　　　　　（　　）

A. 局部加压包扎　　　　　　　　　　B. 气管插管辅助呼吸

C. 厚敷料封闭伤口　　　　　　　　　D. 胸腔穿刺排气

4. 张力性气胸的急救是　　　　　　　　　　　　　　　　　　　　　　　　　（　　）

A. 局部加压包扎　　　　　　　　　　B. 气管插管辅助呼吸

C. 厚敷料封闭伤口　　　　　　　　　D. 立即行胸腔穿刺排气

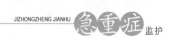

5. 灾难急救中休克患者救护的首要环节是 （ ）

A. 应用血管活性药物　　　　　　　B. 应用纠酸药物

C. 消除病因,补充血容量　　　　　D. 应用肾上腺皮质激素

6. 按急救程序,对机械性损伤患者最先采用的措施是 （ ）

A. 重点检查　　B. 包扎伤口　　C. 抢救生命　　D. 止血输血

7. 急性血容量丢失后,液体复苏首选 （ ）

A. 白蛋白　　　B. 高渗氯化钠溶液　C. 全血　　　D. 生理盐水

8. 利器刺入体内急救的措施,下列哪项正确 （ ）

A. 立即拔除　　B. 止血带止血　　C. 加压包扎　　D. 固定利器,送医院

9. 某患者有下列伤情,抢救时首先处理 （ ）

A. 休克　　　　B. 脾破裂　　　C. 张力性气胸　　D. 开放性腓骨骨折

10. 关于成批急症患者的第一优先分类颜色代码 （ ）

A. 红色　　　　B. 黄色　　　　C. 绿色　　　　D. 黑色

11. 下列哪一项不属于院前急救需掌握的急救技术 （ ）

A. 气管插管　　B. 止血　　　　C. 包扎　　　　D. 固定

12. 广义和狭义的院前急救概念的主要区别是 （ ）

A. 是否有公众参与　　　　　　　　B. 是否有专业的院前急救人员参加

C. 是否有医务人员参与　　　　　　D. 是否有警察参加急救

13. 有关上止血带止血,下列哪项做法错误 （ ）

A. 部位要准确,上臂不可扎在上 1/3 处

B. 松紧度适当,以刚达到远端动脉搏动消失为度

C. 每隔半小时至 1h 放松一次,每次 1～2min

D. 要注意肢体保暖

14. 踝关节扭伤,考虑用绷带固定,应使用 （ ）

A. 环形包扎　　B. 回返形式包扎　　C. "8"字形包扎　　D. 螺旋包扎

15. 车祸患者来急诊时,神志朦胧,咯血,口鼻内有泥沙夹血外溢,呼吸困难,烦躁不安。左胸部皮肤严重擦伤、肿胀,左大腿中下端肿胀、瘀斑。心率 100 次/min,血压 120/95mmHg。此时最紧急的处理是 （ ）

A. 吸氧,减轻呼吸困难　　　　　　B. 可能有气胸存在,立即拍胸片

C. 清除口、鼻腔出血和异物　　　　D. 可能有左下肢骨折,先用夹板临时固定

16. 背部刀伤患者,神志清楚,主诉口渴。面色苍白,脉搏 110 次/min,血压 90/70mmHg,表浅静脉塌陷,尿少。估计此患者的失血量占全身血容量的 （ ）

A. <10%　　　B. 10%　　　C. 20%～40%　　D. 40%左右

17. 一创伤性休克患者需紧急扩容,应首选下述何种液体 （ ）

A. 低分子右旋糖酐　　　　　　　　B. 血浆及全血

C. 葡萄糖溶液　　　　　　　　　　D. 平衡盐溶液

18. 创伤患者的伤口出血的首选止血方法是 （ ）

A. 加压包扎止血　　　　　　　　　B. 指压止血

C. 屈肢加垫止血法　　　　　　　　D. 止血带止血法

19．充气止血带止血时的一般压力为　　　　　　　　　　　　（　　　）

　　A．上肢 100～150mmHg，下肢 200～300mmHg

　　B．上肢 150～200mmHg，下肢 250～350mmHg

　　C．上肢 200～250mmHg，下肢 300～400mmHg

　　D．上肢 250～300mmHg，下肢 400～500mmHg

20．下述哪个部位受伤一般不用填塞止血法　　　　　　　　　　（　　　）

　　A．口腔　　　　　　　B．腋窝　　　　　　C．肘窝　　　　　　D．鼻腔

21．下列哪一项不符合急救技术的要求　　　　　　　　　　　　（　　　）

　　A．操作简单易行，易于掌握　　　　　　B．效果确实可靠

　　C．救护人员尽量要少　　　　　　　　　D．尽量使用先进的医疗器械

（徐金梅　邱萍萍）

任务四　电击除颤操作

✦ 学习目标

● **知识目标**

　　了解电击除颤的原理；掌握除颤的方法。

● **能力目标**

　　掌握电击除颤操作及注意事项。

　　心脏电除颤是利用除颤器将高能量电脉冲直接作用于心脏或其周围皮肤，使全部或绝大部分的心肌细胞在瞬间内同时发生除极化，并均匀一致地进行复极，然后由窦房结或房室结发放冲动，从而终止快速的异位心律，恢复窦性心律的救治措施。这是目前纠正室颤最有效的方法，而且除颤越早则效果越好。

　　【体外除颤操作】

　　1．适应证

　　(1)同步电复律：是用患者心电图中的 R 波触发放电，恢复窦性心律的方法。常用于心房颤动、心房扑动经药物治疗无效及室上性心动过速等患者。

　　(2)非同步电复律(亦称电除颤)：一般用于 QRS 波和 T 波分辨不清时的快速异位心律失常，如心室颤动、心室扑动或室性心动过速者。

　　2．禁忌证　洋地黄中毒所致的心律失常、伴有严重房室传导阻滞的心房颤动或扑动、病态窦房结综合征中的快速性心律失常、低血钾等。

　　3．术前准备

　　(1)用物准备：心脏电除颤器、导电膏或盐水纱布，同时备齐常用的抢救器材和药品。

　　(2)患者准备：将患者平放在硬板床上，去除义齿和金属饰物，保持呼吸道通畅，充分暴露心前区。建立静脉通路，以备抢救之用。麻醉时可静脉缓推地西泮(安定)10mg，待患者

报数中断再予除颤。若患者心跳、呼吸骤停,立即行基础生命支持。

4. 操作方法

(1)在电击除颤前进行心电监护以确诊是否存在室颤、室速等。

(2)有交流电源(220V,50Hz)时,接通电源和地线,并将机上电源开关指示转至"交流"位置;若无交流电源,则用机内电池,并将电源开关指示转至"直流"位置。

(3)按下胸外除颤按钮和非同步按钮,准备除颤。

(4)选择除颤所需的合适能量。成人首次除颤所用的能量为:单相除颤采用 360J;双相除颤采用 120～200J(或按制造厂商推荐的能量)。儿童除颤时,首次能量为 2J/kg,后用 2～4J/kg或 4J/kg 除颤。1 次除颤后仍不能消除室颤,其原因应为心肌缺氧,需要施行 2min CPR 以重新恢复心脏的氧供,这样做可使随后施行的除颤更有效。首次除颤只需要采用单次能量够大的除颤,以后再施行的除颤也应是单次,能量可以不变或按需要增加。每次除颤后应继续施行 2min CPR,再检查心电及脉搏。除颤程序为:①除颤 1 次;② 行 CPR 2min;③检查心电(+/-脉搏);④重复此循环。给予儿童的首次能量为 2J/kg,后续电击的能量为 4J/kg。

(5)按下充电按钮,注视除颤能量的增值变化。当增加至所需数值时,便停止充电。

(6)将两个电极板分别涂以导电膏或包上浸有生理盐水的纱布垫,纱布垫 4～8 层,准备安放电极。除颤电极不分正负极,通常放在心脏长轴两端的位置。电极有两种放置方法。一种为标准方法,即将一电极板放于左乳头下(左腋前线,心尖部),另一电极板放在胸骨右缘第 2 肋间(心底部),两电极板相距 10cm 以上,以防短路。另一种为胸部前后法,即将一个电极板置于前胸部的胸骨左缘第 4 肋间水平,另一电极板放在背部左肩胛下区(见图 2-4-1)。

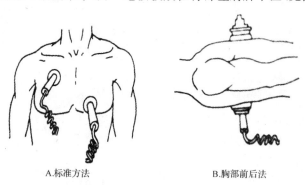

A.标准方法   B.胸部前后法

图 2-4-1 电除电极板的放置方法

(7)放电前嘱其他人离开患者的床边。操作者两臂伸直固定电极板紧贴患者的皮肤,上面的指示器显示绿色。放电前使自己的身体离开床缘,然后双手同时按下放电按钮进行电击除颤。

(8)除颤后紧接着进行 5 个循环的 CPR,如心电监护仍显示存有室颤,可重复相同能量或增加电刺激强度再次予以除颤。

5. 操作注意事项

(1)除颤前应认真检查有关器械和设备,确切证实充电、放电功能有效,做好各项抢救准备工作。

(2)准确安放电极板,并应与患者皮肤全部贴紧,保证导电和除颤的效果。

(3)对细颤型室颤者,先采取相应措施,使其变为粗颤后,再进行电击,以提高成功率。

(4)电击时任何人不得接触患者及病床,避免触电。

(5)电击部位的皮肤可出现红斑、疼痛,须加强皮肤护理。

(6)对除颤成功者给予 24h 心电监护,遵医嘱继续应用维持窦性心律的药物。

(7)将电极板上的导电膏或生理盐水擦净,以备再次使用。

【自动体外除颤】

自动体外除颤(AED)是指使用自动体外除颤器进行的心脏电除颤方法。根据《2000 国际心肺复苏指南》,患者接受首次电击除颤的时间应控制在 5min 以内。自动体外除颤器的问世及其在临床上的大量应用,实现了对心脏骤停患者的"早期除颤"治疗。自动体外除颤器是具有自动识别室颤、自动充电和自动放电功能的急救设备。其优点为操作简便、使用安全,成为医务人员院前急救的得力工具。

1. 适应证 主要用于救治室颤、室扑及室性心动过速的患者。

2. 禁忌证 患者装有起搏器或植入型除颤器、胸部敷有外用药。

3. 操作方法

(1)患者采用仰卧位。取出自动体外除颤器放在其左侧耳旁,以便安放除颤电极及右侧实施 CPR。

(2)接通并打开电源开关,监视屏幕,机内扬声器将会指导操作者的下一个操作步骤。

(3)正确而迅速地将 2 个除颤电极片粘贴在胸部指定位置。一个电极置于胸壁右上(右锁骨下方);另一个电极放在左乳头外侧,电极上缘距腋窝 7cm 左右,并停止 CPR。

(4)自动体外除颤器自动识别心律功能约需 10～15s,一旦患者的心律被识别为室颤,仪器便以声(蜂鸣)和光(指示灯闪烁)两种方式报警,同时,扬声器发出"除颤"提示,并自动完成充电至预设电击能量的过程。

(5)电击前须确认无他人与患者接触。按下"电击"(SHOCK)键。

(6)继续大约 2min 的 5 个循环的 CPR 后,检查心律,如提示室颤,按下"点击"键。

4. 操作要点

(1)使用自动体外除颤器前,应擦干患者及操作者皮肤上的汗水,保持皮肤干燥,防止电击时电极之间形成短路,造成除颤能量不足而影响救治效果。

(2)安放除颤电极片前,须先去除患者胸前的药物贴片,对胸毛过多者宜剃去后再放置电极,确保其良好的导电和放电功能。

(3)自动体外除颤后应及时了解除颤效果,记录生命体征的变化,持续心电监护。对院外抢救成功者,继续给予维持窦性心律的药物,并尽快安全平稳地护送到医院。

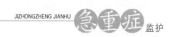

【电击除颤操作流程图】

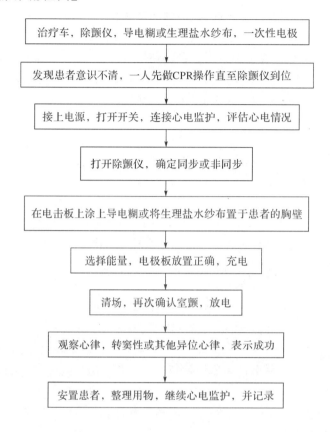

治疗车，除颤仪，导电糊或生理盐水纱布，一次性电极

↓

发现患者意识不清，一人先做CPR操作直至除颤仪到位

↓

接上电源，打开开关，连接心电监护，评估心电情况

↓

打开除颤仪，确定同步或非同步

↓

在电击板上涂上导电糊或将生理盐水纱布置于患者的胸壁

↓

选择能量，电极板放置正确，充电

↓

清场，再次确认室颤，放电

↓

观察心律，转窦性或其他异位心律，表示成功

↓

安置患者，整理用物，继续心电监护，并记录

【自测题】

一、单选题

1.有关胸外电除颤的描述,不正确的是 （　　）

A.电击时,医务人员不得与患者接触　　B.电击电流为 200～360J

C.一块电极置于胸骨右缘的第二肋间,另一块置于心尖部位

D.只能电除颤一次

2.治疗室颤最有效的方法是 （　　）

A.同步复律　　　B.非同步除颤　　C.利多卡因静脉注射　　D.肾上腺素静脉注射

3.儿童体外除颤的能量选择一般为 （　　）

A.1～2J/kg　　　B.2～4J/kg　　　　C.4～6J/kg　　　　D.6～8J/kg

4.下述哪种心律失常可应用非同步电复律 （　　）

A.室上性心动过速　B.心房扑动　　　C.心室颤动　　　D.心室静止

5.体外电除颤时,选择能量水平,双向波常为 （　　）

A.50～100J　　　B.120～200J　　　C.300J　　　　　D.360J

6.电极板分别置于 （　　）

A.胸骨左缘第二肋间及心尖区　　　　B.胸骨左缘第二肋间及心底区

C.胸骨右缘第二肋间及心底区　　　　D.胸骨右缘第二肋间及心尖区

7.电击后显示器的心电图转为窦律时　　　　　　　　　　　　　（　　）

A.心电图上可见 Q 波　　　　　　　　B.心电图上可见 R 波

C.心电图上可见 P 波　　　　　　　　D.心电图上可见 S 波

8.电除颤的并发症不包括　　　　　　　　　　　　　　　　　（　　）

A.心律失常　　　　　B.心肌损伤　　　　C.肺和体循环栓塞　　　D.头部损伤

（吴丽群　喻爱芳）

任务五　心电监护仪的应用

学习目标

- **知识目标**

　　熟悉多功能监护仪的应用,掌握其数据和波形的分析,并判断患者的循环功能和呼吸功能。

- **能力目标**

　　能够对患者实施正确的心电监护操作。

一、心电监测

　　尽管多功能监护仪的种类和功能繁多,但心电监测是多功能监护仪的一项最重要、最基本的功能。监护仪通过机内的心率计可自动计数心率,并以数字形式显示在屏幕的固定位置。监护仪可预先设定报警上限与下限,当心率低于预设的下限频率或高于上限频率时,即可通过发声、报警指示灯闪烁和屏幕指示等方式进行报警。综合监护导联所显示的 ECG 波形,可反映心律和心率的变化,便于医护人员及时判断心率、心律变化并给予处理,但不能作为分析 ST-T 改变和诊断心肌缺血或器质性心脏病的依据。这适用于需连续动态监测的各科危重患者,尤其是急性心肌梗死、各种心律失常、不稳定性心绞痛、安置心脏起搏器术后以及心脏大手术后的患者。

　　【心电监护仪操作】

　　1.监护准备　使用时先接好电源线,然后打开电源开关,逐项检查监护仪的功能状态。耐心说明监护的目的和重要性,消除患者的顾虑,取得其合作,并根据病情协助患者采取适宜的体位。

　　2.选择粘贴电极片的皮肤　为无破损、无任何异常的部位,必要时剃除毛发,可用 75％酒精清洁局部皮肤,保持皮肤良好的导电性能。用电极片上的备皮纸去掉死皮,以减少皮肤的阻抗。

　　3.正确放置电极片　先把导线与电极片连接,再把电极片贴在患者身上。电极连接有五线连接法与三线连接法(见表 2-5-1 和表 2-5-2)。五线连接法只需将五种不同的电极和导线固定于指定位置、监护电极置于相应部位(见图 2-5-1)。电极放置时,应避开骨骼、关节、

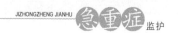

皮肤的折叠和骨骼连接处的肌肉,使之产生最少的移动干扰。为方便常规心电图的胸前导联检查、电除颤等,必须预留出足够且易于暴露的心前区。连接导线应从颈部引出,不要从腋下或剑突下引出,防止电极脱落、导线折断等情况发生。

表 2-5-1　五线连接法电极的位置

电极名称	右臂电极(RA)	左臂电极(LA)	右腿电极(RL)	左腿电极(LL)	胸部电极(V)
电极位置	右锁骨下外侧	左锁骨下外侧	右锁骨中线 6～7 肋间	左锁骨中线 6～7 肋间	放在胸壁所需位置上

表 2-5-2　标准三线连接法电极的位置

电极名称	右臂电极(RA)	左臂电极(LA)	左腿电极(LL)
电极位置	右锁骨下外侧	左锁骨下外侧	左锁骨中线 6～7 肋间

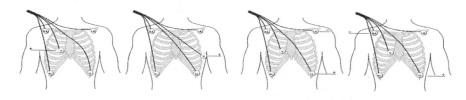

图 2-5-1　心电监测五线连接法电极的位置

4.选择合适的导联　按照上述任一方法连接,打开电源,5 导联心电监护可以获得 Ⅰ、Ⅱ、Ⅲ、AVR、AVF、AVL、V 导联心电图;3 导联心电监护可以获得 Ⅰ、Ⅱ、Ⅲ 导联心电图;若有规则的心房电活动,应选择 P 波清晰的导联,临床上最常用的是 Ⅱ 导联心电图。

5.正确调整波形　QRS 波群应有一定的振幅,以触发心率计工作,并进行波形清晰度的调整。①FILTER(过滤):降低了由于其他设备产生的伪差的干扰;②DIAGNOSIS(诊断):一个未经过滤的 ECG,显示最真实的 ECG 波;③MONITOR(监护):用于正常监护状态中,可滤除掉可能导致误报警的伪差。正确选择波形走速,心电监护波形走速一般为 25mm/s。

6.设置心率报警的上、下限　心率范围为患者自身心率上下的 20%。

7.正确判断各种干扰形成的伪差　患者活动或电极固定不牢时,可出现畸形干扰波、基线变粗或图形不清晰等现象;电极脱落则显示一条直线。需正确辨别并及时予以排除。

8.电极片和粘贴部位更换　监护时间超过 24h,应更换电极片和粘贴部位,避免粘贴时间过久而损伤皮肤。

二、血压监测

常用无创动脉血压测定方法,有普通袖套测压、自动无创动脉压监测(NIBP)、自动连续无创监测。

【自动无创动脉压监测(NIBP)】

1.测压原理　目前,临床上应用最广的 NIBP 是采用振荡技术的原理来测量血压。在上臂缚上橡胶袖带,袖带由充气泵充气至一定的压力而压迫肱动脉,动脉搏动消失,然后袖带逐渐排气,肱动脉的搏动逐渐恢复。动脉搏动的大小,使袖带中的压力发生相应变化,形成振荡电信号,振荡最大时为平均压,收缩压和舒张压的值则由计算机的程序通过检测压力

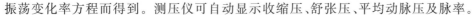

振荡变化率方程而得到。测压仪可自动显示收缩压、舒张压、平均动脉压及脉率。

2.注意事项

(1)根据病情需要选择间隔的测压时间,注意充、放气时间不可过频,以免降低远端肢体的血液灌注。

(2)根据患者体型选择合适的测压袖带。目前,有的监护仪可进行测压模式的调整,而不需要更换袖带。测压模式有成人(adult)、儿童(adolescent)、婴儿(neonate)三种。

(3)根据测压原理,避免任何引起袖带抖动的因素,否则会导致测量失败。

【自动连续无创监测】

可对血压进行自动连续测量,目前有 Penza 测定法、动脉张力测量法及动脉波推迟检出法三项技术。Penza 测定法包括微机、伺服控制器和包含红外线光电指体积描记仪的手指套。测压时将手指套置于中指或拇指的第二指节上,指体积描记仪通过连续测量指动脉的直径,再经伺服和微机系统,在屏幕上显示血压和动脉搏波动,同时可记录动脉压变化的趋势。动脉张力测量法则是将一种特制的换能器置于桡动脉处,通过换能器自动向桡动脉加压而获得相应的压力信号。

【血压监测的意义】

(1)收缩压(systolic blood pressure,SBP)是脏器供血的保证,主要代表心肌收缩力和心输出量,其重要性在于克服各脏器的临界关闭压;

(2)舒张压(diastolic blood pressure,DBP)是维持冠状动脉灌注压(coronary artery percussion pressure,CPP)的保证,舒张压降低时,冠状动脉灌注量减少;

(3)平均动脉压(mean arterial pressure,MAP)是心动周期的平均血压,与心排量和体循环的血管阻力有关,是反映脏器组织灌注良好的重要指标。计算公式为 MAP＝DBP＋1/3脉压差＝(2DBP＋SBP)×1/3。

各年龄组的血压正常范围见表2-5-3。但动脉血压的正常值与年龄、性别、精神状态、活动情况和体位姿势变化有关。

表 2-5-3　各年龄组血压的正常范围

年龄(岁)	收缩压 kPa(mmHg)	舒张压 kPa(mmHg)
新生儿	9.3～10.7(70～80)	5.3～6.6(40～50)
<10	14.7(110)	8～10.7(60～80)
<40	18.7(140)	9.3～10.7(70～80)
<50	20(150)	9.3～10.7(70～80)
<60	21.3(160)	10.7～12(80～90)
<70	22.6(170)	13.3(100)

三、脉搏血氧饱和度监测(SpO_2)

脉搏血氧饱和度(SpO_2)监测是一种将感受器与患者的毛细血管搏动部位接触直接测得血氧饱和度的方法。其正常值为 96%～100%。由于其简单、方便、对患者无损伤、测定结果可靠、能够持续监测,目前已成为临床常规监测氧合功能的重要方法,常被称为第五生命体征监测。

【原理】

脉搏血氧饱和度（SpO_2）监测是利用脉搏氧饱和度仪（POM）测得。POM 是个电子分光光度计，由三部分组成，即光电感受器、微处理机和显示部分。根据光电比色的原理，利用不同组织吸收光线的波长不同而设计的。HbO_2 可吸收可见红光（波长为 660nm），Hb 可吸收红外线（波长为 940nm），一定量的光线传到分光光度计的感受器，感受器随着脉搏搏动吸收不同的光量。光线通过组织后转变为电信号，经微机处理放大后，将光强度数据换算成氧饱和度百分比，显示数值和波形。SpO_2 与 SaO_2 有显著相关性，相关系数为 0.90～0.98，故可广泛应用于各种危重患者的监测。

【测量方法】

先把脉搏血氧饱和度传感器与多功能监护仪连接，再将不同规格和形态的传感器固定在毛细血管搏动部位，如指（趾）端甲床、耳垂、鼻翼等部位，开机后数秒即可显示氧饱和度数值和波形。

【临床意义】

通过脉搏血氧饱和度（SpO_2）监测，可以间接了解患者 PaO_2 高低，以便了解组织的氧供状况。氧饱和度仪设有 SpO_2 和脉搏的报警装置，方便临床监测。

【影响 SpO_2 测量准确性的因素】

1. 读数偏高因素　COHB 与指甲油（蓝色）两种物质均可吸收可见红光（波长为660nm），对光谱的吸收能力与 HbO_2 的非常相似，故当 CO 中毒和蓝色指甲油染色时，可出现错误的高读数。

2. 常见的 SpO_2 测不出及读数误差的原因

(1)指甲床条件不良，如灰指甲；

(2)动脉内血流下降，如休克、低温、应用血管活性药物使脉搏搏动减弱时；

(3)不同部位、传感器松动、周围环境中存在强光刺激等，其准确性均受到影响；

(4)无脉搏搏动不能测示 SpO_2，所以在分析结果时应全面考虑。

【操作程序】

(一)操作前准备

1. 规范洗手，戴口罩

2. 用物准备　监护仪、模块、导联线、电极片、合适的袖带（宽度为肢周长的 40%）、氧饱和度探头。

(二)操作步骤

1. 解释　耐心说明监护的目的和重要性，消除患者的顾虑，取得患者的合作，并根据病情协助患者采取适宜的体位。

2. 监护准备　使用时先接好电源线，然后打开电源开关，逐项检查监护仪的功能状态。

3. 选择粘贴电极片的皮肤　为无破损、无任何异常的部位，必要时剃除毛发，可用 75%酒精清洁局部皮肤，保持皮肤良好的导电性能。用电极片上的备皮纸去掉死皮，以减少皮肤的阻抗。

4. 正确放置电极片　先把导线与电极片连接，再把电极片贴在患者身上。电极连接有五线连接法与三线连接法（见表 2-5-1 和表 2-5-2）。只需将五种不同的电极和导线固定于指定位置、监护电极置于相应部位(见图 2-5-1)。电极放置时,应避开骨骼、关节、皮肤的折叠和骨骼连接处的肌肉,使之产生最少的移动干扰。为方便常规心电图的胸前导联检查、电除颤等,必须预留出足够且易于暴露的心前区。连接导线应从颈部引出,不要从腋下或剑突下引出,防止电极脱落、导线折断等情况发生。

5. 选择合适的导联　按照上述任一方法连接,打开电源,5 导联心电监护可以获得Ⅰ、Ⅱ、Ⅲ、AVR、AVF、AVL、V 导联心电图;3 导联心电监护可以获得Ⅰ、Ⅱ、Ⅲ导联心电图;若有规则的心房电活动,应选择 P 波清晰的导联,临床上最常用的是Ⅱ导联心电图。

6. 正确调整波形　QRS 波群应有一定的振幅,以触发心率计工作,并进行波形清晰度的调整。①FILTER(过滤):降低了由于其他设备产生的伪差的干扰;②DIAGNOSIS(诊断):一个未经过滤的 ECG,显示最真实的 ECG 波;③MONITOR(监护):用于正常监护状态中,可滤除掉可能导致误报警的伪差。正确选择波形走速,心电监护波形走速一般为25mm/s。

7. 呼吸监测　左下和右上的电极片是呼吸的感应电极片,如果患者以腹式呼吸为主,可以把左下的电极片放在左侧腹部起伏的最明显处,呼吸监护的波形走速为 6.25mm/s。

8. 氧饱和度的监测　选用甲床条件好的手指,常用示指,红外线光源对准指甲(根据选用的探头不同,也可以选择耳垂、鼻尖等部位)。

9. 无创血压测量　袖带绑在肘关节上 2～3cm 处,松紧度为容纳 1 指为宜。按手动键MANNUAL 或 START 键,快速测定血压。

10. 报警设置

(1)原则:①患者的安全;②尽量减少噪音干扰;③不允许关闭报警功能,除非抢救时可以暂时关闭;④报警范围的设定不是正常范围,而应该是安全范围。

(2)设置心率报警的上、下限:一般情况下,成人心率报警的上限设定为大于 100 次/min,下限为 60 次/min,特殊患者的心率报警上、下限可按患者自身心率上下的 20% 设定。根据医嘱要求、患者的病情及基础血压设置,血压的简便的设定可按照血压的正常范围进行。成人呼吸频率报警设置上限为 24 次/min,下限为 10 次/min,特殊病例可在患者自身呼吸的上下 20% 设定报警的上下限值;氧饱和度设置的上限为 100%,下限为 90%。

(三)操作注意事项

(1)正确判断各种干扰形成的伪差。患者活动或电极固定不牢时,可出现畸形干扰波、基线变粗或图形不清晰等现象;电极脱落则显示一条直线。需正确辨别并及时予以排除。

(2)电极片和粘贴部位更换。监护时间超过 24h,应更换电极片和粘贴部位,避免粘贴时间过久而损伤皮肤。根据病情需要选择间隔的测压时间,注意充、放气的时间不可过频,以免降低远端肢体的血液灌注。

(3)根据患者体型选择合适的测压袖带,目前有的监护仪可进行测压模式的调整,而不需要更换袖带。测压模式有成人(adult)、儿童(adolescent)、婴儿(neonate)三种。

(4)用于测量血压的肢体应置于患者的心脏的同一水平;根据测压原理,避免任何引起袖带抖动的因素以免测量失败。

(5)测脉搏氧饱和度的探头避免使用和血压袖带同侧的肢体。选用的指套应松紧适宜,避免造成局部压疮。

(6)报警范围应根据情况随时调整,至少每班检查一次设置是否合理。

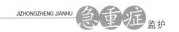

【操作流程图】

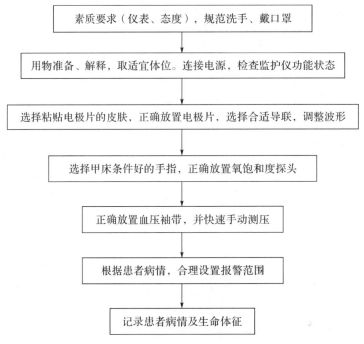

素质要求（仪表、态度），规范洗手、戴口罩

用物准备、解释，取适宜体位。连接电源，检查监护仪功能状态

选择粘贴电极片的皮肤，正确放置电极片，选择合适导联，调整波形

选择甲床条件好的手指，正确放置氧饱和度探头

正确放置血压袖带，并快速手动测压

根据患者病情，合理设置报警范围

记录患者病情及生命体征

【知识库】

新生儿的血氧饱和度探头

新生儿和小婴儿一般用包裹式血氧探头，除刚出生的新生儿放置在右上肢（动脉导管前端）的手腕部或手掌中部。图 2-5-2 和图 2-5-3 是血氧饱和度探头型号，图 2-5-4 是探头放置的位置图表。

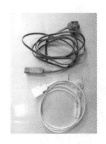

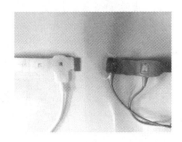

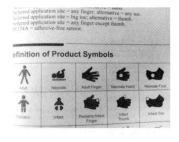

图 2-5-2　血氧饱和度探头　　　　图 2-5-3　血氧饱和度探头　　　图 2-5-4　探头放置的位置

【自测题】

一、单选题

1.下面哪一个指标不能反映患者的心肌收缩力　　　　　　　　　　　　　　（　　）

A.心排出量　　　　　B.心搏工作指数　　　C.外周血管阻力　　　D.心脏排血指数

2.对于心电监护仪的应用目的,下列哪项不妥　　　　　　　　　　　　　　（　　）

A.观察动态心电图　　　　　　　　　B.指导抗心律失常的治疗

C.消除心室颤动　　　　　　　　　　D.发现致命性心律失常

3.给患者进行持续心电监护时,下述哪项做法不当 （ ）

A. 常规 I 导联监护 B. 心率报警的一般范围:50～120 次/min

C. 一次性电极的粘贴避开肌肉丰富部位 D. 电极导线从患者颈部引出

4.以下哪个指标可较好地反映各脏器的灌注情况 （ ）

A. 收缩压 B. 舒张压 C. 平均动脉压 D. 右房压

5.应用多功能监护仪测量患者血压,下列哪项可以不调整 （ ）

A. 动脉压报警范围 B. 测压模式 C. 血压计袖带 D. 测量血压间隔时间

6.应用多功能监护仪监测患者的心电图,以下哪组的一次性电极粘贴的位置不妥 （ ）

A. 左侧锁骨上、右锁骨上、左肋弓下腋前线

B. 左肩、右肩、左上腹

C. 左上肢内侧、右上肢内侧、左下肢内侧

D. 左侧锁骨下、右锁骨下、右上腹

7.计算平均动脉压(MAP)的公式是 （ ）

A. MAP＝DBP＋2/3(SBP－DBP) B. MAP＝DBP＋1/3(SBP－DBP)

C. MAP＝1/3(2SBP＋DBP) D. MAP＝2/3(SBP＋2DBP)

（吴丽群 喻爱芳）

任务六 简易呼吸球囊的应用

学习目标

• **知识目标**

为各种原因导致呼吸停止或呼吸微弱的患者实施紧急手控通气,辅助患者呼吸,改善缺氧状态。

• **能力目标**

掌握简易呼吸球囊的应用操作。

简易气囊面罩通气(BMV)是气道插管前或插管过程中为患者供氧的重要手段,它的作用不亚于气管插管或喉罩等喉上装置的作用。

【操作要点】

正确行简易气囊面罩通气有三大要点:面罩密闭性、开放气道和通气。

1.面罩密闭性 首先应选择与患者脸型相符的大小合适的面罩连接到简易气囊面罩设备上。面罩下缘应放置于下唇和下颌之间的浅沟上,这样的话,面罩就可以架在鼻梁上。操作者以拇指和示指给予面罩适当的压力以实现良好的密封性。

2.开放气道 以中指和环指抓住患者的下颌骨,小指可以勾住下颌角,此3个手指可以为按压在面罩上的2个手指提供一种反向压力,同时还可以抬高下颌,从而使气道打开。需要注意的是,这3个手指不应放在患者下颌的正下方,因为下颌中线的压力会加重气道阻塞,尤其是对于年龄较小的儿童和婴儿。同时,整个手应尽量使患者的头部后仰(如果没有行颈椎保护)。

3.通气 操作者的另一只手要轻轻地按压自动充盈的气球囊。通气量由患者的一般状况决定:若患者窒息,按压频率应为10～12次/min,潮气量为5～6mL/kg,一般成年人的潮气量为500mL;若患者有自主呼吸,则应在患者的吸气的同时,使用辅助性BMV正压通气与患者的吸气同步;若患者呼吸急促,则应在患者第3或第4次呼吸时给予一次同步辅助正压通气。

【评估简易呼吸球囊通气(BMV)的有效性】

给患者使用BMV后,操作者必须评估患者是否得到了充分的通气。以下将介绍评估BMV的简单步骤,即"看、听、感觉"。

1.看

(1)胸部起伏。观察锁骨下胸廓的起伏情况是评估的最好方法。上胸廓的扩张程度基本反映肺的扩张情况,而较低部位的胸廓,即使存在完全气道阻塞,也会随胃的运动而运动。

(2)与氧气源相连接的氧气储存袋。

(3)血氧饱和度的升高。

(4)患者面色的改善。

2.听

(1)面罩不严密导致漏气时发出的"咝咝"声。

(2)脉搏血氧仪的声音,指示血氧饱和度。

3.感觉

(1)自动充气气囊的顺应性。如果存在气道阻塞,那么氧气袋很难被压缩。胸腔内的其他病例情况,如支气管痉挛或气胸也会导致阻力增加,顺应性降低。

(2)用手感觉有无因面罩密闭性欠佳而导致的漏气。

(3)对BMV效果的评估工作要一直进行,直到患者不再使用该方法进行通气。因为BMV是一个动态过程,在此过程中,要不断调整面罩的位置,要始终保持患者头部后仰和下颌抬高。患者状况的改变(如麻醉药作用消失)或医师的疲劳都会影响BMV的有效性。

【操作程序】

一、操作前准备

1.用物准备 氧气、流量表、呼吸球囊、氧气连接管、面罩。

2.安全性能检查

(1)呼出活瓣功能:瓣膜完整性、弹性、密合性好,以保证气体无重复吸入和瓣膜无闭塞。

(2)球囊功能:弹性好,进气阀完好,无漏气。

(3)面罩:充盈度适当(约2/3)。

(4)压力限制阀功能:打开压力限制阀的盖子,闭塞患者接口端和压力监测端,当压力接近45cm水柱时,气体从压力限制阀泄漏。

二、操作步骤

1.无气管插管的患者操作

(1)评估患者的需要:无效或低效呼吸、呼吸停止、心跳停止、口唇面色发绀、氧饱和度下降。

(2)按急救铃,通知医生及其他医护人员。

(3)连接面罩、球囊及氧气,调节流量,挤压球囊使储气袋充盈。

(4)清理呼吸道异物、活动假牙及分泌物,开放气道。可把枕头垫在患者的肩颈部,有利于气道的开放。

(5)用面罩罩住患者的口鼻。单人操作时,抢救者用左手的中指、无名指、小指置于患者的下颌部保持患者张口,示指、拇指置于面罩上(呈 CE 手法),按紧不漏气(见图 2-6-1)。

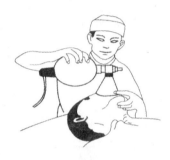

图 2-6-1 简易呼吸气囊的操作手法

(6)右手用均等的压力挤压球囊,待球囊重新膨起后开始下一次的挤压,使患者胸廓隆起并维持超过 1s(吸气相用时超过 1s)。

(7)对于无自主呼吸的患者,挤压频率为 10～12 次/min。如有自主呼吸,应尽量在患者吸气时挤压球囊。

(8)每次挤压的量大约为 500～600mL,如对于 1L 球囊,则挤压 1/2～2/3,对于 2L 球囊,则挤压 1/3。

(9)边挤压球囊边观察及评估患者的胸廓运动、皮肤颜色、生命体征、SpO_2 读数、听诊呼吸音,观察腹部有无膨隆。

(10)若有两人操作,一人持面罩并同时保持气道开放,另一人用双手挤压球囊。

(11)心肺复苏 5 个循环或 2min 后评估患者自主呼吸是否恢复,如恢复,则改成其他给氧方式,未恢复则配合医生进行气管插管,行呼吸机支持通气。

(12)对于心跳停止的患者需行胸外心脏按压,按压与球囊挤压比例为 30:2。

2.有人工气道(气管插管、气管切开)的患者操作

(1)评定患者的需要。

1)吸痰,呼吸音粗糙,咳嗽,气道压增高。

2)机械故障。

3)患者转运途中。

4)呼吸机与患者出现人机对抗,需行简易呼吸囊过渡人工呼吸。

(2)连接球囊及氧气,调节流量使储气袋充气。

(3)脱开呼吸机管道,连接球囊与人工气道。

(4)用均等的压力挤压球囊,待球囊重新膨起后开始下一次挤压,吸气相用时超过 1 s。

(5)观察患者的胸廓运动、皮肤颜色、生命体征、听诊两肺呼吸音是否对称、腹部有无膨隆。

三、操作注意事项

(1)行心肺复苏时必须用 100% 浓度的氧。

(2)尽量与患者的呼吸协调,减少气压伤的发生。

(3)每次挤压球囊时都要观察患者的胸廓运动,检查面罩内是否有呕吐物。

(4)每个 ICU 患者都应有固定的专用球囊以减少交叉感染,并使球囊处于功能状态。

【操作流程图】

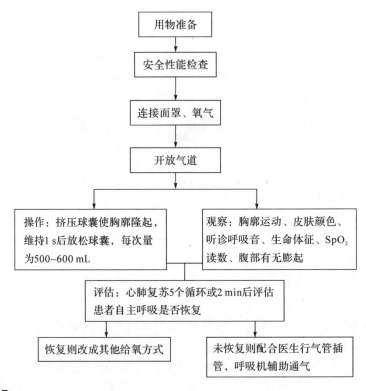

【自测题】

一、填空题

1.简易呼吸气囊由_____、_____、_____、_____等组成。

2.对无自主呼吸的成人,简易呼吸囊挤压频率为_____。

3.CE 手法:_____。

4.简易呼吸气囊每次挤压的量大约为_____。

(吴丽群　彭爱霞)

任务七 气道通畅术

学习目标

- **知识目标**

  了解不同类型的气道梗阻的病因、诊断;熟悉其临床表现;掌握呼吸道异物梗阻的急救手法。

- **能力目标**

  能够识别不同类型的气道梗阻,并对患者实施急救。

气道梗阻缺氧是危重患者死亡的原因之一。因此,保持呼吸道通畅是抢救急诊患者的基本条件,是基础生命支持的首要措施。临床上气道梗阻的原因有:舌根后坠,呼吸道如分泌物、血、呕吐物、异物堵塞,喉头和支气管痉挛。本节主要介绍气道异物清理的手法、特殊管道通气法、环甲膜穿刺术、气管插管术和气管切开术。应根据不同的病因、场合选择不同的畅通气道的方法。

一、呼吸道异物梗阻急救(见项目二任务二)

二、气道异物清理手法

【手指钩除法】

此手法限用于昏迷患者,抽搐、癫痫患者应避免使用。操作方法:①患者的脸朝上,用拉舌托下颌法打开气道,此法能避免舌后坠而使气道开放;②另一手的示指放入口腔颊部深处直至到达舌根部;③使用手指钩除法使异物能从深处抠出到口腔并予清除。注意勿用力将异物推入气道深处,若异物在手指可触及范围,应尽量将其抓住、挖出、清除。

【背部拍击法】

患者取俯侧位,脸向下,操作者用膝部顶住患者的腹部以保持体位,在患者背部两肩胛间拍击。

以上方法未见效时,可借用器械如喉镜、压舌板、开口器、手术钳、负压吸引装置等进行直视下取异物,解除气道梗阻。

三、特殊管道通气法

徒手开放气道在很多情况下能够迅速解除气道梗阻,但操作者易疲劳,可尽早借助器械控制气道通气,其中最常用的方法是咽道通气法。

【鼻咽通气法】

选择型号适宜、质地柔软的塑料或橡胶管,外涂含利多卡因的润滑液。检查鼻腔,滴入1‰的麻黄碱12滴。待鼻腔湿润后,从一侧鼻孔插入管道,并沿鼻腔中线,经舌根至咽后壁。导管不可插入过深,以免误入食管,或刺激喉部产生喉痉挛。操作时,动作宜轻柔,减轻对鼻黏膜的损伤。此方法适用于浅昏迷患者,见图 2-7-1 和图 2-7-2。

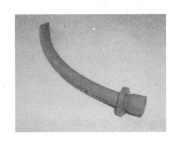

图 2-7-1　鼻咽导管

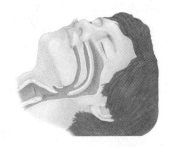

图 2-7-2　鼻咽通气法

【口咽通气法】

选择适当大小的口咽导管,用左手或开口器打开患者的口腔,吸净口腔及咽部的分泌物,右手持口咽导管使口咽导管的凹面面向头部插入口腔,直至接近舌根时,将口咽导管旋转180°,使口咽导管的凸面面向头部继续前进直达咽部。该方法不得用于意识清楚的患者。选择的导管不可过长,避免通气管抵达会厌,引起完全性喉梗阻。具体见图 2-7-3 和图 2-7-4。

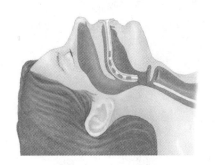

图 2-7-3　口咽导管

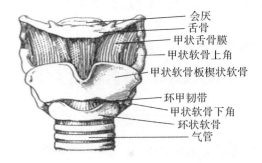

图 2-7-4　口咽通气法

【喉罩】(LMA)(见项目二任务一)

【食管—气管联合导管】(见项目二任务一)

四、环甲膜穿刺术及护理

各种原因引起的急性上呼吸道梗阻,在短时间内不能立即建立其他人工呼吸通道时均可行环甲膜穿刺术(cricothyroid centesis)。它是抢救现场临时性的应急处理措施,常能达到起死回生的效果,医护人员必须掌握。

【适应证】

(1)各种原因引起的急性上呼吸道完全或不完全阻塞。

(2)牙关紧闭经鼻插管失败。

(3)颈部或面颌部外伤所致气道阻塞需立即行通气急救者。

(4)3 岁以下的小儿不宜作环甲膜切开者。

【术前准备】

环甲膜穿刺针或 16 号注射针头、T 形连接管、供氧装置。

【操作方法】

(1)患者取仰卧位,去掉枕头,肩部垫起,头部后仰。

（2）在甲状软骨与环状软骨之间的正中处可触到一凹陷即环甲膜，为穿刺位置（见图 2-7-5）。消毒局部皮肤，术者戴无菌手套，铺洞巾，一般不需麻醉。

（3）术者以示、中指固定环甲膜两侧的皮肤，右手持环甲膜穿刺针从环甲膜处垂直下刺，针头刺入环甲膜有落空感时提示已进入气道，患者可出现反射性咳嗽。若穿刺正确，取出针芯后立即有气流冲出，此时应立即停止进针，以免进针过深伤及气道后壁及深部组织（见图 2-7-6）。

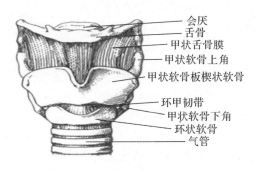

会厌
舌骨
甲状舌骨膜
甲状软骨上角
甲状软骨板楔状软骨
环甲韧带
甲状软骨下角
环状软骨
气管

图 2-7-5　环甲膜位置

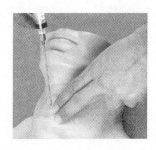

图 2-7-6　环甲膜穿刺

（4）穿刺成功后垂直固定针头，并迅速与 T 形管一端连接，另一端连接供氧装置，给予呼吸支持。

【监护要点】

（1）神志清醒者须向患者做好解释，消除紧张、恐惧心理，以得到良好的合作。

（2）各个接口连接处必须紧密，避免漏气。

（3）注意观察穿刺部位，如有出血应及时止血，防止血液流入气道造成窒息。

（4）监测患者的生命体征，特别是及时了解呼吸困难及缺氧症状是否改善。环甲膜穿刺仅仅是无条件情况下的一种简单有效的通气措施，若上呼吸道梗阻症状未见改善或解除，应立即行气管插管或气管切开，同时做好相应的准备。

五、气管插管术及护理

气管插管术（tracheal intubation）是将特制的导管插入气管内建立人工气道，进行机械通气的常用操作方法，有利于清除呼吸道分泌物，维持气道通畅，减少气道阻力和无效腔，保证有效通气量，为加压给氧、机械通气、气道雾化、湿化及气管内给药等提供了条件。因此，气管内插管不仅是临床麻醉中不可缺少的操作技术，在危重患者的救治中也具有极其重要的作用。

【适应证】

（1）窒息或呼吸、心搏骤停行心肺脑复苏。

（2）各种原因所致的呼吸衰竭。

（3）呼吸道分泌物过多且不能自行咳出。

（4）呼吸道疾病的诊断或治疗。

【禁忌证】

喉头水肿、咽喉部血肿、主动脉瘤压迫气管、呼吸道急性炎症、下呼吸道分泌物潴留所致的呼吸困难及颈椎骨折脱位者等。

【术前准备】

1.用物准备 准备气管插管盘,含以下物品:

(1)喉镜:有成人、儿童、幼儿三种规格。镜片有直、弯两种类型,一般多用弯型镜片,其在暴露声门时不必挑起会厌,可减少迷走神经的刺激。

(2)气管导管:多采用带气囊的硅胶管,其长度、粗细要根据患者的情况选择(见图2-7-7)。

(3)导管管芯:可用粗细铜丝代替,长度适当,以插入导管后其远端距离导管开口0.5～1.0cm为宜。

(4)其他:牙垫、10mL注射器、胶布、液状石蜡、油棉球、舌钳、开口器,还需备喷雾器(内装1%丁卡因或其他局麻药)、听诊器、吸痰管和无菌吸痰盒等。

除气管插管盘外,还需准备好吸引器、简易呼吸器或呼吸机。

2.患者及家属准备 神志清醒者应给予必要的解释,以取得患者的合作。向家属说明插管的重要性并让其履行签字手续。清除口咽分泌物,除去假牙。用简易呼吸器辅助高浓度吸氧2～3min。

【操作方法】

根据插管途径可分为经口腔插管和经鼻腔插管两类;其中,行口腔插管时依据是否使用喉镜暴露声门,分为明视插管和盲探插管两种方法。

1.经口腔明视插管术 利用喉镜显露声门裂,使导管在明视下插入气管,该法操作简单、方便,能迅速建立有效的人工气道,是抢救患者时最常用的建立人工气道的方法。其缺点是不易固定,患者感觉不适,妨碍吞咽和咀嚼,不利口腔护理(见图2-7-8)。

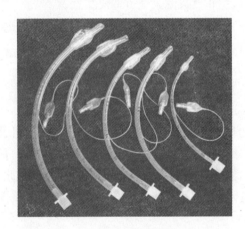

图2-7-7 气管插管导管

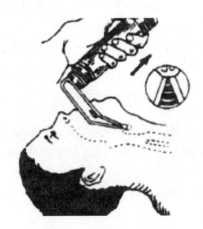

图2-7-8 经口腔明视插管

(1)首先检查所需物品是否齐全及其性能状况。然后将备好的导丝插入导管内调整导管角度,表面涂抹液状石蜡,以方便导管插入。随后携带至患者床旁。

(2)患者采用仰卧位,头向后仰显露喉部,使口、咽、气管基本上位于一条轴线。若喉部暴露不理想,可在患者肩部或颈部垫一小枕,使头尽量后仰。

(3)操作者站于患者头侧,左手持喉镜,右手将患者上、下牙齿分开。使用弯喉镜时需将喉镜送至舌根与会厌之间,即可暴露声门。

(4)右手持导管放入口腔,对准声门在患者吸气末(声门开大时)顺势轻柔地将导管插入气管内,导管插过声门 1cm 左右迅速拔出导丝,将导管微旋继续插入气管,成人 4cm,小儿 2cm 左右。一般成人导管插入的深度距门齿的距离为 22～24cm。

(5)于气管导管旁放置牙垫,退出喉镜,用注射器向气囊适量充气(一般注气 15mL 左右),以气囊恰好封闭气道而不漏气为准。进行通气试验,判断导管是否插入气管中:可用简易呼吸囊连接气管导管后进行挤压,观察胸部有无起伏运动,并用听诊器听两肺呼吸音,注意是否对称。如呼吸音两侧不对称,可能为导管插入过深,进入一侧支气管所致(常插入右侧支气管)。此时,可将导管稍稍后退,直至两侧呼吸音对称。如有胃区膨隆则示插入食道,应拔管重插。

(6)证实导管已准确插入气管后,用长胶布妥善固定导管和牙垫,再用缚带与颈部固定,打死结,松紧度以一指尖宽度为宜。

(7)连接呼吸机进行呼吸支持。

2.经鼻腔插管术　用于患者口腔损伤、张口困难、下颌活动受限或头部不能后仰等情况。经鼻腔插管患者易于耐受,尤其适用于需较长时间插管予以呼吸支持者。由于操作费时,不易成功,且因管长而腔小、无效腔大、易被分泌物阻塞等缺点,临床上较少应用。

【监护要点】

1.观察病情　严密监测患者的生命体征、神志、脉搏血氧饱和度(SpO_2)。重点了解两侧胸廓起伏是否一致、呼吸音是否均匀,以判断导管有无移位。

2.固定导管　气管导管固定不当,易发生导管滑脱、扭曲,甚至滑入一侧支气管。固定带的松紧度以一指尖为宜。随时更换失效的胶布。神志不清者要约束肢体,防止患者在躁动、翻身时,导管被牵拉脱出。经常检查导管距门齿的刻度,并做好记录。

3.加强气囊管理　因为气囊壁直接与气管壁的黏膜接触,气囊内压力过高可以阻断气管壁黏膜的血流,从而引起气管壁缺血甚至坏死。但过低的压力除了可能导致漏气外,更为重要的是可能引起气囊上方的分泌物进入下呼吸道,从而增加肺部感染的风险,要求气囊压力介于 2.0～3.5kPa(20～35cmH_2O)之间为宜。目前,普遍使用的是高容积、低压力气囊,只要将压力控制在合适的范围内,一般不需要定时进行气囊放气减压。但在拔管或更换气管插管时需进行气囊放气,这时应同时给予复苏皮囊鼓肺辅助通气,目的是避免气囊上方的分泌物进入气道。

4.加强气道湿化　实验证明,肺部感染随气体湿化程度的降低而升高。另外,气体湿化程度的降低还可使支气管黏膜上皮细胞的纤毛运动减弱或消失,使分泌物黏稠结痂不易排出,影响通气功能,甚至形成痰栓阻塞气道,诱发支气管痉挛导致窒息。因此,人工气道必须充分湿化保持湿润,维持分泌物的适当黏度,才能维持气道黏液—纤毛系统正常的生理功能和防御功能,防止相关并发症的发生。气管插管呼吸机支持通气患者常用的气道湿化器是电热恒温蒸汽发生器,另外可采用气道内直接滴注(常用生理盐水)气道湿化,滴入量根据患者情况确定,一般每日不少于 200～250mL。

5.机械吸引　要注意选择合适的吸痰管。注意无菌操作,进行左右旋转吸引,每次吸引时间不超过 15s,两次抽吸间隔时间一般在 3min 以上。为防止吸痰引起低氧血症,重症患者应在吸痰前后适当提高吸入氧的浓度。

6.清洁口腔和鼻腔　由于插管患者不能经口进食,有利于口腔内细菌的大量繁殖;经口插管要用牙垫填塞固定,不利口腔清洁。应注意口腔护理,以去除口腔异味,防止发生口腔

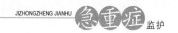

感染。应用温水棉签擦洗鼻腔,保持清洁。用液状石蜡涂于口唇和鼻前庭处,防止黏膜干燥皲裂。

7.并发症的观察与护理

(1)窒息:引起窒息的常见原因是导管滑脱、导管堵塞、呼吸机故障等。对插管者应加强床旁巡视,发现异常时配合医生进行紧急救护。

(2)肺不张:多因导管插入过深导致一侧肺通气或呼吸道分泌物堵塞细小支气管等所致。护理人员要随时清除呼吸道的分泌物,减少分泌物潴留;监控气管导管,防止下滑或插入过深。

(3)继发肺部感染:多因机体抵抗力下降、呼吸道分泌物滞留、吸痰时无菌操作不严格等所致。要密切观察患者的全身和呼吸道表现,积极加以预防。出现症状及时报告医生,配合处理。

(4)气道黏膜损伤:由于长期插管,气囊压迫气管黏膜使其缺血引起溃疡或坏死。留置导管时间不超过一周,否则应考虑行气管切开。

(5)喉炎:表现为声嘶和刺激性咳嗽,严重时出现吸气性呼吸困难。其发生与插管时间呈正相关。可用地塞米松加入生理盐水后雾化吸入或静脉给药,呼吸困难者可实施气管切开。

8.拔管护理　插管期间,患者呼吸道分泌物明显减少,吞咽、咳嗽反射良好,血气监测基本正常,可考虑拔管。拔管前,应指导患者咳嗽和深呼吸训练。彻底吸除管腔、口腔及鼻腔内的分泌物。拔管时须更换吸痰管,随后插入气管导管内,松开气囊,一边吸引一边在呼气末迅速拔出导管。拔管后立即给予面罩或鼻导管吸氧,仔细观察患者有无声音嘶哑、呼吸困难等症状。拔管后禁食4～6h,防止呛咳误吸。

六、气管切开术及护理

气管切开术(tracheostomy)是切开颈段气管前壁,使患者通过新建立的人工通道进行呼吸的一种手术,可迅速解除或防止呼吸道梗阻,明显减少解剖无效腔,维持有效通气量。由于置管后患者能够耐受、不影响进食、易于外固定及清除下呼吸道分泌物,其为一理想的人工气道,是危重患者抢救及呼吸监护中保证呼吸道通畅的重要方法。

【适应证】

(1)各种原因引起的喉梗阻和颈段气管阻塞及下呼吸道分泌物阻塞。

(2)需要长时间应用呼吸机辅助呼吸者。

(3)行气管内麻醉而又不能经口鼻插管者。

(4)气管异物不能经喉取出者。

【禁忌证】

(1)严重出血性疾病。

(2)气管切开部位以下占位性病变导致的呼吸道梗阻。

【术前准备】

(一)用物准备

气管切开包一个(内有治疗盘1个、注射器1支、7号针头2个、刀柄2把、尖刀片和圆刀片各1片、气管钩2把、气管撑开钳1把、有齿镊子2把、无齿镊子1把、止血钳4把、尖及弯头手术剪各 1 把、拉构 4 个、持针钳 1 把、三角缝针 2 个、洞巾 1 块、治疗巾 4 块、缝合线及纱布若干),气管套管(根据患者年龄选择不同内径的套管,一般小儿用 6～7mm,13～18 岁用 8mm,成年女性用 9mm,成年男性用 10mm)。气管套管有合金制成,亦有塑料制品,由外管、内管和管芯三部分组成(见图 2-7-9),套管弯度与 1/4 圆周的弧度相同,套管内外配合良好,插入和拔出灵活。目前,多采用一次性气管套管(见图 2-7-10)。

其他物品:无菌手套、皮肤消毒用品、生理盐水、局部麻醉药物(2％利多卡因或普鲁卡因)、吸引器和吸痰管、氧气设备、吸氧管、照明灯及抢救药品。

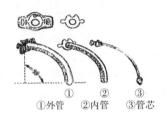
①外管　②内管　③管芯

图 2-7-9　气管切开金属套管

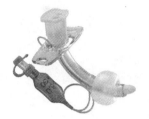

图 2-7-10　一次性气管切开塑套管

(二)患者准备

对于意识清楚的患者,须说明手术的目的和必要性,并给予心理和行为支持,以消除不良的心理反应,取得患者的配合。

【操作方法】

(1)患者取仰卧位,肩部垫高,头后仰,以便气管向前突出,暴露手术野。如果患者不能平卧,可取半卧位。小儿要注意固定头部(见图 2-7-11)。

(2)严格消毒颈正中及其周围皮肤,术者戴无菌手套,铺无菌孔巾。

(3)一般采用局部浸润麻醉。成人上始甲状软骨,下至胸骨上切迹。幼儿可沿胸锁乳突肌前缘及甲状软骨下缘,作"V"形切口麻醉。

(4)气管切开多采用直切口。术者用左手固定喉部,自甲状软骨下缘至胸骨上窝处,沿颈前正中线作 3～5cm 长的一个切口,逐层暴露气管(见图 2-7-12)。切开第 3～4 或 4～5 气管软骨环,撑开气管切开口,吸出气管内的分泌物及血液。

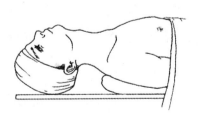

图 2-7-11　气管切开术的体位

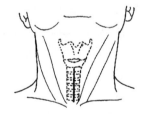

图 2-7-12　气管切开术的切口

(5)插入大小合适、带有管芯的气管套管(见图 2-7-13),立即取出管芯,如有内套管则放入内套管。证实气道通畅后,向气囊适量充气。气管套管插入后,用缚带将其牢固地系于颈部并打成死结。松紧适度,以防脱出(见图 2-7-14)。

(6)根据切口大小,可在切口上端缝合 1～2 针。套管周围填塞引流纱布条,用中间剪开的纱布在套管下两侧覆盖切口。

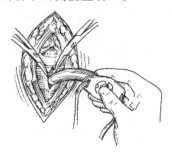

图 2-7-13　撑开气管切开口后插入气管套管

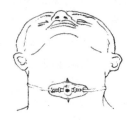

图 2-7-14　固定气管套管于颈部

【监护要点】

1. 气管套管要固定牢固　松紧以能伸进一指为宜,过紧则影响血液循环;过松则使套管容易脱出。由于最初几天切口窦道还未形成,套管滑出将造成再次置入的困难,防止套管滑出尤为重要。

2. 患者床边应备一同号消毒气管套管、氧气筒、吸引器、吸引管、大弯止血钳、纱布、换药碗等,以备脱管时急用　一旦套管脱出,应立即将患者置于气管切开术的体位,用事先备妥的止血钳等器械在良好照明下分开气管切口,将套管重新置入。

3. 保持套管清洁通畅,每天清洗、消毒内套管 2~3 次　手术 20 天后切口窦道形成,可更换外套管。充分湿化气道,及时清除气道中的痰液。吸痰时,注意无菌操作,防止感染发生。

4. 保持气管切口处的周围皮肤清洁干燥,常规一天两次更换伤口敷料　注意观察伤口有无红肿、分泌物增多等感染征象。

5. 一般情况下套管置入后,将呼吸机导管与套管口连接给予氧疗　停用呼吸机给氧时,不可将氧气导管直接插入内套管,可用“丁”字形管、氧罩、气切人工鼻等进行吸氧。

6. 并发症的观察与护理

(1)皮下气肿:这是术后最常见的并发症,常与软组织分离过多、气管切口过长或皮肤切口缝合过紧有关。自气管切口逸出的气体可沿切口进入皮下组织间隙,多发生于颈部,出现颈部增粗,触之有捻发感。皮下气肿多在一周内消失,不需特殊处理。

(2)气胸及纵隔气肿:暴露气管时过于向下分离,损伤胸膜后引起气胸。气胸明显伴呼吸困难者,应行胸腔穿刺抽除积气,必要时作胸腔闭式引流。过多分离气管前筋膜,会使气体自气管切口沿气管前筋膜进入纵隔,形成纵隔气肿。纵隔气肿轻者可自行吸收,积气较多时,可于胸骨上方沿气管前壁向下分离,使空气向上逸出缓解症状。

(3)出血:伤口少量出血,可在伤口内放置明胶海绵,并于气管套管周围填入碘仿纱条压迫止血,或酌情加用止血药物。若出血较多,应在充分准备下检查伤口,结扎出血点。

7. 拔管护理　气管切开患者的导管在拔除前 1~2d 应放掉气囊的气体,应先堵塞导管外口,再正式拔管。堵管应逐渐由 1/3 堵到 1/2 堵直至全堵。堵管时要严密观察患者的呼吸,若出现呼吸困难,应及时除去堵管栓子。若全堵 24h 后呼吸平稳,发音正常,即可拔管。拔管后可从造口处插入吸引管抽吸气管内的分泌物,消毒气管切开窦道及伤口周围皮肤,伤口不必缝合,用凡士林纱条填塞窦道,再用无菌纱布覆盖伤口,并用胶布拉拢固定,间断换药直至伤口愈合。拔管后床边仍需准备气管切开包及抢救物品,以便病情反复时急救。

其余的病情观察、气囊护理、口腔护理等参照气管插管护理。

【气道通畅术抢救流程图】

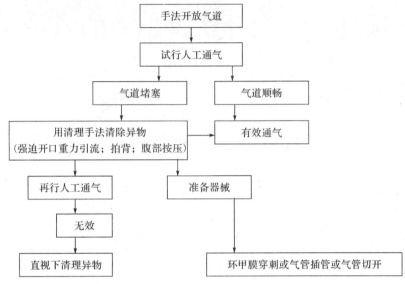

【自测题】

一、单选题

1.呼吸道异物梗阻常见于哪类人群 　　　　　　　　　　　　　　　　（　　）

A.成年人　　　　　　　B.中年人　　　　　　C.老年人和婴幼儿

D.老年人和儿童　　　E.未成年人

2.成人呼吸道异物梗阻急救方法最常用的是 　　　　　　　　　　　　（　　）

A.腹部冲击法　　　　B.胸部冲击法　　　　C.背部冲击法

D.背部叩击法　　　　E.腹部拍击法

3.以下哪些患者不可以行气管插管术 　　　　　　　　　　　　　　　（　　）

A.呼吸道分泌物过多且不能自行咳出者　B.进行呼吸道疾病的诊断或治疗

C.各种原因所致的呼吸衰竭患者　　　　D.各种原因所致的呼吸衰竭患者

E.喉头水肿患者

4.气管插管患者的监护要点不包括 　　　　　　　　　　　　　　　　（　　）

A.眼部护理　　　　　B.固定导管　　　　　C.气囊管理

D.气道湿化　　　　　E.口腔护理

5.气管切开患者的并发症不包括 　　　　　　　　　　　　　　　　　（　　）

A.皮下气肿　　　　　B.气胸　　　　　　　C.肺部感染

D.纵隔气肿　　　　　E.出血

（陈井芳　彭爱霞）

项目三　意外伤害患者的救护

任务一　中暑的救护

除了疾病对人类健康与生命有着直接影响外，意外伤害对健康及生命的威胁已越来越显示出它的严重性。人们应该对各类伤害有一定的认识，尽量避免意外伤害的发生。一旦发生，则应将其危害降低到最低程度，这就是我们要掌握意外伤害救护知识的最终目的。本项目重点阐述中暑、电击、淹溺、蛇咬伤及烧、烫、伤的救护。

中暑（heat stroke）指在高温（气温34℃以上）或强辐射（特别是湿度大、无风）环境下，由于体温调节失衡和水盐代谢紊乱产生的以心血管和中枢神经系统功能障碍为主要表现的急性综合病征。轻症经及时处理可很快恢复，老人、产妇及慢性病患者、昏迷及体温超过42℃持续2h以上者有预后不良。临床上根据症状的轻重分为先兆中暑、轻度中暑及重度中暑，重度中暑包括热痉挛、热衰竭、热射病、日射病四种。

【病因】

在烈日暴晒下，或在高温环境（室温＞35℃）从事长时间的工作、运动等极易发生中暑。即使环境温度不是很高，但空气中湿度很大、通风不良时也易引起中暑。此外，缺乏锻炼、老年、肥胖、过度劳累、慢性病、睡眠不足等均易诱发中暑。

【发病机制】

下丘脑体温调节中枢控制产热和散热以维持正常体温的相对恒定，正常人的体温波动在37℃左右。人体热能的来源主要为氧化代谢及肌肉收缩，在劳动等情况下产热增加，通过循环血流将深部组织热量带到皮下组织，皮肤血管扩张及大量出汗可致失水、失盐，有效血容量减少，血液浓缩，心脏负担加重，可导致急性循环衰竭；后期尿量减少，尿中出现蛋白、管型，严重者可出现急性肾功能不全；消化道供血不足，唾液分泌减少，胃蠕动受抑制，电解质紊乱,血液氯离子储量减少,胃酸降低,引起消化不良等消化道疾患;大脑皮层的兴奋性增强,通过负诱导抑制中枢神经系统的运动区,出现注意力不集中、反应迟钝、动作准确性降低,早期表现为暂时性可逆的功能紊乱,晚期出现脑出血、脑水肿、神经细胞混浊肿胀等不可逆变化;体温过高使全身血管内皮受损,促发内源性凝血,凝血因子及血小板大量消耗导致凝血障碍、皮肤及内脏广泛出血。散热方式有辐射(radiation)、蒸发(evaporation)、对流(convection)、传导(conduction)等。

当周围温度升高,则引起中枢神经系统兴奋,致使机体各内分泌腺体功能亢进,而导致耗氧量增加,酶活性增强,新陈代谢加快,机体产热增加。若外界温度过高(大多数超过38℃),人体通过辐射和对流的散热发生障碍,身体只能靠出汗散热。如果此时体温调节中枢发生功能障碍,汗腺功能衰竭甚至汗闭,汗的蒸发亦受影响。散热有困难,热便在体内积蓄,体温急剧升高达40℃以上,导致热射病发生。高热引起缺氧,毛细血管通透性增加,组织水肿及代谢性酸中毒,最终导致脑、肾、肝细胞的损伤。

在高温环境进行重体力劳动,可使过量汗液分泌,导致水、盐的丢失,血液浓缩及血黏稠度增加,血管扩张,血容量不足,从而致使周围循环衰竭。此时,如不及时补充水盐物质,可导致热痉挛。

烈日暴晒或强烈的热辐射长时间直接作用于头部,波长为 $600\sim1000\mu m$ 的可见光线和红外线可穿透头皮和颅骨引起脑组织损伤,充血水肿,大脑温度可高达 $40\sim42℃$,但体温不一定升高,发生日射病。

【病情评估】

(一)病史

注意是否是在高温环境下工作、有无中枢神经系统的症状等。

(二)临床表现

1. 先兆中暑　患者在高温环境下劳动的过程中,有轻微头晕、头疼、眼花、耳鸣、心悸、脉搏频数、恶心、口渴、多汗、全身疲乏、四肢无力、注意力不集中、动作不协调等症状,体温正常或略升高,不超过 38℃,但尚能勉强坚持工作。

2. 轻度中暑　除有先兆中暑的症状外,体温升高至 38.5℃ 以上,还出现面色潮红、胸闷、皮肤灼热、脉搏快速等表现或有循环衰竭的早期症状,如面色苍白、大量出汗、血压下降等。患者一度被迫停止工作,但经短时休息,症状消失,并能恢复工作。

3. 重度中暑　在上述表现的基础上,进一步出现昏厥、昏迷、痉挛、高热。作业人员具有前述的中暑症状而被迫停止工作,并在该工作日未能恢复工作或在工作中出现突然晕厥及热痉挛。

(1)热痉挛:体温正常或稍高,神志清醒,大量出汗后大量饮水,但未补充钠盐,导致体内氯化钠浓度降低,肌肉抽搐或强直性收缩伴有疼痛,多累及四肢或较大肌群,较常见腓肠肌痉挛疼痛,也可侵及腹肌、躯干肌,常为对称性。常见于青壮年。

(2)热衰竭:往往是老年体弱者、患有慢性病者、孕妇等热调节能力较差者,出现面色苍白、大汗淋漓、脉搏细速、血压下降、神志恍惚等循环衰竭的休克表现,患者口渴明显,体温多数不高。

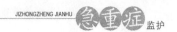

（3）热射病：这是中暑最常见、最严重的类型。因高温引起人体的体温调节功能障碍，患者体内大量热量滞留。以高热、无汗、意识障碍"三联征"为典型表现：体温高达 40℃以上；皮肤干燥无汗，灼热；中枢神经障碍，意识模糊，精神失常、躁动以致昏迷，也可出现癫痫样抽搐、谵妄等。

（4）日射病：烈日暴晒头部，且头部无保护，大脑温度可达 40～42℃，引起脑组织充血、水肿。体温不高或稍高，头晕、头痛、心悸、多汗、皮肤湿冷、恶心呕吐、面色苍白、脉细微、血压短暂下降、晕厥或神志恍惚。

【实验室检查】

热射病时白细胞总数增高，以中性粒细胞增高为主，可有血细胞比容增高、高钠血症，心电图可出现各种心律失常及心肌损害，尿常规可见蛋白及管型，血尿素氮及乳酸脱氢酶（LDH）等增高。热痉挛可见低钠和低氯血症。

【救护措施】

（一）先兆中暑或轻症中暑

立即将患者移送到清凉通风处，给予清凉含盐饮料，或口服十滴水、藿香正气水、人丹等，额部涂清凉油。解开衣服，用冷水擦面部、四肢或全身，尤其是要在头部冷敷，使头部迅速散热，以维护中枢神经系统的功能。对于体温维持在 38.5℃以上者可给予口服解热药。经救护后仍存在循环衰竭的表现时，可静脉注射 5% 葡萄糖盐水。

（二）重症中暑

迅速降温，纠正水、电解质紊乱和酸碱平衡的紊乱，积极防治循环衰竭、休克和并发症。

1.热痉挛 补充含盐饮料，轻者可恢复。若痉挛性头疼反复发作，可静脉滴注生理盐水或葡萄糖生理盐水。

2.日热病及热射病 迅速降温是关键，高热持续时间越长，对脑组织的损伤就越严重，预后也越差。

（1）体外降温：立即撤离高温环境至阴凉通风处，进行皮肤肌肉按摩，促进血液循环加速散热。应用空调或电扇吹风、室内置冰块等，使室内温度降至 25℃以下。环境温度低于皮肤温度，以便辐射散热。尤其注意头部降温以保护大脑，腋下和腹股沟处可放置冰袋。也可用加入少量乙醇（5%～10%的浓度）的冰水或冷水擦拭全身皮肤，以促进散热；重症者可将患者浸于含有碎冰块、15～16℃水中，取半卧位使水面不超过患者乳头，并用力按摩颈部、躯干及四肢皮肤，以防止肌肉颤抖，使局部皮肤发红散热，并密切观察患者的体温、脉搏、呼吸、血压。每浸浴 10～15min，即抬出水面测肛温一次（肛表插入略深，以反映直肠的温度），如体温降至 38.5℃时，即停止浸浴；如体温再次上升至 39℃以上，可再次浸浴。

（2）体内降温：对于体外降温无效者，用冰盐水（4～10℃）进行胃或直肠灌洗，也可将自体血液体外冷却后回输体内而降温。

（3）药物降温：与物理降温同时进行，效果较好。常用氯丙嗪 25～50mg 加入葡萄糖盐水 500mL 静脉滴注，2h 内滴完，可在 2～3h 内降温，用药过程中要注意观察血压，体温不宜过低。

【监护要点】

(1)定时测量呼吸、脉搏、血压,尤其是体温的监测及降温的效果;抽搐惊厥时,按医嘱给地西泮 10mg,肌内注射。

(2)呼吸衰竭时应保持呼吸道通畅,随时清除呼吸道的分泌物,给氧或应用人工呼吸器。

(3)静脉输液要控制滴速,不宜过多、过快,以防心力衰竭发生。

(4)对有脑水肿征象者,按医嘱快速静脉滴注脱水剂。

(5)积极防治急性肾衰竭,重症中暑时丢失大量水盐,血液浓缩;心排血量降低,可使肾小球滤过率下降,严重引起肾衰竭。因此,如怀疑有肾衰竭,应早期使用 20％甘露醇 250mL 或静脉注射呋塞米 20mg。保持尿量 30mL/h。如患者无尿并出现高钾血症时,应做透析准备。

(6)对昏迷、药物降温者,应经常翻身,保持床铺干燥平整,按摩皮肤受压部位以预防压疮。

【知识库】

产褥中暑的预防

产后,产妇需将妊娠期内积存的大量液体排出,除尿液增多外,皮肤排泄旺盛,排出大量的汗液,习称褥汗。在产褥期内,产妇体内代谢旺盛,产热多。当外界气温超过 35℃时,机体靠汗液蒸发散热,汗液蒸发需要空气流通才能实现。但旧风俗习惯怕产妇"受风",产妇深居室内、关门闭窗不通风、包头、盖厚被、穿长衣长裤、扎紧袖口和裤腿,使已很虚弱的产妇出汗散热的途径受到影响,体温急骤升高,体温调节中枢功能衰竭,出现高热持续不下降,水、电解质代谢紊乱和神经系统功能损害等一系列病变。

对产褥中暑应以预防为主,加强防暑知识和产后卫生保健的宣传,破除旧观念;居室通风,衣服适宜,被子不宜过厚。此外,要让产妇了解中暑的先兆症状。一旦察觉有症状,能自行对症应急处理,如尽快饮用含食盐的凉开水等。

将产妇安排在阴凉通风的病室,保持室内清洁、安静及空气流通。取半坐卧位,以利恶露排出,病情许可者可下床活动,防止压疮及静脉血栓的形成,予心电监护,密切注意生命体征的变化。每 4h 测量体温 1 次,待体温恢复正常 3 天后,改每天测量 2 次。应合理选用降温措施,用冰枕冷敷头部及酒精擦浴,在降温过程中每 30min 测量体温 1 次,掌握降温的速度及效果。同时,密切观察脉搏、呼吸、血压、瞳孔及尿量的变化。保持静脉通路通畅,保持营养及水分的摄入,必要时给予少量多次输血,增强机体抵抗力。给予高热量、高蛋白、高维生素的流质或半流质饮食,同时,鼓励患者多饮水。进行口腔及皮肤护理,勤擦浴,勤换衣服,保持皮肤清洁。高热期间暂停哺乳,指导挤奶,保持乳汁的分泌,防止乳腺炎的发生。保持外阴清洁,勤换会阴垫。保持大小便畅通,减轻盆腔充血,并做好心理护理。

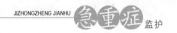

【中暑的抢救流程】

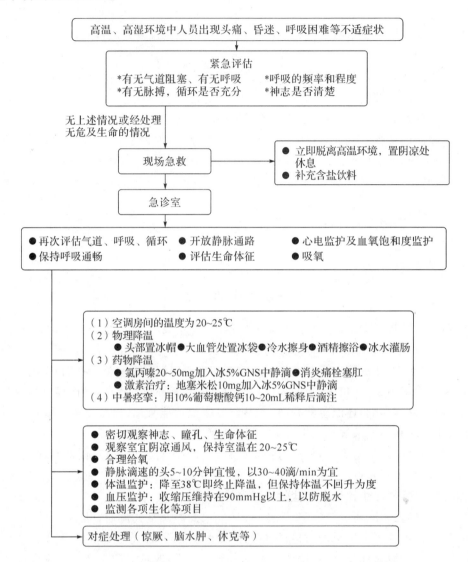

任务二　淹溺的救护

　　人淹没于水或其他液体中,液体进入呼吸道及肺泡或反射性引起喉痉挛发生窒息和缺氧,而处于临床死亡状态称为淹溺(drowning)。溺水者救出后尚有大动脉搏动者称近乎淹溺(near drowning)。淹溺是意外死亡常见的原因之一,若急救不及时可导致呼吸、心跳停止而死亡。

　　【病因】

　　淹溺常见于以下情况:①游泳能力弱或无,意外落水;②游泳时间过长,体力耗竭或受冷水刺激发生肢体抽搐或肢体被植物、绳索缠绕等;③游泳时,原有心脑血管等疾病的急性发作;④自杀者投入水域。

【发病机制】

溺水后,首先是本能地屏气,以避免水进入呼吸道,继而可发生两种情况:

1.湿性淹溺　占淹溺者的90%。由于不能继续屏气而使大量的水随着吸气进入到呼吸道和肺泡,引起严重缺氧、高碳酸血症和代谢性酸中毒,数秒钟后神志丧失,呼吸停止,心室颤动。根据吸入的是淡水还是海水,其病理生理过程有所不同。

(1)海水淹溺:海水含钠量是血浆的3倍以上。所以,吸入的高渗性海水,使体液大量涌入肺内,产生肺水肿,最后导致心力衰竭而死亡。另外,海水刺激还损伤肺泡上皮和肺毛细血管内皮,促使肺水肿发生。体液从血管内进入肺泡,使血液浓缩、血容量降低以及出现低蛋白血症和高钠血症。海水中的钙盐和镁盐可引起高钙血症和高镁血症(见图3-2-1)。

(2)淡水淹溺:淡水的渗透压较血浆或其他体液的渗透压低。人体吸入大量淡水,会直接损伤气管、支气管肺泡,并使肺泡表面活性物质减少而使肺泡塌陷、呼吸膜破坏,发生通气/血流比例失调。低渗性液体迅速吸收入血循环,血容量剧增,引起肺水肿和心力衰竭;同时由于血液被稀释,红细胞破坏溶解致溶血,溶血又引起高钾血症、血红蛋白血症,高钾血症可使心室颤动,过量的血红蛋白尿堵塞肾小管引起急性肾衰竭;另外,血液循环稀释后可表现出低钠、低氯血症等(见图3-2-2)。

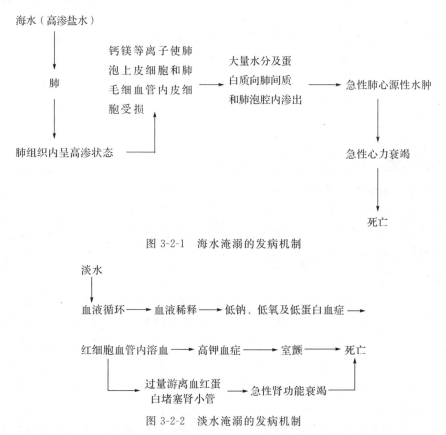

图 3-2-1　海水淹溺的发病机制

图 3-2-2　淡水淹溺的发病机制

人体吸入淡水或海水后,尽管血容量、血电解质浓度及心血管功能变化有很大不同,但都可致肺顺应性降低、肺水肿、肺内分流、严重低氧血症和混合性酸中毒。海水淹溺和淡水淹溺的病理特点比较,见表3-2-1。

表 3-2-1　海水淹溺与淡水淹溺的病理特点比较

项目	海水淹溺	淡水淹溺
血液总量	减少	增加
血液性状	浓缩显著	稀释显著
红细胞损害	很少	大量
血浆电解质	钠、钙、镁、氯离子增加	钾离子增加
心室颤动	极少发生	常见
主要致死原因	肺水肿、脑水肿、心力衰竭	心力衰竭、心室颤动

2.干性淹溺　约占淹溺者的 10%。溺水后,因恐惧、惊慌或骤然寒冷刺激而引起喉痉挛导致窒息和(或)反射性心搏骤停而死亡,而呼吸道和肺泡很少或无水吸入。

【病情评估】

(一)淹溺史

注意溺水的时间、地点、水源性质,注意检查头部有无撞伤痕迹等。

(二)临床表现

1.症状　淹溺者表现为神志丧失,呼吸停止,大动脉搏动消失,处于临床死亡状态;近乎淹溺者的临床表现的个体差异较大,与淹溺时间长短、吸入水量的多少、吸入水的性质及器官损害范围有关,可有剧烈咳嗽、咳粉红色泡沫痰、头痛、视觉障碍、呼吸困难、寒战发抖、抽搐等,溺入海水者口渴明显。

2.体征　皮肤发绀,颜面肿胀,球结膜充血,口鼻充满泡沫或污泥。腹部膨隆,四肢厥冷。呼吸表浅、急促或停止,肺部可闻及干湿啰音,偶有喘鸣音。心律失常、心音微弱或消失。常出现精神状态改变,如烦躁不安、昏睡、昏迷等。有时可发现头、颈部损伤。

【急救措施】

(一) 救护原则

(1)立即将患者从水中救出。

(2)清理气道,保持其通畅。

(3)迅速判断患者有无心搏、呼吸停止,立即行心肺复苏。

(4)病情稳定后,安全护送患者入院。

(二)救护措施

1.水中救护

(1)自救:溺水后要尽量保持镇静。不可将手上举或挣扎,否则会下沉得更快,故在呼救的同时应仰卧,头向后,口鼻向上露出水面,呼气宜浅,吸气宜深,争取能较长时间浮于水面以待救援。会游泳者若因腿部肌肉痉挛而引起溺水,应尽快呼救,同时可划动双手,将头露出水面,深吸气后,弯腰将痉挛下肢的拇趾用力往前上方拉,直至疼痛消失,痉挛停止,反复按摩痉挛疼痛部位,好转后,立即游向岸边。

(2)他救:发现有人溺水时,救护者应立即高声呼救,同时脱去厚重的外衣和鞋靴,最好携带救生圈、球或木板等迅速游到溺水者的后方;徒手救护时可用一只手从背后抱住溺水者的头颈,另一手抓住溺水者的手臂,用仰泳方式将其拖到岸边。救护时,应防止被溺水者紧紧抱住,如已被抱住,应松手下沉,先与溺者脱离,然后再救。

　　若救护者不会游泳或游泳技术不熟练,可在呼救的同时,设法投下绳索、竹竿、木板或救生圈等,让溺水者抓住,再拖上岸。

　　2.岸边救护

　　(1)保持呼吸道通畅:保持呼吸道通畅是维持呼吸功能的重要前提。将溺水者从水中救出后,立即清除其口鼻中的杂草、泥污、泡沫和呕吐物等。取下义齿,松解衣领、内衣、腰带和背带等,但注意保暖,必要时将舌头用手帕、纱布包裹拉出,或用包纱布的手指将舌头拉出口外,保持呼吸道通畅。

　　(2)若需要且病情允许,可进行倒水。其方法有:抱腹法,抱起伤员的腰腹部,使其背朝上、头下垂进行倒水(见图3-2-3);肩扛法,抱起伤员双腿,将其腹部放在急救者的肩上,快步奔跑使积水倒出去(见图3-2-4);膝顶法,急救者取半跪位,将伤员的腹部放在急救者的腿上,使其头部下垂,并用手平压背部进行倒水(见图3-2-5)。如果溺水者呼吸或心跳已经停止,应先进行心肺复苏,切忌过分强调倒水而延误病情,失去抢救时机。

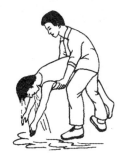
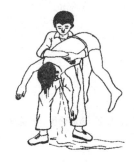
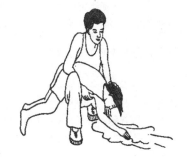

图3-2-3　抱腹法倒水　　　　图3-2-4　肩扛法倒水　　　　图3-2-5　膝顶法倒水

　　(3)现场心肺复苏:这是淹溺救护中最重要的措施。对呼吸心跳停止者,应立即进行现场心肺复苏。有条件者现场给予吸氧、输液等处理后再转送,在转送和搬运中,应始终保持呼吸道通畅,保证吸氧、输液通畅,密切监测病情变化,送达医院时,认真向接诊医护人员交班。

　　【监护要点】

　　(1)迅速将患者安置在抢救室,换下湿衣裤,注意保暖。

　　(2)维持呼吸通畅,必要时行气管插管或气管切开,人工机械辅助呼吸;同时给予呼吸兴奋剂、肾上腺素等。

　　(3)维持循环功能,密切监测患者血流动力学的改变,如心电、血压、脉搏、CVP(中心静脉压)等。如对于室颤未恢复者,可进行电除颤或药物除颤。

　　(4)对症治疗:应积极进行进一步的救护,纠正血容量。对于海水淹溺者,静脉滴注5%葡萄糖溶液或输入血浆,以稀释被浓缩的血液和增加血容量,切忌输入生理盐水;对于淡水淹溺者,静脉滴注2%～3%氯化钠或输入全血或红细胞,以纠正血液稀释和阻止红细胞溶解。注意并发症的防治及处理,如骨折、肺水肿、脑水肿、急性呼吸窘迫综合征(ARDS)、弥散性血管内凝血(DIC)、急性肾衰竭、电解质紊乱、肺部感染等。

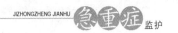
【淹溺抢救流程图】

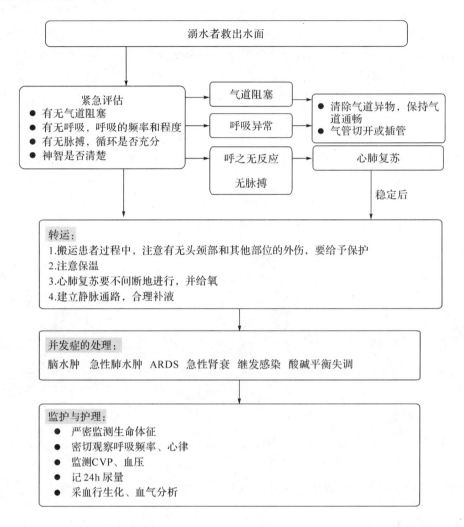

溺水者救出水面

紧急评估
● 有无气道阻塞
● 有无呼吸，呼吸的频率和程度
● 有无脉搏，循环是否充分
● 神智是否清楚

气道阻塞

呼吸异常

● 清除气道异物，保持气道通畅
● 气管切开或插管

呼之无反应
无脉搏

心肺复苏

稳定后

转运：
1.搬运患者过程中，注意有无头颈部和其他部位的外伤，要给予保护
2.注意保温
3.心肺复苏要不间断地进行，并给氧
4.建立静脉通路，合理补液

并发症的处理：
脑水肿　急性肺水肿　ARDS　急性肾衰　继发感染　酸碱平衡失调

监护与护理：
● 严密监测生命体征
● 密切观察呼吸频率、心律
● 监测CVP、血压
● 记24h尿量
● 采血行生化、血气分析

任务三　电击伤的救护

电击俗称触电(electric injury)，是指一定量的电流或电能量(静电)通过人体，引起组织损伤或器官功能障碍，甚至发生死亡。电击包括三种类型：低压电(≤380V)电击；高压电(≥1000V)电击；超高压电(或雷电，电压 10000 万 V、电流 30 万 A)电击。

【原因】

电击的常见原因是人体直接接触电源，或在超高压电或高压电电场中，电流或静电电荷经空气或其他介质电击人体。意外电击常由于风暴、火灾、地震等使电线断裂，或违反用电操作规程等。雷击多见于农村旷野。

影响电击损伤程度的因素很多。电压越高、电流强度越大,电流通过人体内的时间越长,对机体的损害也越重。在相同电压下,电阻越大则进入人体的电流越小,损害越轻。人体各组织对电流的阻力由大到小排列为:骨—肌腱—脂肪—皮肤—肌肉—神经—血管。因此,血管和神经因电阻小,受电流损伤常常最重。凡电流流经心脏、脑干、脊髓,即可导致严重后果。

【损伤机制】

人体也是导电体,在接触电流时,即成为电路中的一部分。电流对机体的伤害包括电流本身及电流转换为电能后的热和光效应。电流本身对机体的作用为:一是引起心室颤动、心脏停搏,此常见于低压电电击死亡的原因,也是生活中最多见的;二是对延髓呼吸中枢损害,抑制、麻痹呼吸中枢、导致呼吸停止,此常见于高压电电击死亡的原因。电流转化为热和光效应,可使局部组织温度升高(可达 2000~4000℃),多见于高压电对机体的损伤。闪电为直流电,电压为 300 万~20000 万,电流在 2000~3000A,闪电一瞬间的温度极高,可引起局部灼伤甚至"炭化"。触电时,从高处坠落还可造成骨折、各种内脏损伤等,使后果更加严重。

【电击方式】

1. 单相触电 人体直接碰触带电设备其中的一相时,电流通过人体流入大地,形成电流环形通路,称为单相触电。此种电击方式在日常生活中最常见。对于高压带电体,人体虽未直接接触,但由于超过了安全距离,高电压对人体放电,造成单相接地而引起的触电,也属于单相触电(见图 3-3-1)。

2. 两相触电 人体同时接触带电设备或线路中的两相导体,或在高压系统中,人体同时接近不同相的两相带电导体,而发生电弧放电,电流从一相导体通过人体流入另一相导体,构成一个闭合回路,这种触电方式称为两相触电(见图 3-3-2)。

3. 跨步电压触电 当架空线路的一根带电导线断落在地上时,落地点与带电导线的电势相同,电流就会从导线的落地点向大地流散。于是,地面上以导线落地点为中心,形成了一个电势分布区域,离落地点越远,电流越分散,地面电势也越低。以带电导线落地点为圆心,画出若干个同心圆,近似表示出落地点周围的电势分布。

在导线落地点 20m 以外,地面电势就近似等于零了。但当人走进电场感应区,特别是离电线落地点 10m 以内区域时,如果两只脚站在离落地点远近不同的位置上时,两脚之间的电势差就称为跨步电压,这种触电方式叫作跨步电压触电。落地电线的电压越高,离落地点越近,跨步电压也就越高。人受到跨步电压时,电流虽然是沿着人的下身,从脚经腿、胯部又到脚与大地形成通路,没有经过人体的重要器官,好像比较安全。但因为人受到较高的跨步电压作用时,双脚会抽筋,使身体倒在地上。这不仅使作用于身体上的电流增加,而且使电流经过人体的路径改变,完全可能流经人体的重要器官,如从头到手或脚(见图 3-3-3)。

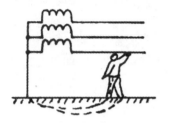
图 3-3-1　单相触电

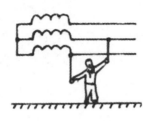
图 3-3-2　两相触电

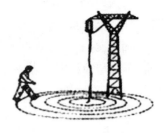
图 3-3-3　跨步电压触电

【病情评估】

（一）病史

注意询问触电时间、地点、电源情况等，检查触电受伤情况。

（二）临床表现

1.全身表现

（1）轻度：常因瞬间接触电流弱、电压低的电源而引起。表现为面色苍白、精神紧张、头晕、心悸、表情呆滞，甚至发生晕厥、短暂意识丧失。一般很快自行恢复，恢复后可有肌肉疼痛、头痛、疲乏及神经兴奋症状。体检一般无阳性体征，但需密切监测心电变化。

（2）重度：多因接触高压电、电阻小、电流强度大的电源，或触电后未能及时脱离电源，遭受电损害时间较长的患者。表现为恐惧、惊慌、心悸、呼吸增快，甚至出现昏迷、肌肉抽搐、血压下降、皮肤青紫、呼吸不规则或停止，心律严重紊乱，很快致心脏停搏。若不及时脱离电源进行立即抢救，大多死亡。体格检查有呼吸改变和心脏听诊异常。

2.局部表现　主要表现为电流通过的部位出现电烧伤。烧伤程度与电压高低密切相关。

低压电引起的烧伤多局限于电流进出口部位，伤面小，直径为 0.5～2cm，呈圆形或椭圆形，烧伤部位的边缘整齐，与健康皮肤分界清楚，多无疼痛，呈焦黄或灰黑色干燥创面，偶可见水泡。

高压电流损伤时，面积较大，伤口较深，可深达肌肉和骨骼等。伤口处可有大片焦痂、组织坏死，之后脱落、感染、渗出，愈合缓慢，形成较大溃疡。少数患者的体表烧伤不重，但由于电离子的强大穿透力，可致机体深层组织烧伤极为严重，随病程进展，逐渐出现深部坏死、出血、感染等。

3.并发症和后遗症　电击后24～48h常出现严重室性心律失常、神经源性肺水肿、胃肠道出血、弥散性血管内凝血、继发感染等。若电击后从高处跌落，还可致骨折和颅脑、胸、腹部等外伤。大概有半数电击者可有单侧或双侧鼓膜破裂，也有精神失常、永久性耳聋、多发性神经病变等。孕妇电击后常导致流产或死胎。

【抢救措施】

（一）救护原则

迅速切断电源，立即脱离危险区。准确评估患者有无心搏骤停，对心搏骤停者立即实行心肺脑复苏。同时，积极与当地医院联系，做好转运工作。

（二）救护措施

1.迅速脱离电源　根据现场的情况,分秒必争地采取最安全、最迅速的方法切断电源或使触电者脱离电场。常用方法有:

（1）关闭电闸、电源开关:这是最简单、安全有效的方法。最好是电闸就在触电现场附近,此刻应立即关闭电闸,尽可能打开保险盒,拨开总电闸;同时,派专人守护总电闸,以防止忙乱中不知情者重新合上电闸,造成进一步伤害。若救护者不能及时找到电闸的位置,应尽可能选择其他的救护措施。

（2）挑开电线:若是由于高处垂落电源线而触电,电闸离触电现场又较远时,可用干燥木棍或竹竿等绝缘物将电线挑开。注意妥善处理挑开的电源线,避免再次引起触电。

（3）斩断电线:在野外或远离电闸的地方,或高压线断落引起电磁场效应的触电现场,尤其是下雨或地面有水时,救护者不便接近触电者挑开电线时,可以在20m以外处斩断电线。可用绝缘钳子、带绝缘把的干燥铲子、锄头、刀、斧等斩断电线。注意妥善处理电线断端。

（4）拉开触电者:若触电者卧在电线或漏电电器上,上述方法都不能采用时,可用干燥木棒等绝缘物品将触电者推离触电处;还可用干燥绝缘的绳索或布带,套在触电者身上,将其拖离电源。

在脱离电源的整个抢救过程中,救护者必须做好自我保护,并尽量不给触电者造成其他伤害。应注意:①保证自身安全,未脱离电源前绝不能与触电者直接接触,应选用可靠的绝缘性能器材,若无把握,可在脚下垫放干燥的木块、厚塑料块等绝缘物品,使自己与大地隔绝。②野外高压电线触电,最好在20m以外处切断电源。若确需进出危险地带,切不可双脚同时着地,应用单脚着地的跨跳步进出。③雨天野外抢救触电者时,一切原有绝缘性能的器材都因淋湿而失去绝缘性能。④避免给触电者造成其他伤害,如高处触电时,应采取防护措施,防止脱离电源后,从高处坠下造成损伤或死亡。

2.迅速进行心肺复苏　轻型触电者,神志清醒,仅感四肢发麻、乏力、心慌等,则就地休息1～2h,并监测病情变化,一般恢复较好。重型触电者,脱离电源后应立即行心肺复苏,并及时呼救,有条件者可给氧、输液,必要时行气管插管或气管切开,同时头部放置冰袋降温。

3.转运及护理　严重者经初步处理后应迅速送至医院,转运途中需注意保持呼吸道通畅,对于有条件者保证输氧、输液持续通畅,注意保护有较大烧伤创面者,最好用无菌敷料或干净布巾包扎,禁涂任何药物。对于合并骨折者,按外伤骨折的要求处理。若电流伤害到患者脊髓,应注意保持脊椎固定,不能随意搬动患者,防止脊髓再次受损。到达医院后向接诊医护人员详细交代触电现场的情况和救护经过。

4.院内救护　应尽早行气管插管,给予呼吸机辅助通气,保持呼吸道通畅;应用盐酸肾上腺素、利多卡因等恢复心脏自主节律,增强心肌收缩力,纠正心律失常,维持有效循环量;发生室颤时应立即进行电除颤;积极防治脑水肿,降低脑的代谢率,并维持水、电解质和酸碱平衡;进一步对创面处理,防止感染,应用无菌液冲洗后用无菌敷料包扎,必要时行手术治疗。

【触电抢救流程图】

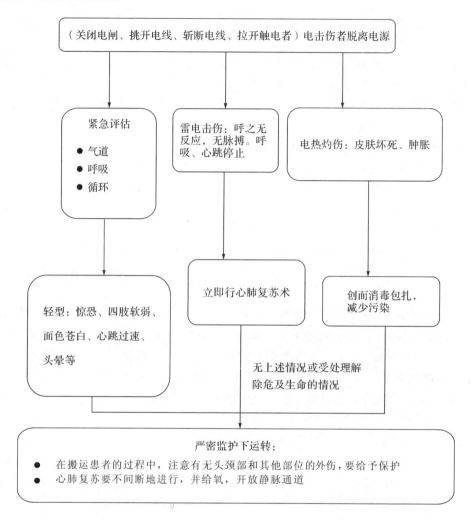

（关闭电闸、挑开电线、斩断电线、拉开触电者）电击伤者脱离电源

紧急评估
● 气道
● 呼吸
● 循环

雷电击伤：呼之无反应，无脉搏。呼吸、心跳停止

电热灼伤：皮肤坏死、肿胀

轻型：惊恐、四肢软弱、面色苍白、心跳过速、头晕等

立即行心肺复苏术

创面消毒包扎，减少污染

无上述情况或受处理解除危及生命的情况

严密监护下运转：
● 在搬运患者的过程中，注意有无头颈部和其他部位的外伤，要给予保护
● 心肺复苏要不间断地进行，并给氧，开放静脉通道

任务四　蛇咬伤的救护

蛇咬伤(snakebite)常发生在夏秋季节。全世界共有蛇类 2500 种,其中毒蛇约 650 余种,我国毒蛇约有 50 余种,如金环蛇、银环蛇、眼镜蛇、五步蛇、蝰蛇、蝮蛇、竹叶青、烙铁头、海蛇等都有剧毒且危害巨大,咬伤后能致人死亡。这些毒蛇在夏秋屯在南方森林、山区、草地中,当人在割草、砍柴、采野果、拔菜、散步、军训时,易被毒蛇咬伤。

【毒蛇的识别】

1.无毒蛇　形态均匀,尾巴长而尖细,身体色泽不鲜艳,头部一般呈椭圆形,休息时不倦团。无毒蛇的咬伤处仅有局部轻度刺痛,伤口小而浅,排列整齐,可有小水疱,无全身反应,可按一般伤口处理。

2.毒蛇　毒蛇有毒器（即毒牙、毒腺、毒腺导管）,头部大多呈三角形,身体粗短,颈部较细,色斑较艳,咬人时嘴张得很大,牙齿较长。毒蛇咬伤部常留两排深而粗的牙痕,也可出现

2～3对或单个牙痕,周围少有浅牙痕,毒液经排毒导管输送到毒牙,注入咬伤的伤口内,经淋巴和血液循环扩散,引起局部和全身中毒症状,必须立即采取紧急救护。但是,在实际生活中,人们难以判断是否为毒蛇咬伤时,则按毒蛇咬伤急救。

【伤情评估】

人体被毒蛇咬伤后,其中毒严重程度除与伤者年龄、体质等因素有关外,主要与毒液成分、进入剂量、咬伤部位有密切关系。一般来说,蛇体越大,咬得越深,时间越长及咬伤部位越接近中枢或咬破的血管越大,则发病越快,症状越严重。蛇毒含有毒性蛋白质、多肽和酶类,有神经毒、血液毒和肌毒,而眼镜蛇、蝮蛇有神经毒和血液毒的混合毒性,其临床表现可归纳为三类:

1.神经毒症状　主要由金环蛇、银环蛇、海蛇等引起,破坏神经系统、麻痹呼吸系统。被这类蛇咬后危险很大,相对来说咬伤的局部症状,仅有麻样感。1～3h出现全身中毒症状,有头晕、眼睑下垂、视物模糊、语言不清、肢体瘫软、呼吸和吞咽困难等,最后出现呼吸、循环衰竭。

2.血液毒症状　主要是破坏血液循环系统,如竹叶青、五步蛇等。其特征是被咬过之后,局部症状明显,剧痛、肿胀,伴有出血、水疱和组织坏死,附近淋巴结肿痛。全身症状有发热、心律失常、烦躁、谵妄、血尿、尿少、皮肤紫斑、黄染等,最后引起心、肾衰竭。

3.混合毒症状　包含了血液和神经破坏的双重毒力,但各有偏重,如眼镜蛇偏向神经性毒、蝮蛇偏向血液性毒。

【急救措施】

毒蛇咬伤后需分秒必争及时清理伤口,排除毒物,阻止毒液扩散。否则,将很快出现全身中毒症状,甚至死亡。在无法或未鉴定为有毒或无毒的情况下,一律以有毒蛇咬伤进行急救处理。同时要识别毒蛇种类,为进一步救治创造条件。

1.患者或救护者立即就地自救或互救　使患者保持安静,限制咬伤的肢体活动,千万不要惊慌、奔跑,那样会加快毒素的吸收和扩散。咬伤部位置于心脏水平以下,以延缓毒液吸收。若捕捉到咬人蛇时,注意保留其头部,以便鉴别,注意不要太靠近蛇,以免自己被咬伤。

2.立即拨打急救电话并汇报毒蛇的种类　检查患者的气道、呼吸及循环,如果心搏骤停,则立即开始心肺复苏。

3.结扎　立即用绷带、布条等在伤口近心端5～10cm处扎住,越早越好,松紧以能阻止静脉血和淋巴回流为宜(即在结扎的远端仍可摸到动脉搏动)。必要时可扎两处,如足部咬伤者可分别扎踝部和小腿两处。一般待伤处处理后20～30min方可松扎,如每隔20min放松反使蛇毒吸收更快。

4.排毒　用手自上而下、四周向伤口中心挤压伤口周围,尽量将毒液挤出,也可用吸奶器、注射器或拔火罐法在伤口处反复吸出毒液。不主张用口吸吮伤口处,以防毒液通过口腔黏膜被吸收。如有条件也可用消毒的刀片将伤口"十"字切开,彻底清除伤口组织并吸出毒液。

5.冲洗　用1:5000高锰酸钾液或肥皂水、冷开水、生理盐水、3%过氧化氢液、清水等反复冲洗伤口,同时可根据咬伤痕迹来判断毒蛇的种类。

6.伤口局部不能热敷、按摩　不能外敷跌打药,严禁涂擦酒精,以免加速血液循环,加快毒素的吸收。

7.迅速送往医院继续救治　转移伤者时,应抬着转送,不让伤者自己走动,伤者取半坐位或卧位,保持伤口部位下垂。

8.伤者口渴时可饮水　但切不可饮酒或口服其他药物,以免加快血液循环,使毒素更易扩散。

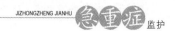

【院内救护】

送达医院时应向接诊医护人员认真交班,若毒蛇已被捕杀,告之鉴定或辨认结果。院内彻底排毒清创后,用抗蛇毒血清研碎加湿后贴敷于伤口。

应用抗蛇毒血清时,用前作过敏试验,取 0.1mL 抗蛇毒血清加 1.9mL 生理盐水稀释 20 倍,取 0.1mL 于前臂掌侧行皮内注射,20~30min 后注射部位的皮丘在 2cm 以内,周围无红晕和蜘蛛足为阴性,阳性者按常规脱敏后使用。将抗蛇毒血清 80000U 溶于 5% 葡萄糖盐水中静滴。保持呼吸道通畅,行激素、利尿等治疗。休克者按休克治疗,呼吸衰竭采用呼吸机辅助呼吸,肾衰时及时行血液透析或腹透。

任务五　烧烫伤的救护

烧烫伤是生活中常见的意外,是由火焰、沸水、热油、电流、热蒸汽、辐射、化学物质(强酸、强碱)等引起皮肤的一种损伤。通常,烧烫伤指单纯因高温所致的热烧伤,损伤由热强度和暴露持续时间而定。

【症状】

烧烫伤造成局部组织损伤。轻者的皮肤受损,出现肿胀、水泡、疼痛;重者的皮肤烧焦,甚至血管、神经、肌腱等同时受损。呼吸道也可能烧伤。烧伤引起的剧痛和皮肤渗出等因素导致休克。表现为口渴、烦躁不安、尿少、脉快而细、血压下降、四肢厥冷、发绀、苍白、呼吸增快等。晚期出现感染、败血症等并发症而危及生命。

【烧烫伤面积估计】

不规则或小面积烧伤,用手掌粗算。伤病员五指并拢,一掌面积约等于体表面积的 1%。

中国九分法(见图 3-5-1):将全身体表面积划分为若干 9% 的等分,另加 1%,构成 100% 的体表面积,即头颈部=1×9%;双上肢=2×9%;躯干=3×9%;双下肢=5×9%+1(见图 3-5-1)。小儿头大、下肢小,头颈部面积=[9-(12-年龄)]%;双下肢面积=[46-(12-年龄)]%。

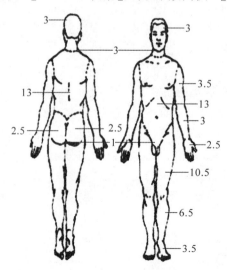

图 3-5-1　中国九分法

【烧烫伤损伤程度估计】

烧伤对人体组织的损伤一般分为三度,可按三度四分法进行分类,见表3-5-1。

表 3-5-1　烧伤对人体组织的损伤程度

Ⅰ度烧伤(红斑)		轻度灼红、感觉过敏、无水疱。3～7d愈合,无瘢痕。
Ⅱ度烧伤	浅Ⅱ度(大水疱)	水疱较大、泡壁薄、基底潮湿、水肿明显、剧痛。2周左右愈合,有色素沉着,无瘢痕。
	深Ⅱ度(小水疱)	水疱较小、泡壁厚、基底苍白或红白相间、水肿、可见网状血管栓塞,痛觉迟钝。3～4周愈合,留瘢痕。
Ⅲ度烧伤(焦痂)		无水疱、焦黄、蜡白、炭化、坚韧、可见树枝状栓塞的静脉网,痛觉消失。愈合较慢,面积小者可自愈,面积大者需植皮,留瘢痕,影响功能和美观。

【抢救措施】

烧伤现场救护的原则是除去伤因,脱离现场,保护创面,维持呼吸道畅通,再组织转送医院治疗。针对烧伤的原因可分别采取相应的措施:

(1)冷清水长时间冲洗或浸泡伤处,降低表面温度,以取出不痛或稍痛为止。同时紧急呼救,启动 EMSS 系统。

(2)迅速剪开取下伤处的衣裤、袜类,不可剥脱,取下受伤处的饰物。

(3)对于一度烧烫伤可涂外用烧烫伤膏药,一般 3～7d 治愈。

(4)对于二度烧烫伤,表皮水泡不要刺破,不要在创面上涂任何油脂或药膏,应用干净清洁的敷料或就便器材,如毛巾、床单等覆盖伤部,以保护创面,防止污染。

(5)对于严重口渴者,可服用少量淡盐水或淡盐茶水。条件许可时,可服用烧伤饮料。

(6)对于窒息者,进行人工呼吸;伴有外伤大出血者应予以止血;骨折者应作临时固定。

(7)对于大面积烧伤伤员或严重烧伤者,应尽快组织转送医院治疗。

【知识拓展】

强酸强碱伤害的救护

强酸强碱的化学物品对组织的损害与酸类、碱类的浓度及接触的时间长短、接触量的多少有关。强酸对组织的局部损害为强烈的刺激性腐蚀,不仅创面被烧,并能向深层侵蚀。但由于局部组织的细胞蛋白被凝结,从而能阻止烧伤的继续发展。碱性物质更能渗透到组织深层,日后形成的瘢痕较深。

常见的强酸有硫酸、硝酸、盐酸等,强碱有氢氧化钠、氢氧化钾等。

【症状】

硫酸烧伤的伤口呈棕褐色,盐酸、苯酚烧伤的伤口呈白色或灰黄色,硝酸烧伤的伤口呈黄色,烧伤的局部疼痛剧烈,皮肤组织溃烂;如果酸、碱类通过口腔进入胃肠道,则可使口腔、食道、胃黏膜造成腐蚀、糜烂、溃疡出血、黏膜水肿,甚至发生食道壁穿孔和胃壁穿孔。严重烧伤的伤病员可引起休克。

【抢救措施】

(1)脱离现场,被少量强酸、强碱烧伤,立即用纸巾、毛巾等蘸吸,并用大量的流动清水冲洗烧伤的局部,冲洗时间应在 15min 以上。

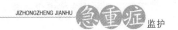

（2）对于大量强酸、强碱的烧伤,立即用大量的流动清水冲洗烧伤的局部,冲洗时间应在20min以上,冲洗时将伤病员被污染的衣物脱去。

（3）如口服的伤病员,则可服用蛋清、牛奶、豆浆、稠面汤或服用氢氧化铝凝胶保护口腔、食道、胃黏膜。严禁洗胃。

（4）如眼部被化学药品灼伤,在送医院途中仍要为伤病员冲洗受伤眼部。

（5）启动 EMSS,获得专业急救。

目前常用的消毒剂如过氧乙酸,使用未经稀释的高浓度,可对组织造成损伤,处理原则如上,应用大量的流动清水冲洗。

【自测题】

一、单选题

1.导致中暑的环境因素不包括 （　）

A.湿度过高 　　　　B.烈日暴晒 　　　　C.出汗过多 　　　　D.通风不良

2.中暑患者的救治,首先采取的措施是 （　）

A.撤离高温环境至阴凉通风处 　　　　B.饮用淡盐水

C.立即用凉水擦浴 　　　　D.冰袋冷敷

3.中暑热衰竭患者的突出表现是 （　）

A.体温升至40℃以上 　　　　B.周围循环衰竭

C.脑水肿 　　　　D.肌肉疼痛

4.对中暑患者的健康教育,以下不正确的是 （　）

A.加强防暑降温的宣传

B.烈日下穿宽松透气的浅色衣服

C.每天应摄食含盐 0.3％的清凉饮料配备防暑药品

D.居室尽量关闭门窗

5.中暑热痉挛多见于 （　）

A.健康青壮年 　　　　B.妇女

C.老年人及不适应高温环境者 　　　　D.老年人及原有慢性疾病者

6.导致中暑的主要原因是下列哪项 （　）

A.高温环境 　　　　B.高湿度 　　　　C.通风不良 　　　　D.久居室内

7.在高温环境中进行繁重体力劳动和剧烈运动,大量出汗后因口渴而大量饮水,缺乏钠的补充而发病,被称为 （　）

A.热痉挛 　　　　B.热衰竭 　　　　C.热射病 　　　　D.日射病

8.热痉挛患者的突出表现是 （　）

A.腓肠肌痉挛、疼痛 　　　　B.全身四肢肌无力

C.胸大肌痉挛,胸痛 　　　　D.肠道平滑肌痉挛,腹痛

9.男性农民,上山砍柴,被草丛中的毒蛇咬伤足踝,下列哪项处理措施是正确的 （　）

A.立即下山求救 　　　　B.用随身带的清水冲洗伤口

C.从远端向近端挤压,促进毒液排出 　　　　D.在伤口上端 40cm 处用带子缚扎

10.被毒蛇咬伤时,可采用高位缚扎法以阻止毒素吸收,你认为下述哪项不正确 （　）

A.在伤口近心端 5～10cm 处结扎 　　　　B.材料最好选用有弹性的橡皮带

C.缚扎效果以阻断动静脉血流为宜　　　　D.缚扎越早越好

11.某学生被开水烫到手,起水泡,极度疼痛,考虑属于几度烧烫伤　　　　（　　）

A. Ⅰ　　　　　　　B. Ⅱ　　　　　　　C. Ⅲ　　　　　　　D. Ⅳ

二、填空题

1.触电患者抢救的首要任务是切断电源,常用的方法是_____、_____和_____拉开触电者。

2.触电对人的致命损伤是引起_____、_____,因而及时有效的除颤、_____是抢救成功的关键。

3.蛇咬伤主要是其毒液对人体产生的危害,不同毒蛇所含的毒液大致分为_____、_____、_____。

4.重症中暑可分为热射病、_____、_____三种类型。

三、名词解释

1.电击

2.淹溺

3.热痉挛

4.中暑

5.热衰竭

6.热射病

四、简答题

1.如何对触电患者进行紧急救护?

2.简述淹溺的救护原则。

3.简述毒蛇咬伤患者的紧急处理。

（费素定　王小丽）

项目四　中毒患者的救护

任务一　认识中毒

　　某种物质接触或进入机体后,在效应部位累积到一定量,导致组织器官的功能性或器质性病变,引起一系列的症状体征,称为中毒(poisoning)。引起中毒的物质即为毒物。毒物的概念是相对的,须在一定的条件下才能发挥毒效,例如药品,在适量时具有治疗作用,过量进入机体则产生严重毒性作用,即为毒物。根据来源和用途,将毒物分为:①工业性毒物;②农药;③药物;④有毒动植物。根据接触或进入机体毒物的量和时间不同,将中毒分为急性中毒和慢性中毒两类。急性中毒指大量或毒性较剧的毒物进入机体,迅速引起症状,甚至危及生命;慢性中毒指机体长时间或反复接触小量毒物,并在体内积累到一定的量后出现症状。

【病因】

　　1.职业性中毒　由于某些生产原料、辅料、中间产物或成品是有毒的,因此,在生产、保管、使用及运输过程中,可因劳动保护不当、未严格遵守安全防护措施或意外泄露等引起中毒。

　　2.生活性中毒　自服、误服毒物或意外接触有毒物质,用药过量,自杀或谋杀等情况下,使过量毒物进入人体,都可引起中毒。

【中毒机制】

　　1.毒物的体内过程

　　(1)毒物的吸收:毒物可经呼吸道、消化道、皮肤黏膜、伤口及注射等途径进入人体。静脉注射的吸收速度最快,肺部吸收速度比胃的吸收快 20 倍左右,少数脂溶性毒物可通过完整的皮肤、黏膜侵入体内,如有机磷农药、苯胺、硝基苯等。

　　(2)毒物的分布:毒物被吸收后,随血液分布于全身体液和组织,并到达效应部位,引起局部和全身功能损害。毒物与血浆蛋白的结合力,毒物与组织的亲和力,以及毒物通过某些屏障如血脑屏障的能力等是影响毒物体内分布的主要因素。

（3）毒物的代谢:毒物主要在肝脏经过氧化、还原、水解、结合等反应进行代谢。大部分毒物经代谢后毒性降低,也有小部分毒物在代谢后毒性反而增强,如对硫磷经代谢后形成毒性大数倍的对氧磷。

（4）毒物的排泄:肾脏和肠道是多数毒物的排出途径,部分气体和易挥发性毒物以原形经呼吸道排出,少数毒物经皮肤排出,某些金属如铅、汞、砷等可由乳汁、唾液排出,部分毒物排出缓慢,可蓄积在体内引起慢性中毒。

2. 不同毒物的中毒机制

（1）直接刺激、腐蚀作用:强酸、强碱可吸收组织中的水分,与蛋白质或脂肪结合,数秒内就可引起接触部位的组织细胞变性、坏死。

（2）缺氧:毒物可通过不同途径干扰氧的吸收、运输和利用,导致组织器官缺氧。如巴比妥类可抑制或麻痹呼吸中枢,氯气吸入后导致喉头水肿、支气管痉挛或肺水肿,引起窒息性缺氧。如一氧化碳吸入后,可与血红蛋白结合为碳氧血红蛋白,导致组织严重缺氧。

（3）麻醉作用:有机溶剂（如苯类）和吸入性麻醉剂（如乙醚）具有强嗜脂性,可经血脑屏障进入脑组织并蓄积于脑细胞内,影响氧和葡萄糖的利用,并抑制脑功能。

（4）抑制酶的活力:有些毒物或其代谢产物通过抑制细胞内酶系统的活力而引起中毒。如有机磷杀虫药抑制胆碱酯酶、氰化物抑制细胞色素氧化酶、重金属抑制含巯基酶的活力等。

（5）干扰细胞膜或细胞器的生理功能:四氯化碳在体内经酶催化形成三氯甲烷自由基,肝细胞膜中的不饱和脂肪酸产生脂质过氧化,线粒体和内质网变性,肝细胞坏死。酚类（如二硝基甲酚、棉酚等）可抑制线粒体的氧化磷酸化作用,影响三磷腺苷形成和贮存。

（6）受体竞争:如阿托品竞争阻断胆碱能受体。

不同毒物的中毒机制不同,某些毒物可通过多种中毒机制产生毒性作用。

【临床表现】

各种中毒症状和体征取决于各种毒物的毒理作用和机体的反应性（见表 4-1-1）。

表 4-1-1　主要中毒表现与常见毒物的关系

临床表现	常见毒物
昏迷	镇静催眠药、麻醉药、窒息性气体、农药、有机溶剂等
谵妄	阿托品、乙醇等
惊厥	窒息性毒物、异烟肼等
肌纤维颤动	有机磷农药、中枢兴奋剂（士的宁、樟脑）等
瘫痪	可溶性钡盐、蛇毒、箭毒、河豚等
精神失常	一氧化碳、有机溶剂、阿托品、酒精等
咳嗽、喉头水肿等	刺激性气体、氯、液氨等
呼吸过速或过深	呼吸兴奋剂（洛贝林、尼可刹米）水杨酸类、抗胆碱类
呼吸异味	有机磷杀虫剂、磷化锌有大蒜味,氰化物有苦杏仁味等
呼吸麻痹	阿片类、镇静安眠药等

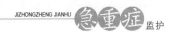
续表

临床表现	常见毒物
肺水肿	窒息性与刺激性毒剂、有机磷农药等
血压下降	降压药、氯丙嗪、镇静催眠药等
血压升高	有机磷杀虫剂、烟碱、拟肾上腺素药等
心动过缓	洋地黄类、奎宁、夹竹桃、乌头碱类等
心动过速	阿托品类、颠茄、拟肾上腺素药等
休克	剧烈的吐泻、严重的化学性烧伤、毒物等
溶血性贫血	砷化氢、苯胺等
出血倾向	阿司匹林、氯霉素、抗癌药等致出血，肝素、蛇毒、水杨酸等致血液凝固障碍
白细胞减少和再生障碍性贫血	氯霉素、抗癌药，放射病等
血尿	毒蕈碱、斑蝥、酚、磺胺药
皮肤黏膜灼伤	硝酸(黄色痂皮)、硫酸(黑色痂皮)、盐酸(棕色痂皮)
发绀	麻醉剂、有机溶剂、刺激性气体、亚硝酸盐等
黄疸	四氯化碳、毒蕈、鱼胆等
瞳孔散大	阿托品、莨菪碱、肉毒毒素、抗组胺药、巴比妥类(亦可缩小)
瞳孔缩小	有机磷杀虫剂、吗啡类
视神经炎、失明	甲醇中毒
口干	麻黄碱、颠茄、阿托品类等
流涎	有机磷杀虫剂、毒蕈碱、拟胆碱药

根据患者的一般情况和神志状态、毒物品种和剂量、有无严重并发症三方面，分析判断急性中毒的严重程度。下列任何一种临床表现均为病情危重的表现：①深昏迷；②癫痫样发作；③呼吸功能衰竭；④肺水肿或吸入性肺炎；⑤进行性呼吸困难；⑥血压过高或过低；⑦严重心律失常；⑧体温过高或过低；⑨少尿或肾衰竭；⑩抗胆碱能综合征。

【辅助检查】

应尽快采集剩余毒物、食物、药物及含毒标本(如呕吐物、胃内容物、洗胃液、血、尿、大便及其他可疑物品)供检，采集的标本尽可能不放防腐剂，及时送检。毒物检验是可靠的诊断依据之一，但是毒物鉴别不能作为诊断的唯一依据。

【诊断】

1. 病史 重点询问职业史和中毒史。应尽早掌握中毒时间、毒物种类、中毒途径、进入体内的毒物的剂量以及患者中毒前后的情况。重点询问职业史和中毒史，明确毒物与疾病的因果关系。职业史包括职业工种，工龄，有无毒物接触机会及防护条件，近期有无违章操作或生产性事故，其他人员是否有类似表现。另外，应了解周围环境、水源、食物有无被毒物污染的可能，有无食用毒物或霉变食物；服药史，尤其是近期服药情况；近期的思想及生活状况，有无情绪低落、举止异常、遗言、遗书等，是否存在轻生的原因，有无接触毒物的机会。必要时进行现场调查，查看有无毒物泄露、药瓶等。

2. 临床表现 熟悉中毒的临床表现有助于中毒的诊断及判断毒物种类。对于突然出现发绀、呕吐、昏迷、惊厥、呼吸困难、休克而原因不明的,要考虑急性中毒的可能。

3. 毒物检验

【救护措施】

应根据毒物种类、进入途径和临床表现有序地进行救护治疗。第一,应立即终止患者与毒物的接触,如患者心跳、呼吸停止应行紧急复苏;第二,尽快清除进入体内但尚未吸收的毒物;第三,应用特殊解毒剂;第四,迅速采取有效措施促进已吸收毒物的排泄;第五,积极对症治疗,做好脏器功能的支持,加强监护,预防并发症。

1. 立即终止接触毒物　根据毒物进入的途径不同,采取相应措施,终止接触毒物。

(1)吸入性中毒:立即将患者撤离中毒现场,保持呼吸道通畅,给予吸氧或呼吸新鲜空气,必要时进行气管插管,注意保暖。

(2)接触性中毒。

1)皮肤染毒:立即脱去污染衣物,一般用大量清水反复冲洗皮肤,对于毛发、甲缝及皮肤的皱褶部位尤其要注意清洗。热水可使体表血管扩张,促进毒物吸收,应避免使用。有些毒物遇水发生反应,加重损害,应先用干布或纸巾等将毒物抹拭干净后,再用水冲洗。腐蚀性毒物如强酸、强碱等可选择相应的中和液或解毒药液冲洗。冲洗时间一般不少于 30min。

2)眼睛染毒:用清水或生理盐水冲洗眼睛,冲洗时间建议不少于 5min。

3)伤口染毒:在伤口上方结扎止血带,再彻底清洗、清创伤口。

2. 清除尚未吸收的毒物　对于胃肠道内尚未吸收的毒物清除愈早、愈彻底,预后愈好。因此,应及早使用催吐、洗胃、导泻、灌肠、活性炭吸附等方法清除毒物。

(1)催吐:适用于神志清醒能合作、中毒时间小于 2～4h 的服毒者,或洗胃前催吐以排出胃内较大的毒物颗粒。

1)催吐方法:先用硬物(手指、压舌板等)刺激咽后壁或舌根处诱发呕吐,胃内容物不易呕出时,让患者饮温水 300～500mL,诱发呕吐,如此反复,直至呕出的液体澄清为止;也可采用吐根糖浆、阿扑吗啡等药物进行诱吐。

2)催吐的禁忌证:①昏迷、惊厥状态;②服腐蚀性毒物,催吐可引起消化道出血、穿孔;③原有主动脉瘤、食道静脉曲张、溃疡病出血等;④石油蒸馏物如汽油、煤油、柴油等中毒,催吐时如误吸入肺可导致肺炎;⑤体弱、高血压、休克、冠心病、妊娠应慎用催吐。

(2)洗胃:为迅速清除胃内毒物的有效办法。洗胃的原则为快进快出,先出后入,出入量基本相等,反复清洗,直到水清、嗅之无味为止,一般洗胃液总量为 $2×10^4～5×10^4$ 万 mL。

1)适应证:洗胃应尽早进行,一般在服药后 6h 内洗胃有效。有些情况超过 6h 仍可洗胃,如胃排空慢(有机磷中毒)、毒物量大、毒物颗粒小(易嵌入黏膜皱襞内)、有机磷中毒、砷中毒、有肠衣的药片或酚类中毒、服药后曾进食大量牛乳和蛋清等。

2)禁忌证:基本同催吐的禁忌证,但禁忌证不是绝对的,应针对个别情况酌情处理。

3)洗胃液的选择:毒物不明时可用 37℃清水或生理盐水洗胃;若毒物明确,则根据具体的毒物选用不同的洗胃液。

①保护剂:吞服腐蚀性毒物者,可口服牛奶、蛋清、米汤等保护胃肠道的黏膜。②溶剂:饮入脂溶性毒物如汽油、煤油时,可先注入液状石蜡 150～200mL,使毒物溶解而不被吸收,然后进行洗胃。③中和剂:吞服强酸时可用弱碱,如镁乳、氢氧化铝凝胶等中和,忌用碳酸氢钠,因其遇酸后生成二氧化碳,使胃肠道充气膨胀,有穿孔危险;强碱可用弱酸,如稀醋、果汁

等;碘中毒用淀粉溶液如面糊、米汤、1%～10%淀粉中和。④解毒药:解毒药可通过与体内存留的毒物起中和、氧化、沉淀等作用,使毒物失去毒性,如 1∶5000 高锰酸钾可使生物碱、毒蕈类毒物氧化解毒。但切勿使高锰酸钾结晶直接接触口腔及胃黏膜。⑤沉淀剂:有些化合物与毒物作用后,通过物理作用、化学反应可使毒物变成溶解度低、毒性小的沉淀。如乳酸钙或葡萄糖酸钙与氟化物或草酸盐可生成氟化钙或草酸钙沉淀;2%～5%硫酸钠与可溶性钡盐可生成不溶性硫酸钡;生理盐水与硝酸银可生成氯化银;30%～50%鞣酸能沉淀阿扑吗啡、黎芦碱、辛可芬、士的宁、铅、铝和银盐等。⑥吸附剂:活性炭是一种吸附剂,颗粒微小,可吸附食入的有机毒物和无机毒物(除对氰化物中毒无效)。用法:取药用活性炭 20～30g,加入 200mL 温开水,调拌成混悬液,让中毒者吞服或由胃管灌入胃内,随后用催吐法或洗胃法,将吸附毒物的炭末排出,或再给予导泻剂,加速已进入肠内的毒物从肠道排出。此法可反复使用以促进毒物排出,但可导致便秘。

洗胃液的温度一般为 35～37℃,每次灌液量为 300～500mL,小儿可根据年龄决定灌入量,每次 50～200mL,不宜使用洗胃机。

(3)导泻及灌肠:导泻及灌肠是催吐和洗胃后的辅助措施。

1)导泻可减少肠道毒物的停留和吸收,常用硫酸镁、硫酸钠等盐类和山梨醇类口服或胃管注入。昏迷、肾衰者,不宜用硫酸镁等含镁化合物,因镁离子吸收过多,对中枢神经系统有抑制作用。

2)灌肠是一种快速有效的肠道毒物去除法,适用于吸收缓慢、中毒严重、中毒时间超过4h 者。灌肠时,可用 1%的微温皂水(约 5000mL)作高位连续冲洗;在灌肠液中加入药用炭,可促进毒物吸附后排出;也可用高分子聚己二醇等渗电解质溶液,以 2L/h 的速度灌洗。

临床常见的化学中毒时的洗胃液、导泻剂的应用参考见表 4-1-2。

3.特殊解毒物的应用 诊断明确者,应及时采用特殊解毒药。常见的特异性解毒剂见表 4-1-3。

4.促进已吸收毒物的排出

(1)利尿:大多数毒物由肾脏排泄,因此,积极利尿是促进毒物排出的重要措施。具体措施如下:

1)积极补液是利尿排毒的最简单措施。补液速度可为每小时 500～1000mL,但对于脑水肿患者需减慢速度。补液内加适量的氯化钾,同时给予呋塞米 20～80mg 行静脉注射。

2)碱化尿液:碳酸氢钠与利尿剂合用可碱化尿液,使尿液的 pH 值达 8.0 而加速毒物的排出。常用于弱酸性毒物如苯巴比妥类、水杨酸类中毒。

3)酸化尿液:维生素 C 或氯化铵静脉注射,能使尿液 pH 值达 5.0,从而加速毒物排出。常用于碱性毒物如士的宁、苯丙胺等中毒,但急性肾衰竭患者不宜用此法。

(2)血液净化疗法:血液净化疗法是中毒的重要措施之一。目前,常用的血液净化疗法有以下几种:

1)透析疗法:包括血液透析和腹膜透析等,可清除机体内源性或外源性毒物,纠正内环境紊乱。

2)血液灌注(Hemo perfusion,HP):这是近年来发展起来的一种新的血液净化疗法。将中毒患者的血液引流出体外并通过灌注器,通过灌注器中活性炭或树脂的吸附作用来清除血液中的毒物,再将血液回输到患者体内,从而达到净化的目的。

3）血浆置换术：利用血细胞分离机，换出患者 60％～70％的血浆，并以新鲜血浆代替，从而达到净化的目的。

4）换血疗法：此法适用于各种毒物所致的高铁血红蛋白症及严重的巴比妥类、水杨酸类及一氧化碳中毒。具体方法为：选择两侧对称的血管，一侧放血，一侧输入同型血（最好是新鲜血），放血量与输血量相等，一般每 20～30min 换血 500mL。如此反复进行，以达到排出血中毒物的目的。

表 4-1-2 临床常见的化学中毒时的洗胃液、导泻剂的应用

中毒物质	洗胃溶液	导泻剂及对抗剂	禁忌药物
农药（DDT、1605、DDVP、666、1509、敌百虫）	生理盐水，2％～4％碳酸氢钠溶液	硫酸镁 30g 加水 500mL	禁用油性泻剂，百虫中毒禁用碱性药，1605 中毒禁用高锰酸钾
强酸	—	稀粥、牛奶、橄榄油、鸡蛋清	禁洗胃
强碱	—	牛奶、1％醋酸或果汁蛋白	禁洗胃
安眠药（巴比妥、苯巴比妥、异戊巴比妥等）	高锰酸钾溶液（1：10000）	硫酸钠 10～15g	碳酸氢钠 硫酸镁
甲醇及乙醇中毒	生理盐水、温开水、2％碳酸氢钠	浓咖啡	—
重金属盐类（汞、砷、磷、铅、卤盐等）	生理盐水、2％～4％碳酸氢钠、汞中毒可用蛋白溶液、磷中毒可用 1％硫酸铜溶液	牛奶、豆浆、稀粥、蛋白	磷中毒禁用高锰酸钾
酚类、来苏儿、苯酚、煤馏	植物油	牛奶橄榄油、蛋白	—

表 4-1-3 常用的特异性解毒药物

毒物	解毒药
苯二氮卓类	氟马西尼
镇痛药	纳洛酮
苯海索中毒	新斯的明
三环抗抑郁症药	碳酸氢钠
抗胆碱药	毒扁豆碱
β-受体阻断药	高血糖素
钙通道阻滞药	钙
异烟肼	维生素 B_6

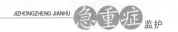

续表

毒物	解毒药
有机磷	解磷定、阿托品
氰化物	亚硝酸钠、亚硝酸异戊酯、硫代硫酸钠
硫化氢	亚硝酸钠
亚硝酸盐	亚甲蓝
甲醇、乙二醇	乙醇、叶酸、4-甲基吡唑
重金属铅中毒	依地酸二钠钙
重金属砷、汞、金、锑	二巯丙醇

5. 对症治疗和预防并发症 很多急性中毒并无特殊解毒方法，因此，对症治疗非常重要。急性中毒者，应立即开放静脉通道，吸氧，及时清理呼吸道的分泌物，保持呼吸道通畅，进行心电监测。对于烦躁、惊厥者给予止惊、镇静治疗。对于肺水肿、脑水肿、昏迷、抽搐、呼吸、循环衰竭者积极给予相应处理。昏迷者常规留置导尿，加强基础护理，定期翻身拍背，以免发生坠积性肺炎及褥疮。给予高热量、高维生素、易消化的食物，昏迷者给予鼻饲，以保证充足的营养。

【预防】

1. 普及防毒知识 不同地区的居民在生活中易于中毒的情况是不同的，因此，要进行针对性的宣教。如在我国北方，向居民宣传冬季预防煤气中毒的措施，如居室内火炉应安装烟囱且结构要严密，室内通风良好；厂矿需严格执行操作规程，要经常检修煤气炉和管道以防漏气，同时要加强工矿车间中一氧化碳浓度的监测和报警；工人进入一氧化碳浓度高的场所时，要做好防护措施，如戴防毒面具、系好安全带，两人同时工作，以便自救和他救；向农民宣传预防农药中毒的措施，如喷洒农药时应遵守操作规程，逆风向、边退边喷洒农药，同时加强个人防护，穿长袖衣裤及鞋袜，戴口罩、帽子及手套，喷洒结束后用碱水或肥皂洗净手和脸等；在毒蛇分布地区，夜间外出时，要穿厚长裤、长袜及鞋子，头戴帽子，手拿木棒和手电筒。

2. 饮食方面 教育人们不要食用河豚；有些野蕈类（俗称蘑菇）不易辨认有无毒性，野蕈不可食用；不吃变质的食品，如腌制咸菜、韭菜、菠菜等变质的蔬菜不可食用，因为这些食品中含较多硝酸盐，在肠道内被细菌还原成亚硝酸盐，吸收入血后可氧化血红蛋白使其变成高铁血红蛋白，从而导致全身缺氧。

3. 对生产及使用毒物的部门要严格管理 农药中杀虫剂和杀鼠剂的毒性很大，要加强保管，醒目标记，以免误食。生产、使用有毒物品的工厂和使用有毒杀虫剂的农村等地区，要大力宣传严格遵守操作及保管制度的重要性，否则易造成中毒。生产设备要密闭化，但要加强有毒车间和岗位的局部通风和全面通风，工人应定期体检。

【中毒抢救流程图】

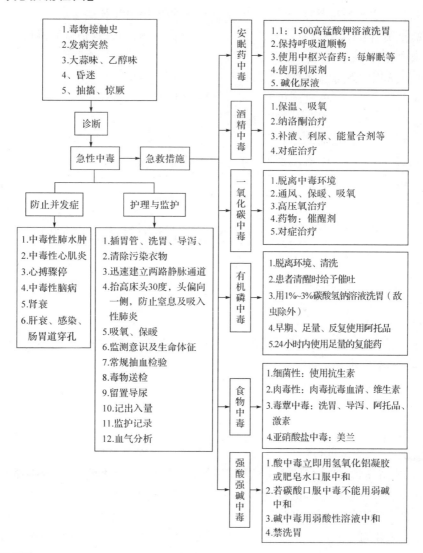

【自测题】

一、单选题

1.毒物吸收后,主要的代谢器官是　　　　　　　　　　　　　　　　　　　　　　　（　　）

A.肝　　　　　　　　B.肾　　　　　　　　C.肠

D.肺　　　　　　　　E.脾

2.对于原因不明的口服中毒者,洗胃液最宜用　　　　　　　　　　　　　　　　　（　　）

A.生理盐水　　　　　B.高锰酸钾溶液　　　C.茶叶水

D.碳酸氢钠溶液　　　E.20～40g/L鞣酸

3.以下对急性中毒神志不清的患者的护理,哪项不妥　　　　　　　　　　　　　（　　）

A.患者取侧头仰卧位,头偏向一侧　　　　B.保持口腔皮肤清洁

C.颅内压增高,静脉快速静滴脱水剂　　　D.尿失禁者留置导尿

E.有脑疝形成不可搬动

4. 口服中毒已超过 6h 者,也应彻底洗胃,其原因是　　　　　　　　　　(　　)

A. 毒物作用引起胃蠕动增快　　　　　B. 毒物作用引起肠蠕动增快

C. 毒物作用引起幽门梗阻　　　　　　D. 胃排空减慢,毒物仍可滞留胃内

E. 口服中毒者,洗胃是唯一的办法

5. 铅中毒选用的解毒药物是　　　　　　　　　　　　　　　　　　　(　　)

A. 亚甲蓝　　　　B. 二巯丙醇　　　　C. 高压氧

D. 亚硝酸盐　　　E. 依地酸二钠

6. 下列何种中毒禁忌洗胃　　　　　　　　　　　　　　　　　　　　(　　)

A. 生物碱　　　　B. 有机毒物　　　　C. 毒蕈

D. 重金属　　　　E. 硫酸

任务二　急性有机磷杀虫药中毒的救护

学习目标

● **知识目标**

了解急性有机磷杀虫药中毒的病因,毒物进入体内的途径、代谢和排泄,熟悉中毒的临床表现,掌握中毒的处理原则。

● **能力目标**

能够识别急性有机磷杀虫药中毒,运用中毒处理原则进行紧急处理。

有机磷杀虫药(organophosphorus insecticides)是我国目前使用广泛的一类高效杀虫剂,多呈油状或结晶状,色泽由淡黄至棕色,有大蒜样臭味,一般难溶于水,易溶于有机溶剂,故易经皮肤吸收中毒,但乐果、敌百虫等易溶于水,而在有机溶液中的溶解度小(不易经皮肤吸收中毒),稍有挥发性(品种不同,挥发性差异较大),如甲拌磷和敌敌畏等挥发性很大,易经过呼吸道吸入中毒。在碱性条件下易分解失效,但敌百虫遇碱变为毒性更强的敌敌畏。

【分类】

我国生产的有机磷的毒性按大鼠急性经口 LD_{50}(半数致死量)可分为四类:

1. 剧毒类　如对硫磷(1605)、内吸磷(1059)、甲拌磷(3911)。

2. 高毒类　如敌敌畏、甲胺磷、甲基对硫磷、氧化乐果。

3. 中度毒类　如敌百虫、乐果、碘依可酯。

4. 低毒类　如马拉硫磷等。

【病因】

1. 职业性中毒　见于生产、运输及使用过程中操作错误或防护不当,多为慢性中毒。

2. 生活性中毒　主要见于自服、误服或摄入被药物污染的蔬菜、水源或食物;也可见于接触灭虱、灭虫药液浸湿的衣服、被褥等;多为急性中毒。

【中毒机制】

有机磷杀虫药可经消化道、呼吸道、皮肤黏膜吸收。吸收后迅速分布于全身各器官,尤

其以肝脏浓度最高,肝脏对毒物进行氧化和水解,一般氧化后产物的毒性常增强,水解后毒性降低。有机磷杀虫药的代谢产物主要经尿排出,少量通过粪便、肺脏等排出,排泄极快,一般24h内排出。

有机磷杀虫药的主要中毒机制是抑制体内胆碱酯酶的活性。在正常情况下,胆碱能神经兴奋所释放的递质——乙酰胆碱在胆碱酯酶的作用下水解为乙酸和胆碱而失去活性。而有机磷杀虫药与体内的胆碱酯酶迅速结合,使其成为磷酰化胆碱酯酶,从而失去水解乙酰胆碱的能力,导致组织中的乙酰胆碱过量蓄积,产生胆碱能神经功能紊乱,先出现兴奋,后转为抑制,严重者可致昏迷死亡。

【临床表现】

有机磷中毒的表现与毒物品种、剂量、侵入途径等密切相关。经皮肤吸收中毒,一般在2～6h发病,大量口服约5～10min内发作。主要症状分三类(见表4-2-1):

1.毒蕈碱(M)样表现　出现最早。主要是副交感神经兴奋所致的平滑肌痉挛和腺体分泌增多。主要表现为:①腺体分泌亢进:多汗、流涎、流泪、口吐白沫、肺水肿等。②平滑肌痉挛:瞳孔缩小、恶心、呕吐、腹痛、大小便失禁、气管和支气管痉挛致呼吸困难等。③血管功能受抑制,可表现为心动过缓、血压下降、心律失常。

2.烟碱(N)样表现　因乙酰胆碱在横纹肌神经肌肉接头处蓄积,使横纹肌运动神经兴奋,表现为肌纤维颤动,常先自小肌群如面、舌、眼睑肌开始,逐渐发展至四肢、全身横纹肌抽搐,患者常有全身紧缩和压迫感,继而发生肌力减退和瘫痪,如发生呼吸肌麻痹可引起呼吸衰竭。交感神经节后纤维兴奋释放儿茶酚胺使血管收缩,可致血压升高、心动过速。

3.中枢神经系统(CNS)表现　可出现头晕、头痛、疲乏、共济失调、烦躁不安、抽搐和昏迷。

表4-2-1　有机磷杀虫药中毒的主要表现

M样表现(出现最早)	N样表现	CNS表现
腺体分泌亢进(多汗、流涎、流泪、肺水肿)	全身横纹肌纤维颤动	早期:头晕、头痛、乏力
平滑肌痉挛(瞳孔缩小、视力模糊、恶心呕吐、腹痛、支气管痉挛、呼吸困难)	继而发生肌力减退和瘫痪(呼吸衰竭)	后期:烦躁不安、抽搐、意识不清、谵妄、昏迷
血管功能受抑制(心动过缓、血压下降)	血压升高、心动过速	

急性中毒分为轻、中、重三度(见表4-2-2)。

表4-2-2　有机磷中毒的分度

	轻　度	中　度	重　度
症状	头痛、头晕、乏力、视物模糊、多汗、恶心、呕吐、胸闷、麻木、瞳孔缩小(M)	说话困难、不能行走、流涎、腹痛、腹泻、瞳孔明显缩小、肌、束纤颤、轻度呼吸困难、意识清楚(M＋N)	除轻、中度中毒表现加重外,尚有惊厥、昏迷、呼吸麻痹、肺水肿、脑水肿(M＋N＋CNS)
胆碱酯酶活性	50%～70%	30%～50%	＜30%

对于急性中毒患者,经急救后临床症状好转,但数日至一周后突然出现病情反复,甚至发生肺水肿或突然死亡,此为中毒后"反跳"现象。这种现象可能与残留在皮肤、毛发和胃肠道的有机磷杀虫药重新吸收或解毒药停用过早有关。

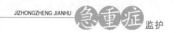

个别患者在急性中毒症状消失后 2～3 周可发生迟发性脑病,主要累及四肢末端,并可发生下肢瘫痪、四肢肌肉萎缩等神经系统表现。目前,认为此病变可能是由于有机磷杀虫药抑制神经靶酯酶(NTE)并使之老化所致。

少数病例在急性中毒症状缓解后、迟发性脑病发生前,大约在急性中毒后 24～96h 突然出现呼吸困难,并进行性加重,甚至死亡,称"中间型综合征"(IMS),其发生与胆碱酯酶受到长期抑制,影响神经—肌肉接头处突触后的功能有关。死亡前可先有颈、上肢和呼吸肌麻痹,累及脑神经的患者可出现眼睑下垂、眼外展障碍和面瘫。

【辅助检查】

1.全血胆碱酯酶活力测定　全血胆碱酯酶(CHE)活力是诊断有机磷杀虫药中毒的重要指标。正常人的全血胆碱酯酶活力为 100%,有机磷杀虫药中毒时该值下降,低于 80%则属于异常。

2.尿中有机磷杀虫药分解产物测定　对硫磷和甲基对硫磷在体内氧化分解生成的对硝基酚由尿排出,敌百虫中毒后,尿中可检测到三氯乙醇的含量增高。这有助于有机磷杀虫药中毒的诊断。

【诊断】

有机磷农药中毒的诊断依据主要有:

(1)有机磷农药接触史:职业性中毒,有明确的接触史;生活性中毒,多为误食或自服。均应详细询问患者的或知情者:患者近来生活和工作情况、情绪变化、现场有无药瓶或其他可疑物品,注意患者的呕吐物、呼出气体有无大蒜臭味。

(2)临床表现。

(3)全血胆碱酯酶活力降低。

【急救措施】

有机磷杀虫药中毒的救护,关键在于彻底清除毒物、消除乙酰胆碱的蓄积和恢复胆碱酯酶活力。有机磷杀虫药中毒的病情变化快且易反复,因此应密切监测病情变化、特别注意有无"反跳"与猝死的发生;尤其对自杀者,观察患者的情绪反应,做好心理护理。

1.紧急复苏　首先使患者脱离中毒现场。保持气道通畅并给氧,清除气道内的分泌物,必要时行气管插管或气管切开。心搏骤停者应立即行体外心肺复苏,同时建立呼吸、循环功能支持。

2.迅速清除毒物　脱离中毒现场后,脱去污染衣服,用清水或肥皂水反复清洗污染皮肤、头发、指甲、趾甲等;口服中毒者可用清水、生理盐水、2%碳酸氢钠溶液(敌百虫禁忌)或 1:5000 高锰酸钾溶液(对硫磷禁忌)反复洗胃,直至洗出液澄清为止,然后再给硫酸钠导泻。

3.解毒剂的应用

(1)胆碱酯酶复能剂:该类药物能分解磷酰化胆碱酯酶,恢复胆碱酯酶活力,且能解除烟碱样症状如肌束颤动,但对治疗毒蕈碱样症状和防止呼吸中枢的抑制效果差。此类药物包括碘解磷定(PAM-I)、氯解磷定(PAM-Cl)、双复磷(DMO4)和双解磷(TMB4)。中毒 48～72h 后,磷酰化胆碱酯酶"老化",而胆碱酯酶复能剂对已老化的胆碱酯酶无复活作用,因此,应及早足量使用,其使用足量的指征是:肌颤消失和全血胆碱酯酶活力恢复至正常的 50%甚至 60%以上。

（2）抗胆碱药：最常用的药物为阿托品。阿托品能阻断乙酰胆碱对副交感神经和中枢神经的 M 受体作用，能缓解毒蕈碱样症状，兴奋呼吸中枢；但对烟碱样症状和胆碱酯酶活力恢复无效。阿托品应及时、足量、反复使用，以达到"阿托品化"，而又以避免过量中毒为原则。严重心动过速和高热者应慎用。阿托品的首次剂量主要根据中毒程度和病情（临床症状和体征），每 10～30min 或 1～2h 给药一次（见表 4-2-3）。

表 4-2-3　阿托品用药剂量

用药阶段	轻度中毒	中度中毒	重度中毒
开始	1～2mg，皮下注射；每 1～2h 重复 1 次	2～4mg，立即静脉注射；然后 1～2mg，每半小时 1 次，静脉注射	3～10mg，立即静脉注射；然后 2～5mg，每 10～30min 1 次，静脉注射
"阿托品化"后	0.5mg，皮下注射；每 4～6h 1 次	0.5～1mg，皮下注射；每 4～6h 1 次	0.5～1mg，皮下注射；每 2～6h 1 次

密切监测"阿托品化"的表现，注意避免阿托品中毒，见表 4-2-4。应注意，瞳孔扩大和颜面潮红不是"阿托品化"的可靠指标，如眼部染毒时瞳孔缩小，给予超大剂量的阿托品，瞳孔也不一定明显扩大。所以，目前一般认为"阿托品化"的可靠指标是：口干、皮肤干燥和心率为 90～100 次/min。

当中、重度中毒时，最理想的治疗是联合应用阿托品和胆碱酯酶复能剂，此时应适当减少阿托品用量；轻度中毒可单独应用胆碱酯酶复活药。

表 4-2-4　"阿托品化"与阿托品中毒的表现

	"阿托品化"	阿托品中毒
神经系统	意识清楚或模糊	谵妄、幻觉、昏迷等
瞳孔	由小扩大后不再缩小	极度扩大
心率	增快≤120 次/min 脉搏快而有力	心动过速，甚至室颤发生
颜面	潮红	干燥
体温	正常	高热（40℃以上）
皮肤	干燥或轻度升高	紫红
肺部	湿啰音消失	

4.对症处理　有机磷中毒的死因主要为呼吸衰竭，其由肺水肿、呼吸肌麻痹或呼吸中枢抑制所致，维持呼吸功能极为重要，及时给氧、吸痰，保持呼吸道通畅，必要时对气管插管或气管切开应用人工呼吸机。肺水肿用阿托品，脑水肿用脱水剂和糖皮质激素、冬眠降温等，休克用升压药。为防止病情反复，症状消失后停药至少观察 3～7d。一旦症状重现，应及时抢救。同时，对自杀患者应给予精神支持，关心体贴患者，不歧视患者，为患者保密，让家属多陪伴患者，使患者得到多方面的情感支持。

【监护要点】

1.密切观察病情

（1）生命体征：有机磷中毒所致的呼吸困难较常见，在抢救过程中应严密观察（测）患者的呼吸、血压、脉搏、体温，即使在"阿托品化"后亦不应忽视。呼吸中枢常为先兴奋后抑制。

（2）神志、瞳孔变化：多数患者中毒后即出现意识障碍；有些患者入院时神志清醒，但随

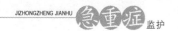

着毒物的吸收而很快出现昏迷。有机磷中毒患者的瞳孔缩小为其特征之一。严密观察神志、瞳孔的变化，以准确判断病情。

（3）观察药物的不良反应及"反跳"现象。

2. 患者体温过高要采取降温措施 头部冷敷、酒精擦浴或低压冰水灌肠。使用解热药应注意避免过量，防止大量出汗引起失水、休克。

3. 清除毒物应彻底 洗胃可反复进行，在洗胃过程中如呼吸道分泌物增多，应及时吸出。注意纠正水、电解质紊乱。如遇呼吸停止、心跳尚存或呼吸困难、发绀的患者，应先行气管插管，保证呼吸道通畅，然后再行洗胃。

4. 对于躁动者应注意保护，防止外伤和坠床

5. 及时准确地做好各项记录

6. 加强心理护理

【知识库】

急性百草枯中毒的救护

急性百草枯中毒（acute paraquat poisoning）是一种较常见的农药中毒。百草枯，又称对草快、一扫光，其20%的溶液又称克无踪，其成分一般为二氯化物。本品为无色结晶，不易挥发，易溶于水，微溶于低级醇类，不溶于烃类溶剂。遇碱水解，在酸性条件下稳定，进入泥土很快失活，无残留，也不污染环境，是目前使用最广泛的除草剂之一。其可经皮肤、呼吸道、消化道进入人体而引起中毒，我国报道中以口服中毒多见。

【中毒机制】

百草枯有明显的局部刺激、腐蚀作用。吸收后几乎不与血浆蛋白结合，原形从肾脏排出。进入体内的百草枯经血液循环至肺组织后，能产生过氧化物离子损害Ⅰ型和Ⅱ型肺泡上皮细胞，引起肿胀、变性和坏死，抑制肺泡表面活性物质的产生。百草枯中毒可引起肾小管坏死，肝中央小叶细胞损害、坏死，心肌炎，肺动脉中层增厚，肾上腺皮质坏死等。

【临床表现】

1. 局部症状 皮肤污染可发生接触性皮炎、灼伤、水泡、溃疡和坏死。眼污染出现流泪、眼痛、结膜充血及眼结膜、角膜灼伤、溃疡等症状。

2. 消化系统 口服中毒者有口腔烧灼感，舌、咽、食道及胃黏膜糜烂、溃疡，表现为恶心、呕吐、腹痛、腹泻、吞咽困难，甚至出现肠麻痹、消化道出血，部分患者常在中毒后2～3d出现肝损害，严重者可致急性肝萎缩。

3. 呼吸系统 肺损伤是最突出和最严重的改变。大剂量服毒者可在24～48h内出现呼吸困难、发绀、肺水肿或出血，常在1～3d内因急性呼吸窘迫综合征死亡。小剂量中毒者早期可无呼吸系统症状，少数表现为咳嗽、咳痰、胸闷、胸痛、呼吸困难、发绀，双肺可闻及干、湿性啰音。对于经抢救存活者，部分患者经1～2周可发生肺间质纤维化，肺功能障碍导致顽固性低氧血症，呈进行性呼吸困难，导致呼吸衰竭死亡。

4. 心肾系统 少数可发生心肌损害。肾损害常发生于第1～3d，可出现蛋白尿、血尿、少尿、血肌酐及尿素升高，严重者发生急性肾衰竭。

5. 中枢神经系统 表现为头痛、头晕、抽搐、幻觉等，亦有部分患者神志较清楚。

【辅助检查】

进行临床各项化验检查及胸片、血气分析、肺功能等检查,但无诊断特异性。

【急救措施】

1. 百草枯无特效解毒剂 必须在中毒早期控制病情发展,阻止肺纤维化的发生。一经发现,立即用15%漂白土(白陶土)溶液或20%活性炭悬液,也可用20%活性炭悬液进行胃管灌入,并刺激咽喉部催吐。若无漂白土或皂土,也可服用普通黏土经纱布过滤后的泥浆水。

2. 应尽快送医院处理,以免耽误治疗时机

3. 阻止毒物继续吸收 尽快脱去污染的衣物,用肥皂水彻底清洗污染的皮肤、毛发。眼部受污染时立即用流动的水冲洗,时间>15min。对口服中毒者洗胃是重要的措施,用碱性液体洗胃,洗胃后全肠灌洗并口服吸附剂漂白土及膨润土、活性炭和泻剂,用法为:20%漂白土(商品名为思密达)悬液300mL,活性炭60g,20%甘露醇100~150mL,硫酸镁15g,每2~3h一次交替使用,持续一周。

4. 加速毒物排泄 利尿及血液透析、血流灌注,后者效果较好,应尽早使用,直至体液中不能测到百草枯为止。

【自测题】

一、单选题

1. 不属于有机磷中毒的中间综合征先兆的表现是 （ ）

   A. 头痛头晕   B. 胸闷心慌   C. 乏力气短

   D. 食欲缺乏   E. 唾液增多

2. 以下对有机磷农药中毒者的护理,错误的是 （ ）

   A. 平卧,头侧向一侧   B. 建立静脉通道

   C. 洗胃插管后,先灌液体再抽吸   D. 洗胃后,由胃管注入硫酸钠导泻

   E. 不宜输入过多的葡萄糖

3. 以下不符合急性有机磷农药中毒的表现是 （ ）

   A. 恶心呕吐   B. 瞳孔扩大   C. 流涎

   D. 多汗   E. 肌纤维颤动

4. 不属于烟碱样作用的中毒表现是 （ ）

   A. 瞳孔缩小   B. 血压升高   C. 呼吸肌麻痹

   D. 肌纤维颤动   E. 心律失常

5. 有机磷中毒的原理是 （ ）

   A. 使胆碱酯酶活性增加   B. 抑制呼吸中枢

   C. 直接作用于中枢神经   D. 使乙酰胆碱在体内蓄积

   E. 直接作用于心肌使循环衰竭

6. 有机磷农药中毒引起的毒蕈样症状是 （ ）

   A. 瞳孔缩小   B. 肌束颤动   C. 血压升高

   D. 休克   E. 意识障碍

7. 经皮肤黏膜沾染有机磷农药而中毒者,首先应 （ ）

   A. 立即脱离现场   B. 应用拮抗剂   C. 应用一般解毒剂

   D. 建立静脉通道   E. 脱去污衣,用冷水清洗

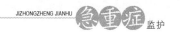

任务三 急性一氧化碳中毒的救护

- **知识目标**

  熟悉一氧化碳中毒的临床表现,掌握一氧化碳中毒患者的处理方法。

- **能力目标**

  能对一氧化碳中毒患者实施急救。

一氧化碳(CO)俗称煤气,为无色、无臭、无味、不溶于水的窒息性的气体。急性一氧化碳中毒(acute carbon monoxide poisoning)是指吸入高浓度一氧化碳所致的急性缺氧性疾病。

【病因】

一氧化碳中毒的主要原因是环境通风不良或防护不当,以致空气中 CO 浓度超过允许范围。空气中 CO 浓度达 12.5% 时,有爆炸的危险。人体吸入空气中 CO 的含量超过 0.01% 时,即有急性中毒的危险。

1.生活性中毒　家用煤炉产生的气体中 CO 的浓度高达 6%～30%,若室内门窗紧闭、火炉无烟囱或烟囱堵塞、漏气、倒风,以及在通风不良的浴室内使用煤气热水器都可发生 CO 中毒;失火现场空气中的 CO 浓度可高达 10%,也可发生急性中毒。

2.职业性中毒　煤气发生炉中 CO 的浓度高达 30%～35%,水煤气中的 CO 含量为 30%～40%。在炼钢、炼焦、烧窑等工业生产中,煤炉或窑门关闭不严,煤气管道泄漏及煤矿瓦斯爆炸等均可产生大量 CO。化学工业合成氨、甲醛、丙酮等都要接触 CO。

【发病机制】

空气中的 CO 浓度愈高,肺泡气中的 CO 分压愈大,血液中的 COHb 饱和度愈高。一氧化碳与血红蛋白的亲和力比氧气与血红蛋白的亲和力大 240 倍,同时碳氧血红蛋白的解离速度较氧合血红蛋白的解离速度慢 3600 倍,易造成碳氧血红蛋白在体内的蓄积。因此,吸入较低浓度的 CO 既可产生大量的碳氧血红蛋白,使红细胞失去携氧功能。而且 COHb 还使血红蛋白氧解离曲线左移,使氧不易释放到组织中,从而导致组织和细胞的缺氧。此外,CO 还可与肌红蛋白结合,抑制细胞色素氧化酶,这些因素更加重组织、细胞缺氧。

COHb 的形成会引起动脉血氧量降低,导致对缺氧最敏感的中枢神经系统能量供应产生障碍,使大脑和基底神经节,尤其是苍白球和黑质发生变性、软化或坏死,出现以中枢神经系统损害为主伴不同并发症的症状与体征。主要表现为剧烈的头痛、头昏、四肢无力、恶心、呕吐;出现短暂昏厥或不同程度的意识障碍,或深浅程度不同的昏迷,皮肤黏膜呈樱桃红色。重者并发脑水肿、休克或严重的心肌损害、呼吸衰竭。CO 中毒可出现以锥体系或锥体外系症状、精神意识障碍为主要表现的神经精神后发症或迟发性脑病。

【临床表现】

1.轻度中毒　患者可有剧烈头痛、头晕、心悸、恶心、呕吐、乏力、意识模糊、嗜睡、谵妄、幻觉、抽搐等,原有冠心病者可出现心绞痛。血 COHb 浓度为 10%～30%。脱离中毒环境并吸入新鲜空气或氧气后,症状很快可以消失。

2. 中度中毒　除上述症状加重外,可出现口唇黏膜呈樱桃红色、呼吸困难、多汗,血压、脉搏可有改变,甚至出现浅昏迷。血 COHb 浓度为 30%～40%。若能及时脱离中毒环境,积极抢救,可恢复正常且无明显并发症。

3. 重度中毒　患者出现深昏迷、抽搐、呼吸困难、脉搏微弱、血压下降、四肢湿冷、全身大汗。长时间昏迷者常有心律失常、肺炎、肺水肿等并发症,最后可因脑水肿、呼吸循环衰竭而危及生命。血 COHb 浓度为 40%以上。死亡率高,抢救能成活者可留有神经系统后遗症。

4. 迟发性脑病(神经精神后发症)　急性 CO 中毒患者经抢救复苏后经 2～60d 的"假愈期",可出现下列表现之一:①精神意识障碍:如幻视、幻听、烦躁等精神异常,甚至出现谵妄、痴呆或呈现去大脑皮质状态;②大脑皮质局灶性功能障碍:如失语、失明、不能站立及继发性癫痫等;③锥体外系神经障碍:出现震颤麻痹综合征;④锥体系神经损害:如偏瘫、病理反射阳性或大小便失禁等。

【辅助检查】

1. 环境检查　中毒环境中有无 CO。

2. 血 COHb 测定　血 COHb 测定是诊断 CO 中毒的特异性指标。采用加碱法和分光镜检查法可有阳性反应。加碱法:取患者血液 3～4 滴,用蒸馏水 3～4mL 稀释,再加 10% 氢氧化钠溶液 1～2 滴后混匀,血液中碳氧血红蛋白增多达 50% 时,混液保持淡红色不变,正常血液则呈绿色。分光镜检查法:取血数滴加入蒸馏水 10mL,分光镜检查时可见 CO 特殊吸收带。

3. 动脉血气　急性 CO 中毒患者的 PaO_2 和 SaO_2 降低,中毒时间较长者常呈代谢性酸中毒,血 pH 值和剩余碱降低。

4. 脑电图检查　可见弥漫性低波幅慢波,脑电图表现与临床病变程度不一定呈平行关系,其改变常晚于临床症状。

5. 头部 CT　脑水肿时可见病理性密度减低区。

【诊断】

根据吸入较高浓度 CO 的接触史,以及急性发生的中枢神经损害的症状和体征,结合血液 COHb 及时测定的结果,可作出急性 CO 中毒诊断。

轻度急性 CO 中毒需与感冒、高血压、食物中毒等鉴别,中度及重度中毒者应注意与其他病因如糖尿病、脑血管意外、安眠药中毒等引起的昏迷鉴别,对迟发性脑病需与其他有类似症状的疾患进行鉴别诊断。既往史、体检、实验室检查有助于鉴别诊断。血液 COHb 测定是有价值的诊断指标,但采取血标本要求在脱离中毒现场 8h 以内尽早抽取静脉血,因为脱离现场数小时后 COHb 即逐渐消失。

【救护措施】

1. 立即脱离中毒环境　立即将患者转移到空气新鲜处,并开窗通风;松开患者的衣领、裤带,保持呼吸道通畅,注意保暖。呼吸、心跳停止的应立即进行心肺复苏。

2. 迅速纠正缺氧　氧疗能加速 COHb 解离,增加 CO 排出。呼吸新鲜空气时,CO 由 COHb 释放出半量约需 4h;吸入纯氧时可缩短至 30～40min,吸入 3 个大气压纯氧可缩短到 20min。因此,有条件者最好尽快行高压氧治疗。高压氧治疗能增加血液中的溶解氧,提高动脉血氧分压,可迅速纠正组织缺氧。高压氧治疗应在早期,最好在 4h 内进行,如患者昏迷或碳氧血红蛋白>25%,即使患者未发生昏迷,均属于高压氧治疗的适应证。如无高压氧设备,应采用高浓度面罩给氧或鼻导管给氧,流量为 8～10L/min,以后则根据病情采用持续低流量吸入,清醒后改为间歇给氧。对呼吸停止者,应及时行人工呼吸或用呼吸机维持呼吸。危重患者可采用血浆置换。

3.积极防治脑水肿 重度中毒后可出现脑水肿,常 24～48h 达高峰。应及早进行脱水、激素治疗及降温等措施。脱水最常用的是 20%甘露醇快速静脉滴注或甘油果糖静滴,也可用呋塞米(速尿)、布美他尼(丁尿胺)等。脱水过程中注意水、电解质平衡,适当补钾。肾上腺皮质激素能降低机体的应激反应,减少毛细血管通透性,可缓解脑水肿,常用地塞米松或氢化可的松静滴。对于抽搐频繁,首选地西泮 10～20mg 静脉注射,也可选用苯巴比妥钠、水合氯醛等制止抽搐,但禁用吗啡;高热患者可进行物理降温,使体温保持在 32℃ 左右,必要时可采用冬眠疗法,以减少脑代谢率,增加脑对缺氧的耐受性。

4.促进脑细胞代谢 应用能量合剂,如辅酶 A、ATP、细胞色素 C、大量维生素 C,还可用甲氯芬酯(氯酯醒)、脑活素等。

5.防治并发症和后发症 昏迷患者应保持呼吸道通畅,必要时气管切开、鼻饲营养、定时翻身拍背以防发生肺炎和压疮,必要时给予抗生素抗感染。密切监测有无神经系统和心脏并发症的发生。若一旦发生后发症,应及时给予治疗。

【监护要点】

(1)抢救人员进入现场时应加强通风,必要时戴防毒面具。患者脱离现场后应注意保持呼吸道通畅,立即给氧,每分钟流量大于 8L。经抢救苏醒后应绝对卧床休息,观察 2 周。有条件时给纯氧或高压氧。

(2)密切观察病情,注意神经系统的表现及皮肤、肢体受压部位的损害情况,如有无急性痴呆性木僵、癫痫、失语、肢体瘫痪、惊厥、震颤麻痹、皮肤水疱、筋膜间隙综合征等。

(3)对于昏迷并高热和抽搐者应给予以头部降温为主的冬眠疗法。降温和解痉的同时注意保暖,防止自伤和坠伤。

(4)准确记录出入量,注意液体的选择与滴速。防止脑水肿、肺水肿及电解质紊乱等并发症的发生。

(5)心理护理。对于自杀的患者,还应帮助启动良好的社会支持系统,了解自杀的相关诱因,进行针对性的指导。对于心理状态严重偏差者,应进行专业的心理治疗。对于严重行为失常者,应加强防护,严格交接班,防止自杀再次发生。

【预防】

(1)加强宣传,主张居室内火炉要安装烟囱管道,防止管道漏气。

(2)厨房的烟囱必须通畅,以防废气倒流。

(3)使用煤气热水器者切勿安装热水器在浴室内,并应装有排风扇或有通风的窗。

(4)加强矿井下空气中 CO 浓度的监测和报警制度。在有可能产生 CO 的场所生活、工作时,若出现头晕、恶心等先兆症状,应立即离开原有环境,以免继续中毒。

(5)教会自救与互救方法。发生中毒时立即打开窗通风,迅速脱离现场,将患者移到空气新鲜处,就近送医院治疗或呼叫"120"出诊抢救。

【知识库】

刺激性气体中毒的救护

不论是在职业活动中，还是在生活环境里，接触刺激性气体的机会非常多。例如：①接触酸类（如硝酸、盐酸、硫酸等）的烟雾；②生产或生活环境接触氮的氧化物或氯及其化合物（如氯化氢、光气等）；③生产或生活环境中的含硫化合物（如二氧化硫、硫化氢等）；④氨；⑤臭氧；⑥酯类（如硫酸二甲酯等）；⑦金属化合物（如氧化镉、羰基镍等）；⑧醛类（如甲醛等）；⑨氟代烃类（如八氟异丁烯、氟光气等）；⑩军用毒气（如氮芥、亚当气等）；⑪其他（如二硼氢、氯甲甲醚及某些燃烧物质如烟雾等）。

【临床表现】

1.眼和上呼吸道刺激症状　眼部损害表现为流泪、眼刺痛、眼结膜充血等。吸入后出现上呼吸道黏膜刺激症状：咽部刺痒感、咳嗽、胸闷，有时可伴头痛、头胀、恶心等。一般在脱离接触后自觉症状很快自行消失或缓解。

2.急性气管—支气管炎　咳嗽、咳痰、胸闷、胸痛、声音嘶哑，两肺可闻及散在干啰音及哮鸣音，可有少量湿性啰音。

3.支气管肺炎

4.肺水肿　一般 1～6h 内出现。

5.迟发性阻塞性细支气管炎

6.急性呼吸窘迫综合征

【急救措施】

1.立即脱离中毒环境　迅速安全脱离现场，保持安静、保暖；彻底清洗眼、皮肤污染物，严密观察病情，对症处理。

2.保持呼吸道通畅　支气管解痉、止咳化痰、雾化吸入，必要时行气管切开。

3.合理氧疗

4.肾上腺皮质激素　早期、足量、短程。

5.改善微循环　常用山莨菪碱，10～20mg，每 6h 静滴 1 次。病情改善后，即酌情减量或停用。

6.机械通气　重症急性呼吸窘迫综合征患者使用呼气末正压通气（PEEP），应先从低值开始，逐步提高，以最大程度增加。

7.对症与支持疗法　如纠正酸碱与电解质紊乱、控制感染、补充营养等。

【自测题】

一、单选题

1.中度以上的一氧化碳中毒患者，其特征性的表现为　　　　　　　　　　（　　）

A.头晕头痛　　　　　　　　　　　　B.恶心呕吐

C.口唇呈樱桃红色　　　　　　　　　D.瞳孔对光反射迟钝

E.潮式呼吸

2.一氧化碳经呼吸道进入血液中，最先受累的脏器是　　　　　　　　　　（　　）

A.心脏　　　　B.肺脏　　　　C.肝脏　　　　D.肾脏　　　　E.脑组织

3. 一氧化碳中毒的主要诊断依据是 （ ）

A. 碳氧血红蛋白阳性　　　　　　B. 血液中还原血红蛋白超过 50g/L

C. 血液中胆碱酯酶活性降低　　　　D. 血液中血红蛋白量小于 70g/L

E. 血液中氧分压下降

4. 一氧化碳中毒的首要措施是 （ ）

A. 应用呼吸中枢兴奋剂　　　　　　B. 应用利尿剂

C. 应用脱水剂　　　　　　　　　　D. 撤离中毒环境

E. 使用高压氧舱

5. 一氧化碳与血红蛋白的亲和力要比氧与血红蛋白的亲和力大 （ ）

A. 10～50 倍　　　B. 100～150 倍　　　C. 200～300 倍

D. 400～500 倍　　　E. 3600 倍

任务四　酒精中毒的救护

⭐ 学习目标

- **知识目标**

  熟悉酒精中毒的临床表现,掌握酒精中毒患者的处理方法。

- **能力目标**

  能对酒精中毒患者实施救护。

急性酒精中毒俗称酒醉,系由饮入过量的乙醇或酒类饮料后所引起的中枢神经系统兴奋及随后的抑制状态。严重者可引起呼吸衰竭和循环衰竭。

【临床表现】

急性酒精中毒表现为一次大量饮酒后引起精神错乱、兴奋夸张、失去控制力,甚至表现出攻击行为,是一种暂时性的神经、精神功能障碍,临床上较为常见的中毒之一。急性中毒分为兴奋期、共济失调期和抑制期。

1. 兴奋期　主要表现为不同程度的欣快感、兴奋、躁狂、情绪不稳定和易激惹、易感情用事,可有行为上的失控或攻击行为。

2. 共济失调期　表现为行为上的不稳定、共济失调、语无伦次、口牙齿含糊不清和行为失控。可有脑电图异常、面部潮红、心率增加、血压增高或降低,可伴有呕吐、嗜睡。

3. 抑制期　患者处于昏睡或昏迷状态,皮肤湿冷、体温降低、呼吸慢而有鼾声、瞳孔可散大,心率加快、血压下降。此种情况如果持续 8～12h,就有可能发生肺炎、呼吸衰竭、颅内压升高以及电解质紊乱等严重并发症,甚至有死亡的危险。

急性酒精中毒后的表现同血中的酒精浓度有直接关系。血中的酒精浓度上升速度过快,浓度越高,机体反应就愈严重,中毒程度也愈深。

【辅助检查】

1. 血清乙醇浓度　急性中毒时呼气中的乙醇浓度与血清的乙醇浓度相当。

2.动脉血气分析 急性中毒时可见轻度代谢性酸中毒。

3.血清电解质浓度 急慢性酒精中毒时可见低血钾、低血镁和低血钙。

4.血清葡糖糖浓度 急性酒精中毒可见低血糖症。

【急救措施】

1.催吐 直接刺激患者的咽部进行催吐,使胃内容物呕出,减少乙醇的吸收。已有呕吐者可不用。

2.保持呼吸道通畅 患者饮酒后有不同程度的恶心、呕吐、意识障碍。应将患者置于平卧位,头偏向一侧,及时清除呕吐物及呼吸道的分泌物,防止窒息。要观察呕吐物的量和性状,分辨有无胃黏膜损伤情况。特别是饮红酒的要注意鉴别,必要时留呕吐物的标本送检。必要时可以吸氧。

3.按医嘱尽快使用药物 首先用纳洛酮(0.8～2.0mg)促醒;用10%GS 500mL+10%KCl+维生素C 3.0g 快速静滴;常规应用保护胃黏膜的药物;注意维持电解质和酸碱平衡。

【监护要点】

1.防治呕吐物误吸 保持气道通畅,让患者采取头低左侧卧位。

2.密切观察患者的意识及生命体征 定时监测意识、瞳孔、血压、呼吸、脉搏,并做好记录。特别是呼吸,如出现呼吸抑制,立即通知医生,且做好气管插管及辅助呼吸的准备。

3.注意保暖及安全 酒精中毒患者的全身血管扩张,散发大量热量,尤其是洗胃后患者感到寒冷,甚至寒战,应及时给予保暖并补充能量。如有狂躁或抽搐者,根据医嘱给予适量镇静剂。

4.心理护理及健康宣教 在护理过程中,根据不同的心理状态,给予相应的心理护理。在患者清醒及情绪稳定后向其及家属宣传酒精及代谢产物可直接损伤肝细胞。一次过量饮酒的危害不亚于一次轻型急性肝炎,经常过量则会导致酒精性肝硬化。而且一般酗酒常在晚餐发生,导致的严重后果——酒后驾车和晚上视线不良易造成交通事故,身心受伤甚至危及他人的生命。

【自测题】

一、单选题

1.急性酒精中毒患者昏迷不醒,下列哪项措施不正确 （ ）

A.严密观察病情 　　B. 催吐 　　　　　C.呕吐物送检

D.利用纳洛酮 　　　E.保暖,注意安全

2.急性酒精中毒的解毒剂是下列哪一个 （ ）

A.大剂量美兰 　　　B.小剂量美兰 　　　C.依地酸二钠钙

D.纳洛酮 　　　　　E.碳酸氢钠

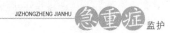

任务五　镇静安眠药中毒的救护

　　镇静催眠药是中枢神经系统抑制药物,在治疗剂量下有镇静催眠作用,但在大剂量下可产生麻醉作用。镇静催眠药包括苯二氮卓类（BZD）、巴比妥类和非苯二氮卓非巴比妥类（NBNB）。一次服用大剂量可引起急性镇静催眠药中毒（acute poisoning of sedative hypnotic drugs）,主要表现为中枢神经系统受抑制。如果长期应用但突然停药或减量可引起戒断综合征。常用镇静催眠药见表4-5-1。

表 4-5-1　常用镇静催眠药

类别	常用药物
苯二氮卓类	地西泮(安定)、氟西泮(氟安定)、氯氮卓(利眠宁)、奥沙西泮(去甲羟安定)
巴比妥类	长效类:巴比妥、苯巴比妥;中效类:异茂巴比妥;短效类:司可巴比妥;超短效:硫喷妥
非苯二氮卓非巴比妥类	水合氯醛、甲丙氨酯(眠尔通)、格鲁米特、甲喹酮(NBNB)

【病因】

用药不当或服药自杀造成体内药物过量。

【发病机制】

　　1.苯二氮卓类　临床主要用于镇静、催眠及对抗癫痫。主要作用于边缘系统,其次是间脑,对网状结构作用不大,却对杏仁核的作用与人的情绪和记忆密切相关。大剂量时能抑制中枢神经及心血管系统,一次误服或长期内服较大剂量,可引起毒性反应。

　　2.巴比妥类　巴比妥类能抑制丙酮酸氧化酶系统,从而抑制神经细胞的兴奋性,阻断脑干网状结构上行激活系统的传导功能,使整个大脑皮层产生弥漫性的抑制,出现催眠和较弱的镇静作用,大剂量可直接抑制延脑呼吸中枢,导致呼吸衰竭;抑制血管运动中枢,使周围血管扩张,发生休克。

　　3.非苯二氮卓非巴比妥类　对中枢神经系统的作用与巴比妥类的相似。

【临床表现】

主要是中枢神经系统、呼吸及心血管受抑制的表现。

　　(1)苯二氮卓类中毒:中枢神经系统抑制较轻,主要症状是嗜睡、头晕、言语含糊不清、意识模糊、共济失调。同服其他中枢抑制药或酒精、存在基础心肺疾患者或老年人可发生长时间昏迷,致死性呼吸抑制或循环衰竭。

　　(2)巴比妥类中毒:根据药物种类、剂量和给药途径分为:①轻度中毒:口服2～5倍睡眠剂量。表现为嗜睡、发音不清、记忆力减退,有判断及定向力障碍。②中度中毒:口服5～10倍睡眠剂量。由嗜睡进入浅昏迷,不能言语,呼吸变慢,眼球震颤,强刺激可有反应。③重度中毒:口服10～20倍睡眠剂量。逐渐进入深昏迷,出现潮式呼吸、脉搏细速、血压下降、少尿、昏迷,早期有张力增高、反射亢进,当抑制程度进一步加深时,表现为肺水肿、肺不张、坠积性肺炎,继而呼吸衰竭、循环衰竭、肾衰竭。昏迷早期有四肢强直,锥体束征阳性,后期全身弛缓,各种反射减弱或消失,瞳孔缩小,无对光反应。

(3)非苯二氮卓非巴比妥类中毒:症状与巴比妥类中毒相似,但也各自有些特点。①水合氯醛中毒:可有心律失常、肝肾功能损害。②格鲁米特中毒:意识障碍有周期性波动,有抗胆碱能神经症状,如瞳孔散大等。③甲喹酮中毒:可有明显的呼吸抑制,出现锥体束征,如肌张力增强、腱反射亢进、抽搐等。④甲丙氨酯中毒:常有血压下降。

【辅助检查】

1.药物浓度测定 取患者的胃内容物、尿、血样作定性或定量检测,有助于确诊。

2.其他检查 对严重中毒者,应检查动脉血气、血糖、电解质和肝肾功能等。

【急救措施】

早期救护重点是进行洗胃、活性炭吸附、导泻等以清除胃肠内的毒物,并注意呼吸支持、抗休克和加速毒物排泄;后期救护重点是防治因长时间昏迷所致的各类并发症。

1.紧急处理 对重症者首先应保持气道通畅、给氧,必要时行气管内插管或气管切开,并行机械通气。对于低血压或休克者首先建立静脉通道补液,血压仍不恢复时,静脉给予多巴胺或去甲肾上腺素等,维持收缩压在12kPa(90mmHg)以上。

2.催吐、洗胃或导泻 清醒者可先用催吐法清除胃内容物,再进行洗胃,对深昏迷者在洗胃前应行气管插管。还可以用活性炭吸附消化道中的镇静催眠药。同时,可灌入50%硫酸镁60mL或25%甘露醇100mL导泻。

3.促进排泄 静脉输注5%～10%葡萄糖液及生理盐水3000～4000mL/d,稀释血液中毒物的浓度并促进排泄,可用利尿剂,也可快速静滴25%甘露醇。利尿时注意监测钾的变化,可静滴5%碳酸氢钠碱化尿液。严重病例可进行透析和血液灌注。

4.特效解毒药的使用 目前,巴比妥类中毒无特效解毒药。苯二氮卓类中毒的特效解毒药是氟马西尼,此药能通过竞争抑制苯二氮卓受体而阻断苯二氮卓类的中枢神经抑制作用,但不能改善遗忘症状,可用0.2mg缓慢静脉注射,需要时重复,总量可达2mg。

5.中枢神经系统兴奋药的应用 可对抗镇静催眠药中毒引起的意识障碍、反射减弱或消失、呼吸抑制等症状。①首选药物为纳洛酮:0.4mg静注后再用0.4～0.8mg加入葡萄糖液250mL静滴;②贝美格(美解眠):50～100mg加入葡萄糖液500mL静脉滴注,根据患者的反应决定是否继续用药及维持剂量;③尼可刹米、洛贝林:多用于呼吸抑制患者,可静脉滴注也可静脉注射。

6.对症支持 可用抗生素预防感染,对昏迷者加强监护,利用利尿剂和脱水剂,以减轻脑水肿,及时发现并处理各种并发症,如肺炎、胃肠道出血、肾衰竭等。

【监护要点】

1.病情观察 定时测量体温、脉搏、呼吸、血压,观察意识状态、瞳孔大小、对光反射、角膜反射,若瞳孔散大、血压下降、呼吸变浅或无规则,常提示病情恶化,应及时向医生报告,采取紧急处理措施,做重病记录并记录24h的液体出入量。

2. 保持呼吸道通畅　及时吸痰,若呼吸道不畅,必要时做气管切开或使用呼吸机。持续吸氧,预防脑水肿的发生。

3. 一般护理　意识不清者注意体位,仰卧位时头偏向一侧,或侧卧位,均可防止舌向后坠阻塞气道。定时翻身拍背,减少肺部感染或压疮的发生,定时做口腔护理。

4. 加强饮食护理　患者意识不清超过 3～5d,营养不易维持,可用鼻饲补充营养及水分,一般给予高热量、高蛋白质且易消化的流质饮食。

5. 做好心理护理　若是自杀患者,待其清醒后,要有的放矢地做好心理护理,尽可能地解除患者的思想问题,从根本上消除患者的自杀念头,并密切观察患者,避免患者独处,防止患者有自杀的机会。

【预防】

1. 向失眠者普及睡眠紊乱的原因及避免的常识　失眠者的自身因素常为过度紧张或强脑力劳动,或精神受到应激原刺激。应避免脑力过度疲劳,对于失眠者以心理疗法和物理疗法为主。

2. 对已服用催眠药患者的指导　向患者解释长期服用各类催眠药均可产生耐受性,嘱咐患者首先不要长期服用催眠镇静药,对于已服用者在撤药过程中要逐渐减量,严防突然停药。

3. 药物管理及预后　药房、医护人员对镇静催眠药的保管、处方、使用管理要严格。家庭中若有情绪不稳定或精神不正常者,家属对该类药物一定要妥善保管,以免发生意外。

【知识库】

阿片及其合成代用品中毒的救护

阿片(俗称鸦片)和其合成代用品,俗称毒品,是能使人成瘾的麻醉性镇痛药。直接由阿片提取的有海洛因、吗啡、可待因、罂粟碱等;合成代用品有派替啶、美沙酮、安那度、芬太尼、喷他佐辛、二氢埃托啡等。目前,毒品中毒已成为许多国家继心脑血管疾病和恶性肿瘤之后的第三位致死原因。

【病因】

吸毒滥用过量或医源性使用过量均可导致中毒。

【发病机制】

1. 中毒机制　阿片受体存在于脑、脊髓和周围组织(如胃肠道)中。阿片类药物通过激动阿片受体并与之结合,产生激动或部分激动作用,出现中枢性欣快感、镇痛、镇静、恶心、呕吐、便秘、呼吸抑制等。

2. 阿片类药物代谢　不同种类的药物发生作用的时间主要取决于肝脏代谢速度。阿片类药物可经口、鼻、消化道黏膜或经注射吸收。一般静脉注射 10min,肌内注射 30min,皮下注射 90min,口服 1～2h 后可完全吸收。药物主要在肝脏进行代谢和灭活,由肾排出,少量经乳汁、胆汁等途径排出,还可通过胎盘进入胎儿体内。

【临床表现】

与个体耐受性、摄入药物类型及剂量有关。

1. 轻度中毒　表现为头晕、头痛、恶心、呕吐、兴奋欣快或抑郁,可有幻觉、血糖增高、便秘、尿潴留、心率减慢、血压降低等。

2. 重度中毒　可表现为典型的中毒三联征,即昏迷、针尖样瞳孔、呼吸高度抑制,但派替啶中毒时瞳孔扩大。当脊髓反射增强时,常有牙关紧闭和角弓反张、惊厥、呼吸浅而慢、后出现叹息样呼吸、潮式呼吸,并发肺水肿,最后休克,瞳孔散大,中毒 12h 内多因呼吸麻痹而死亡,但超过 48h 仍存活者,预后良好。

【辅助检查】

1. 毒物检测　胃内容物检测或血尿定性试验呈阳性,均有助于诊断。

2. 一般检查　呼吸抑制者的动脉血气检查显示低氧血症、呼吸性或混合性酸中毒。

【急救措施】

对阿片类药物中毒的救护,轻者以对症处理为主,注意观察意识状态和呼吸改变;对于重度中毒者,应注意维持呼吸循环功能,并应用纳洛酮逆转或减轻阿片类药物所造成的昏迷和呼吸抑制。

1. 维持呼吸、循环功能　维持气道通畅,须立即吸氧,必要时行气管插管或切开,机械辅助呼吸。对于低血压者首先静脉输液,必要时应用升压药,合并心动过缓者加用阿托品等。

2. 清除毒物　清醒者可先催吐。口服中毒者,均应早洗胃,排除消化道内的毒物,因为本类药物口服可引起胃排空延迟。洗胃后用适量活性炭与泻药同时灌入胃内导泻。对于皮下注射毒品者,现场可用止血带扎紧注射部位的上方,局部冷敷,以延缓吸收;结扎带应间歇放松,以免损伤血管和神经。

3. 应用解毒剂　纳洛酮是阿片受体完全拮抗剂,能在数秒或数分钟内逆转阿片类药物的毒性作用,首剂 0.4～0.8mg 肌注或静脉注射,5～10min 可重复应用,也可静脉滴注维持,直至病情稳定 24h。肯定为阿片类药物中毒而纳洛酮治疗无效者,提示中毒缺氧时间长、预后差。其他解毒药物还有纳美芬、纳曲酮、纳洛芬等。

4. 对症支持　注意保暖,持续监测意识状态和心肺功能,定期检查动脉血气和有关的生化指标,维持水、电解质及酸碱平衡,积极防治非心源性肺水肿。

5. 阿片类药物戒断综合征　阿片类药物戒断时出现与药理学作用相反的表现,即中枢神经系统的兴奋性增强、发热、出汗、厌食、恶心、呕吐、腹泻、肌痛、震颤、肌肉抽搐、瞳孔扩大、血压增高。戒断症状的严重程度随药物剂量增加和成瘾时间延长而加重。海洛因成瘾者在停用 4～6h 出现症状,36～72h 达高峰。戒断早期可靠的体征为静息呼吸频率增加(超过每分钟 16 次),常伴有打哈欠、流泪、流涕,急性症状 5～8d 消失。服用美沙酮的患者的戒断症状出现较慢而轻。

【自测题】

1. 镇静安眠药中毒的急救措施有哪些?

(黄金银　罗先武)

项目五 循环系统急症救护

任务一 急性冠脉综合征的救护

📖 学习目标

● 知识目标
   了解急性冠脉综合征的病因、诊断；熟悉其临床表现、急救措施和监护要点。
● 能力目标
   能够识别急性冠脉综合征，并对患者实施急救。

冠心病已成为危害人类健康的重要疾病，是目前西方发达国家的主要死亡原因。目前，我国冠心病的发病率较西方发达国家的低，但近年来的资料显示，冠心病的发病率在我国正逐年增加，已成为危害公民健康的最主要疾病之一。

冠心病是心脏性猝死的主要病因，占 80％ 以上。急性冠脉综合征（acute coronary syndrome，ACS）是冠心病的危重形式，包括不稳定心绞痛（unstable angina，UA）、非 ST 段抬高型心肌梗死（non ST-segment elevation myocardial infarction，NSTEMI）和 ST 段抬高型心肌梗死（ST-segment elevation myocardial infarction，STEMI）。这是以冠状动脉粥样硬化斑块破裂并发血栓形成为基本病理生理特点，以急性心肌缺血为共同特征的一组临床综合征。其发生发展与引起动脉粥样硬化的原因（如高血脂、高血压、高血糖、肥胖、高龄、缺乏体力活动、长期吸烟、"A"型性格者等）有关。

【ACS 的评估】

（一）不稳定型心绞痛临床表现

1. 症状 稳定型心绞痛的典型胸痛表现为绞窄感、紧缩感或压迫感等，部位通常位于胸骨后，发作持续时间多为数分钟，可在体力劳动或情绪激动时诱发，停止原来的活动并休息或舌下含服硝酸甘油后 1～5min 内缓解。

不稳定型心绞痛的胸部不适的性质与稳定型心绞痛的相似，但程度更强，疼痛持续时间可长达 30min，患者偶可从睡眠中痛醒。出现下列心绞痛的方式改变，应考虑是否发展为不稳定型心绞痛：

（1）诱发心绞痛发作的体力活动的阈值突然缩减；

（2）心绞痛的发生频率、持续时间及严重程度增加；

（3）出现静息或夜间心绞痛；

（4）胸痛放射到附近或新的部位；

(5)发作时伴有恶心、呕吐、心悸或呼吸困难；

(6)休息和舌下含服硝酸甘油不能完全或只能暂时缓解。

2.体征　心绞痛发作时脸色苍白,情绪紧张,出冷汗或皮肤湿冷,血压升高,心率增快,心尖部可出现第四心音(心房性)。二尖瓣关闭不全时,可发生一过性收缩期杂音等。非ST段抬高型心肌梗死的症状与不稳定型心绞痛的相似。变异型心绞痛则几乎在夜间休息时发作,无体力活动或情绪激动等诱因。

(二)ST段抬高型心肌梗死的临床表现

急性心肌梗死发生时约有1/2可有诱发因素,以情绪因素和体力活动最为常见。约有20%～60%的患者在发病前数日至数周可有某些前驱症状,如乏力、胸部不适、心悸、气急、烦躁等,其中以初发型心绞痛或恶化型心绞痛最为突出。

1.症状　急性心肌梗死的临床症状差异较大,有些患者发病急骤,症状严重,有些患者症状较轻,极少数患者可无明显症状。

(1)胸痛或胸部不适:胸痛是急性心肌梗死中最早出现、最为突出的症状,见于70%以上的患者。其性质和部位与心绞痛相似,多无明显诱因,常于安静时发生。疼痛程度比心绞痛更加严重剧烈,为难以忍受的压榨、烧灼或窒息样痛,伴有大汗、恐惧及濒死感,多持续30min以上,甚至长达数小时或数天,含服硝酸甘油无效。少数急性心肌梗死患者可无疼痛,一开始即表现为休克或急性心力衰竭,尤见于老年人、糖尿病者。

(2)全身症状:常伴有大量冷汗,起病后2～3d开始发热,体温可升高至38℃左右,持续约一周。

(3)胃肠道症状:有严重胸痛的心肌梗死患者约半数以上出现恶心、呕吐等症状,尤其多见于下壁心肌梗死。部分患者出现难以控制的呃逆。

(4)心律失常:见于75%～95%的患者,是心肌梗死早期死亡的主要原因,多发生在起病1～2周内,尤以24h内最常见。通常,前壁心肌梗死易引起快速性心律失常(如室性期前收缩、室上性心动过速、室颤等),下壁心肌梗死易引起缓慢性心律失常如房室传导阻滞等。

(5)急性左心衰竭和心源性休克:部分患者以急性左心衰竭为突出表现,另有部分患者发病时即以休克为主。

心律失常、急性左心衰竭和心源性休克是急性心肌梗死的重要临床表现,亦可视为急性心肌梗死的最常见、最重要的并发症。

2.体征　心脏浊音界可轻至中度增大,心率多增快,也可减慢,第一心音减弱,第二心音逆分裂,闻及舒张期奔马律,部分患者在心尖区可闻收缩期杂音或喀喇音,为二尖瓣乳头肌功能失调或断裂所致,少数的部分患者因心肌梗死累及心外膜在起病2～3d出现心包摩擦音。心力衰竭者可闻及肺部湿啰音,血压常降低。

(三)辅助检查

1.心电图检查　心绞痛者可出现暂时性心肌缺血性ST-T下移(见图5-1-1),心绞痛则上抬。心肌梗死的特征性心电图表现为异常深、宽的病理性Q波(反映心肌坏死),大多永久存在;ST段呈弓背向上明显抬高(反映心肌损伤),在数日至2周内逐渐回到基线水平;T波倒置(反映心肌缺血),并加深呈冠状T,此后逐渐变浅、平坦,部分可恢复直立。图5-1-2为前壁心肌梗死的心电图演变过程。

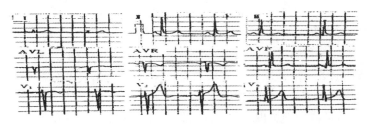

图 5-1-1　心绞痛时的心电图变化

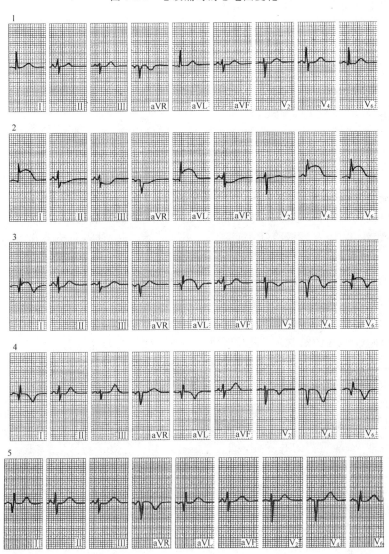

图 5-1-2　心肌梗死的心电图演变过程(按 1—2—3—4—5 的顺序)

2. 心肌损伤标志物　心肌梗死时血清心肌损伤标志物呈动态性升高改变,是急性心肌梗死诊断的标准之一。对于有缺血性胸痛表现的患者,拟诊或排除急性心肌梗死者,均需进行心肌损伤标志物的检查。心肌梗死时常见的血清心肌损伤标志物及其时间变化,见表5-1-1。

表 5-1-1　肌损伤标志物及其时间变化

	CK	CK-MB	AST	LD 小时	LD 小时 1	cTnT	cTnI
升高时间	<6h	3～4h	6～12h	8～10h	8～10h	2～4h	2～4h
高峰时间	24h	10～24h	24～48h	2～3d	2～3d	10～24h	10～24h
持续时间	3～4d	2～4d	3～5d	7～14d	7～14d	5～14d	5～10d

注:CK(血清肌酸激酶);CK-MB(血清肌酸激酶同工酶);AST(天门冬氨酸氨基转移酶);LD 小时(乳酸脱氢酶);LD 小时 1(乳酸脱氢酶同工酶 1);cTnT(心肌肌钙蛋白 T);cTnI(心肌肌钙蛋白 I)。

3.超声心动图　可作为早期诊断急性心肌梗死的辅助检查手段,可发现心室各壁的运动异常,测量左室射血分数,评估是否合并左心衰竭,判断预后。

4.放射性核素检查　这是利用放射性铊或锝的心肌灌注显像法。正常的心肌细胞可摄取显像剂,坏死的心肌则不能摄取,出现灌注缺损,提示心肌供血不足,对心肌缺血诊断极有价值。

5.冠状动脉造影　可显示至少一支冠脉主干有明显狭窄(阻塞管腔>75%),具有确诊价值。

【ACS 危险分层】

患者的症状和体征提示 ACS 时应评估 ACS 的可能性,对于不稳定型心绞痛和非 ST 段抬高型心肌梗死患者应结合疾病史、胸痛特点、临床表现、心电图等情况进行危险分层(见表 5-1-2 和表 5-1-3)。

表 5-1-2　不稳定型心绞痛和非 ST 段抬高型心肌梗死患者的短期危险

特　点	高度危险性 (必须具备以下一条)	中度危险性(无高度 危险特征,但具有以下一条)	低度危险性(无高、 中度危险特征,但具有以下一条)
疾病史	缺血性症状 48h 内恶化	既往心肌梗死、周围或脑血管疾病、既往应用阿司匹林	
胸痛特点	>20min 的静息性胸痛	>20min 的静息性胸痛已缓解,有高、中度冠心病可能,静息性胸痛<20min,或有高度或中度冠心病可能	过去两周内新发的心绞痛,但无>20min 的静息性胸痛,舌下含服硝酸甘油可缓解胸痛
临床表现	缺血引起肺水肿、低血压、心律失常等	年龄>70 岁	
心电图	一过性 ST 段移位,新出现的束支传导阻滞或新出现的持续性心动过速	T 波倒置,病理性 Q 波	胸痛期间 ECG 正常或无明显变化

表 5-1-3　非 ST 段抬高急性心肌梗死的危险度分层

组别	体征、症状
低危险组	无并发症,血流动力学稳定,无反复缺血发作,无心电图或 ST 段压低≤1mm
中危险组	伴有持续性胸痛或反复发作心绞痛,ST 段压低≥1mm
高危险组	并发心源性休克、急性肺水肿或持续性低血压

【ACS 的处理】

(一)ACS 的院前处理

1.早期识别　实行对 ACS 尤其是 ST 段抬高型心肌梗死的早期识别,这对成功抢救 ACS 患者具有重要的意义。可通过缺血性胸痛症状的识别、12 导联心电图和实验室检验指标的分析来进行初步判断。

2. 早期 CPR 院前急性心肺复苏和及时处理致命性心律失常可有效降低死亡率。急性心肌梗死后 1h 内心室颤动的发生率是院内发生的 25 倍,心室颤动是患者死亡的主要原因。及时的直流电击除颤可有效终止心室颤动。

3. 院前早期溶栓治疗 一旦确诊为 STEMI,应进行早期溶栓治疗,这是缩小梗死面积、降低死亡率的关键。有实验证实,院前溶栓治疗可节约时间,降低院内死亡率达 50%,并可提高生存率。

(二)ACS 的急诊室处理

1. ST 段抬高心肌梗死的处理原则 最主要的抢救措施是尽早行再灌注治疗,例如急诊经皮冠状动脉介入治疗(PCI)或溶栓治疗;对于梗死动脉内有大量血栓者采取血栓抽吸术;室颤者及时行电复律;积极抗凝、抗血小板治疗。

(1)溶栓治疗:对于大多数的 AMI 患者,早期、完全开通是治疗成功的关键。最佳的溶栓时机为发病后 3h 内。进入急诊室后的 STEMI 患者如无禁忌证应尽早进行溶栓,目标为就诊-给药(door-to-needle)时间不超过 30min。如能在 STEMI 患者出现症状后的前 70min 给药可使梗死面积缩小 50% 以上,使死亡率降低达 75%。如 STEMI 患者出现症状 12~24h,且缺血性胸痛持续存在、心电图仍有 2 个或以上相邻胸导联或邻近肢体导联 ST 段明显抬高时,仍可考虑进行溶栓治疗。

● 溶栓治疗适应证:①发病 12h 之内,至少两个导联(胸前或相邻肢体导联)ST 段抬高超过 0.1mV,新出现或可疑新出现左束支阻滞;②年龄小于 70 岁;③无出血倾向者;④肝肾功能良好者,无慢性疾病或高血压、糖尿病等控制良好者。

● 溶栓治疗禁忌证:①既往任何时间的颅内出血;②已知结构性脑血管损伤;③已知恶性颅肿瘤(原发或转移);④3 个月内缺血性脑卒中;⑤可疑主动脉夹层瘤;⑥半年内消化道出血者。

● 溶栓治疗的步骤:可供选择的溶栓制剂包括尿激酶、链激酶或重组链激酶、重组组织型纤溶酶原激活剂(rt-PA)、阿替普酶(t-PA)、瑞替普酶(r-PA)和替特普酶(TNK-tPA)等。药物的常用方法:①尿激酶 150 万 U 加生理盐水至 50mL,30~60min 静脉注入;或 rt-PA100mg 加生理盐水至 100mL,前 2min 内静脉注入 10mg,然后在 30~60min 内滴完 50mg,剩余的 40mg 在 60~120min 滴完。②溶栓前及溶栓后应用低分子肝素 0.4~0.6mL 皮下注射,以防止血小板凝集,以后每 12h 注射一次,持续一周,也可用肝素 500~100 U/min 静脉滴注,需监测凝血酶原(PT)时间,以防止出血。

● 溶栓成功的指标:①心电图抬高的 ST 段 2h 内回降大于 50%;②缺血性胸痛症状在 2h 内基本消失;③2h 内出现再灌注性心律失常(表现为室性早搏、室性心动过速和各种房室传导阻滞等);④血清心肌损伤标志物高峰提前。

(2)经皮冠状动脉介入治疗(PCI):包括经皮穿刺腔内冠状动脉成形术(PTCA)和冠状动脉内支架术(intracoronary stenting,ICS)。其疗效肯定,与溶栓相比,具有开通梗死动脉更有效,复发缺血、再闭塞少,心功能改善更显著,安全性高的优点。

● PTCA 适应证:①溶栓禁忌证、诊断不明、急性心肌梗死合并心源性休克等患者,且导管室能在短期内准备就绪可行急诊 PTCA;②对于发病<24h、静脉溶栓失败、胸痛未缓解者可行补救性 PTCA;③溶栓成功后 7~10d 内,有心肌缺血或冠状动脉再闭者;④急性心肌

梗死后 4～6 周,再发心绞痛或有心肌缺血的客观的依据可行择期 PTCA。

● ICS 适应证:对于急性心肌梗死患者行 PTCA 未获再通或并发冠状动脉内膜撕裂者可植入支架(金属裸支架或药物洗脱支架),并结合积极的抗血小板治疗。

2. 非 ST 段抬高心肌梗死的处理原则　其治疗对策是抗栓不抗凝。其治疗目标是迅速开始抗栓治疗(包括抗血小板和抗凝血酶治疗),应用抗心绞痛药物治疗和缓解心绞痛。同时,对于非 ST 段抬高的心肌梗死患者应进行危险分类,判断是否需要进行介入治疗。如复发性静息心绞痛、血流动力学不稳定、室性心动过速、早期梗死后不稳定型心绞痛以及合并糖尿病者属于高危。大量临床试验结果支持对高危的 NSTEMI 在早期行 PCI,甚至建议在原始病变部位常规植入支架。

【护理】

1. 一般护理

(1)休息和护理:ACS 发作时应立即停止活动,卧床休息,将患者妥善安置在安静的环境中,限制探视以减少干扰,根据病情的恢复情况,决定患者的活动量。

(2)饮食:发病当天可暂不进食,STEMI 患者发病 2～3d 内给予流质易消化的饮食,逐渐改为半流质、软食。饮食以易消化、低热量、低胆固醇、低动物性膳食为宜,少量多餐,切忌过饱。

(3)严密观察病情变化:注意监测生命体征,观察疼痛的部位、程度、性质、持续时间、发作规律,动态记录心电图以判断溶栓效果等。可应用 Swan-Ganz 导管动态监测中心静脉压、肺动脉楔压等的变化,对病情作出及时的判断。急性心肌梗死患者的常见的临床情况的血流动力学特征见表 5-1-4。

表 5-1-4　急性心肌梗死患者的常见的临床情况的血流动力学特征

心脏情况	血压(kPa)				
	右房	右室	肺动脉	肺动脉楔压(PAWP)	心脏指数[L/(min·m²)]
正常	0～0.8	3.33/0～0.8	3.33/0～1.6	0.8～1.6	≥2.5
AMI,无左心衰	0～0.8	3.33/0～0.8	4.0/1.6～2.4	<2.4	≥2.5
AMI,伴左心衰	0～0.8	4.0～5.33/0～0.8	4.0～5.33/2.4～3.33	>2.4	>2.0
全心衰	>0.8	6.67～8.0/>0.8	6.67～8.0/3.33	2.4～3.33	>2.0
右室心肌梗死	1.6～2.67	30/1.6～2.67	4.0/1.6	<1.6	<2.0
心脏压塞	1.6～2.13	25/1.6～2.13	3.33/1.6～2.13	1.6～2.13	<2.0
肺梗死	1.6～2.67	6.67～8.0/1.6～2.67	6.67～8.0/1.6	<1.6	<2.0

2. 心理支持　ACS 作为身心疾病,心理因素对疾病的发生、发展及预后影响很大。因对患者进行心理调适,如耐心倾听患者的主诉,熟知患者的心理活动和病情变化,采取相应的护理措施。

3. 给药护理　建立通畅的静脉通道,遵医嘱使用溶栓、抗凝、抗血小板及抗心绞痛药物,结合患者主诉、心电图等判断药物的治疗效果。

4. 氧疗　ACS 患者一般都存在低氧血症,是导致心肌缺血面积扩大的主要因素。为纠正低氧血症,增加组织的氧利用度,缓解心肌缺氧,改善心肌工作情况,应给予适当的氧疗措

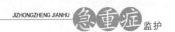

施。一般采取鼻导管或面罩给氧,氧流量根据患者的病情、缺氧程度、有无二氧化碳潴留等进行相应调整。

5.健康指导 ACS 的预防可以用 ABCDE 进行概括:A＝Aspirin(阿司匹林),B＝Blood pressure control(控制血压),C＝Cholesterol control(控制血脂),D＝Diabetes mellitus control(控制糖尿病),E＝Exercise(锻炼)。

【急性冠脉综合征抢救流程图】

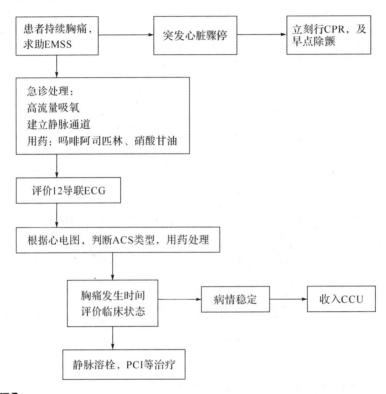

【自测题】

一、单选题

1.急性冠脉综合征的病理基础是　　　　　　　　　　　　　　　　　　　　(　　)

A.大脑动脉粥样硬化 　　　　　　　B.冠状动脉粥样硬化

C.大脑缺血 　　　　　　　　　　　　D.心绞痛

E.心肌缺血

2.急性冠脉综合征的心电图检查主要表现为　　　　　　　　　　　　　　(　　)

A.QRS 波群抬高 　　　　　　　　　B.QRS 波群降低

C.S-T 段抬高或压低 　　　　　　　　D.P 波提前出现

E.P 波延后出现

3.对急性冠脉综合征患者进行危险度分层可以决定　　　　　　　　　　　(　　)

A.药物治疗方案 　　　　　　　　　　B.介入治疗方案

C.手术治疗方案 　　　　　　　　　　D.是否需要住院

E.以上都是

4.对于突发的急性冠脉综合征患者救治时应首先　　　　　　　　　(　　)

A.送入就近的医院　　　　　　　B.就地抢救

C.等待专业医护人员到来　　　　D.送入急诊室

E.送入监护病房

5.急性冠脉综合征患者的现场救护措施不包含　　　　　　　　　　(　　)

A.绝对休息　　　　　　　　　　B.监测生命体征

C.吸氧　　　　　　　　　　　　D.迅速止痛

E.不需要等生命体征平稳,应尽快送入医院

(徐金梅　陈井芳)

任务二　孕产期急性心衰的救护

☆学习目标

- **知识目标**

了解孕产期急性心衰的病因、诊断;熟悉其临床表现、急救措施和监护要点。

- **能力目标**

能够识别孕产期急性心衰,并对其实施急救。

心力衰竭(心衰,heart failure),是指在静脉回流正常的情况下,心肌收缩或(和)舒张功能障碍,使心排血量绝对或相对低于全身组织代谢需要而引起的一组综合征,临床上可出现肺及体循环瘀血的症状及体征。急性心衰是指突发的心衰症状和(或)体征的加重和恶化,需要紧急处理的情况。急性心力衰竭可发生在原有心脏病的基础上,如先天性心脏病、心瓣膜病、心肌病等或作为第一症状首次发作如高血压、应用抑制心脏的药物或不恰当的过多补液等所致。对心衰早期识别、正确诊断和有效治疗对于降低孕产妇的死亡率,改善母儿预后具有十分重要的意义。

急性心力衰竭(心衰)在临床上以急性左心衰竭最为常见,急性右心衰竭则较少见。妊娠合并心力衰竭是产科领域中严重的并发症,是孕妇死亡的重要原因之一。

【病因】

1.急性心力衰竭的基本病因

(1)急性弥漫性心肌损害,产科常见的有围生期心肌病、妊娠期高血压疾病性心脏病及急性心肌炎等;

(2)急性左心后负荷增加,如原发性高血压或妊娠期高血压疾病、严重二尖瓣狭窄;

(3)急性心室容量负荷过重,如各瓣膜关闭不全或室间隔缺损;

(4)高动力性循环障碍,如贫血、甲状腺功能亢进、脚气病性心脏病等;

(5)严重的心律失常,如心室颤动和其他严重的室性心律失常。

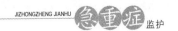
2. 心力衰竭的诱因

(1)感染:呼吸道感染最常见,感染性心内膜炎易漏诊。

(2)心律失常:心房颤动最常见,其他各种类型的快速性心律失常以及严重的缓慢心律失常均可诱发心力衰竭。

(3)血容量增加:如摄钠盐过多,静脉输入液体过多、过快等。

(4)过度体力劳累或情绪激动:如妊娠后期的分娩过程、暴怒等。

(5)治疗不当:如不恰当停用洋地黄类药物或降血压药等。

(6)原有心脏病变加重或并发其他疾病:如冠心病发生心肌梗死,风湿性心瓣膜病出现风湿活动,合并甲状腺功能亢进或贫血等。

(7)心脏的负荷量随着妊娠的进展逐渐加重,尤其是妊娠最后数周,临产阶段及产后数日内心脏负荷最重,极易引起心功能减退及心力衰竭。

【临床表现】

妊娠、分娩及产褥期均可能使心脏病患者的心脏负担加重而诱发心力衰竭,是孕产妇死亡的重要原因之一。

1. 左心衰竭　常见于妊娠合并高血压、贫血、二尖瓣关闭不全、主动脉瓣关闭不全、主动脉狭窄、妊娠期高血压疾病、多胎妊娠、羊水过多、巨大儿等。

(1)劳力性呼吸困难:开始仅在剧烈活动或体力劳动后出现呼吸急促,随肺充血程度的增加,可逐渐发展到更轻的活动或体力劳动后,甚至休息时,也发生呼吸困难。

(2)端坐呼吸:因平卧时呼吸困难,常被迫采取坐位及半坐位以缓解症状,这是左心衰竭的主要表现,坐位时肺瘀血减轻,膈肌下降,胸腔容积增大,肺活量增高,呼吸困难改善。

(3)夜间阵发性呼吸困难:患者于熟睡 1~2h 后,因胸闷、气急而突然憋醒,轻者气喘约 10min 后可缓解,重者频繁咳嗽,咯泡沫样痰,双肺可闻及干湿性啰音及哮鸣音,又称心源性哮喘,严重者可发展成肺水肿。此症状与夜间卧位、回心血量增多、迷走神经张力增高等有关。

(4)急性肺水肿:为急性左心衰竭最严重的表现,发作时高度气急、端坐呼吸,极度烦躁不安,口唇发绀,大汗淋漓,咳嗽,咯出大量血色或粉红色泡沫样痰,有时痰量极多可从鼻涌出,双肺布满湿啰音,如不及时抢救可导致休克死亡。

(5)咳嗽、咳痰、咯血:咳嗽多在体力活动或夜间明显。二尖瓣狭窄、肺梗死、肺动脉高压均可引起咯血,特点为血呈鲜红色,血量多少不定。

(6)发绀:见于口唇、耳垂和四肢末端。二尖瓣狭窄者的发绀在两颧骨处明显。急性肺水肿者的末梢有显著发绀。

(7)陈—施氏呼吸:左心衰竭时心排量下降,脑供血不足,脑细胞缺血、缺氧,呼吸中枢敏感性降低。表现为呼吸周期性的停止(逐渐增快加深至顶点后又逐渐减慢,变浅直到停止),历时约 1min 后再开始上述节律性变化,如此周而复始。

(8)其他症状:失眠、心悸甚至夜间心绞痛,后者可伴发阵发性夜间呼吸困难,但亦可单独发生。

2. 右心衰竭　常继发于左心衰竭和妊娠合并肺心病、先天性心脏病、低蛋白血症。

(1)长期胃肠道瘀血引起食欲减退、恶心呕吐等症状。

(2)肾脏瘀血引起尿量减少、夜尿多、蛋白尿和肾功能减退。

（3）肝瘀血引起上腹饱胀，甚至剧烈疼痛，长期肝瘀血可引起黄疸、心源性肝硬化。

（4）颈静脉怒张及肝颈回流征阳性。

（5）水肿以踝部和下肢为著，卧位时水肿见于腰骶部。

3. 全心衰竭　左、右心力衰竭同时并存，但一旦出现右心衰竭，肺瘀血的症状可相应减轻。

【辅助检查】

（1）心电图、X线检查及超声心动图检查。

（2）心电图：如心房颤动、心房扑动、Ⅲ度房室传导阻滞等。

（3）围产期心肌病的特点显示：心腔扩大、搏动普遍减弱，左室射血分数减低，可见心内壁血栓。

【鉴别诊断】

（一）诊断原则

（1）心力衰竭的诊断是综合病因、病史、症状、体征及客观检查而作出的。

（2）首先应有明确的器质性心脏病的诊断。

（3）心力衰竭的症状、体征是诊断心力衰竭的重要依据。

（二）鉴别诊断

1. 气管哮喘　左心衰竭夜间阵发性呼吸困难，常称为心源性哮喘，应与支气管哮喘相鉴别。

2. 心包积液、缩窄性心包炎　由于腔静脉回流受阻，同样可以引起颈静脉怒张、肝大、下肢水肿等表现，应根据病史、心脏及周围血管体征进行鉴别，超声心动图检查可得以确诊。

3. 肝硬化腹水伴下肢水肿应与慢性右心衰竭鉴别

（三）心功能分级

美国纽约心脏病学会（NYHA）在1928年提出的一项分级方案，主要是根据患者自觉的活动能力分为四级：

Ⅰ级：患者患有心脏病，但活动量不受限制，平时一般活动不引起疲乏、心悸、呼吸困难或心绞痛。

Ⅱ级：心脏病患者的体力活动受到轻度的限制，休息时无自觉症状，但平时一般活动下可出现疲乏、心悸、呼吸困难或心绞痛。

Ⅲ级：心脏病患者体力活动明显受限，平时一般活动即引起上述的症状，或既往有心衰病史。

Ⅳ级：心脏病患者不能从事任何体力活动。在休息状态下出现心衰的症状，体力活动后加重。

临床上根据患者体力活动的能力将心功能分为四级，并根据美国纽约心脏病协会的标准分度，Ⅰ度相当于心功能Ⅱ级，Ⅳ度心衰者出现心源性休克、低血压、周围血管痉挛、皮肤冰冷、发绀、出汗、有时神志丧失等心力衰竭的严重状态。1994年，美国心脏学会（AHA）对NYHA的心功能分级方案进行修订时，采用并行的两种方案。第一种即上述的四级方案；第二种是客观的评估，即根据客观的检查手段，如心电图、负荷试验、X线、超声心动图等来评估心脏病变的严重程度，共分为A、B、C、D四级，即A级：无心血管疾病的客观依据；B

级:客观检查示有轻度心血管疾病;C 级:有中度心血管疾病的客观证据;D 级:有严重心血管疾病的表现。

【急救措施】

妊娠期急性心衰的急救措施和未孕者的基本相同,在兼顾胎儿宫内安危的基础上减轻心脏负担,积极治疗诱发心衰的因素,如感染、心律不齐、高血压等;提高心脏的代偿能力,增强心肌收缩功能;减少体液,避免过多的水钠潴留,控制细胞外液的扩张,适时终止妊娠。

1.一般抢救措施

(1)体位:孕产妇一旦出现急性肺水肿症状如咳嗽、咳血痰、端坐呼吸,肺底闻及湿啰音时,应取半卧位或者端坐位,双腿下垂以减少回心血量,降低心脏前负荷。

(2)吸氧:充足的氧气运送到组织,对防止组织缺氧及多器官衰竭是很重要的,应尽早采用,使孕产妇的血氧饱和度(SpO$_2$)维持在≥95%。可采用不同的吸氧方式:如仅为低氧血症,动脉血气分析未见 CO$_2$ 潴留,可采用高流量给氧 6～8L/min 的鼻导管吸氧。面罩吸氧适用于伴有呼吸性碱中毒的孕产妇。必要时还可采用无创性或气管插管行呼吸机辅助通气治疗。

(3)四肢交换加压:四肢轮流绑扎止血带,同一时间绑扎三肢,每隔 15～20min 轮流放松一肢。此法可降低前负荷,减轻肺水肿和肺瘀血。

2.生命体征监测 孕产妇发生急性心衰,应立即予以心电监护,有条件者应加强动态的心电监护,包括血压、脉搏、呼吸、心电图、血氧饱和度等。至少开放两根静脉通道,对于肺水肿或心源性休克的孕产妇采用有创血流动力学监测,包括颈内静脉插管监测中心静脉压的变化,床边漂浮导管监测肺动脉压力(pulmonary arterial pressure,PAP)、肺动脉楔压(pulmonary arterial wedge pressure,PCWP),外周动脉插管监测动脉血压,抽取动脉血气标本。同时,给予宫内胎儿胎心、胎动监测以反映胎儿在宫内的情况。

3.急性心衰的药物治疗

(1)强心剂:主要应用洋地黄制剂,此类药物能增加心肌收缩力和心搏出量,排除心室内残余血液,降低心室舒张末期压力,还可降低心率,使心肌的舒张期延长,心室的无效搏动也随之减少。急性心衰发病急骤,常选用快速作用型,首选毛花苷 C 0.4～0.8mg 缓慢静脉注射,必要时 2～4h 后可再用 0.2～0.4mg,24h 总量可用至 1.2～1.6mg。洋地黄制剂可通过胎盘,对胎儿无明显致畸作用,若孕妇用药过量可使胎儿中毒,故应密切监测胎儿在宫内的情况。

(2)利尿剂:适用于急性心衰伴肺循环和(或)体循环明显瘀血以及容量负荷过重的患者。可排除体内潴留的液体,降低心室舒张末期容量,有助于改善心肌功能。妊娠合并急性心衰利尿剂首选呋塞米(速尿),先静脉注射 20～40mg,可重复使用,总剂量在起初 6h 不超过 80mg,起初 24h 不超过 200mg。呋塞米对胎儿无明显致畸作用,应用时注意电解质平衡及血压的稳定。

(3)扩血管剂:扩血管药物可用于急性心衰的早期,可降低左、右心室充盈压和全身血管阻力,也使收缩压降低,从而减轻心脏负荷,缓解呼吸困难。临床上常用的扩血管药物为硝酸酯类,使用过程中应注意经常测量血压,防止血压过低。

(4)抗生素:对于原有风心病的孕产妇,为预防感染性心内膜炎,或者存在感染而诱发心衰时,应使用较大剂量的抗生素,可选用广谱类抗生素,青霉素、头孢类对胎儿基本无影响。

(5)其他:妊娠期高血压引发的急性心衰应配合给予硫酸镁静滴,对于急性右心衰竭伴有心源性休克的孕产妇,在检测中心静脉压的基础上,可给予血浆、低分子右旋糖酐扩容治疗。对于呼吸困难明显者,可给予氨茶碱解除支气管痉挛,降低肺动脉和左房压力。

4. 产科处理 妊娠晚期发生心力衰竭,原则上是待心力衰竭控制后再行产科处理,应放宽剖宫产的手术指征。

(1)分娩方式的选择:妊娠合并急性心衰经积极治疗,孕龄不足35周者、心功能好转者可在严密监测下继续妊娠,并及时促胎肺成熟。孕龄大于35周者,控制心衰症状后24～48h内应终止妊娠,根据具体病情选择分娩方式。

(2)宫缩剂的选择:目前,临床上常用的宫缩剂有缩宫素、前列腺素及麦角新碱。合并心衰的孕产妇禁用麦角新碱。

【监护要点】

1. 病情观察 严密观察患者的呼吸频率、深度、意识、精神状态变化、皮肤颜色、温度及血压。观察肺部啰音的变化,检测血气分析结果。保持呼吸道通畅,观察患者的咳嗽情况、痰液的性质和量,协助患者咳嗽排痰。控制静脉输液速度,一般为20～30滴/min。

2. 保证患者充分休息 休息可降低心率,减少心肌耗氧量,从而减轻心脏负担。重度心力衰竭患者应严格卧床休息,给予半卧位或坐位,病情好转后可逐渐增加活动量,以避免因长期卧床而导致肌肉萎缩、静脉血栓形成、皮肤损伤、消化功能减退及精神变态等不良后果。

3. 心理护理 患者常因严重呼吸困难而有濒死感,焦虑和恐惧可使心率加快,加重心脏负担,应加强床旁监护,给予精神安慰及心理支持,减轻焦虑和恐惧,以增加安全感。

4. 用药监护 用吗啡时应注意患者有无呼吸抑制、心动过缓;用利尿药要严格记录尿量,注意水、电解质变化和酸碱平衡情况;用扩血管药要注意调节输液速度、检测血压的变化,用硝普钠应现用现配,避光滴注,有条件者可用输液泵控制滴速;洋地黄类药物作为静脉使用时要稀释,推注速度宜缓慢,同时观察心电图的变化,排除洋地黄的毒性反应。

【预防】

1. 早期发现,早期治疗 孕妇活动后咳嗽或夜间咳痰、白昼好转者,常为心力衰竭的先兆表现,切不可判断为上呼吸道感染而延误治疗。

2. 充分休息、充足睡眠及保持精神愉快 休息时,孕妇取半坐位,严重呼吸困难者,暂时取双足下垂体位,以减少回心血量,减少心脏负担,每夜睡眠9～10h,中午休息1～2h。应有愉快的心情,以免引起心脏病发作。

3. 加强营养及纠正贫血 摄取高蛋白饮食,保证每日蛋白质80g,少摄糖类食品。使用铁剂或含铁丰富的食品,如猪血、瘦肉及豆制品。妊娠后期可口服硫酸亚铁,以维持血红蛋白的正常水平。整个妊娠期的体重增加不应超过10kg,除有明显水肿,不需严格限制钠盐。

4. 及早控制感染 妊娠期的任何小手术和外伤均应及早应用广谱抗生素,防止上呼吸道感染对预防心力衰竭有重要作用。

5. 定期进行产前检查 听从医生的建议决定是否继续妊娠。早孕期时最好每周去医院检查1次,妊娠20周后应每周检查1次。加强对孕妇心脏及胎儿的生长发育情况的监护,尽早住院分娩。

【急性左心衰抢救流程图】

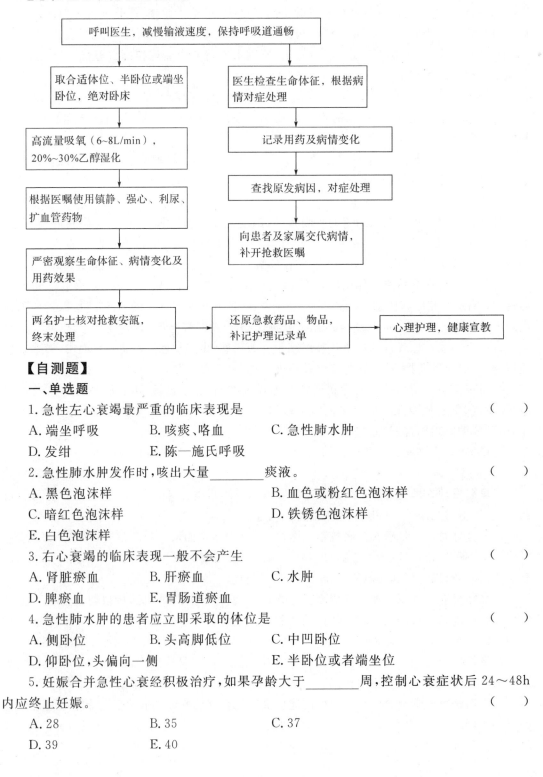

呼叫医生，减慢输液速度，保持呼吸道通畅

取合适体位、半卧位或端坐卧位，绝对卧床

医生检查生命体征，根据病情对症处理

高流量吸氧（6~8L/min），20%~30%乙醇湿化

记录用药及病情变化

根据医嘱使用镇静、强心、利尿、扩血管药物

查找原发病因，对症处理

严密观察生命体征、病情变化及用药效果

向患者及家属交代病情，补开抢救医嘱

两名护士核对抢救安瓿，终末处理

还原急救药品、物品，补记护理记录单

心理护理，健康宣教

【自测题】

一、单选题

1.急性左心衰竭最严重的临床表现是 （ ）

A.端坐呼吸 　　　B.咳痰、咯血 　　　C.急性肺水肿

D.发绀 　　　　　E.陈—施氏呼吸

2.急性肺水肿发作时,咳出大量_____痰液。 （ ）

A.黑色泡沫样 　　　　　　　B.血色或粉红色泡沫样

C.暗红色泡沫样 　　　　　　D.铁锈色泡沫样

E.白色泡沫样

3.右心衰竭的临床表现一般不会产生 （ ）

A.肾脏瘀血 　　　B.肝瘀血 　　　C.水肿

D.脾瘀血 　　　　E.胃肠道瘀血

4.急性肺水肿的患者应立即采取的体位是 （ ）

A.侧卧位 　　　B.头高脚低位 　　　C.中凹卧位

D.仰卧位,头偏向一侧 　　　　E.半卧位或者端坐位

5.妊娠合并急性心衰经积极治疗,如果孕龄大于_____周,控制心衰症状后 24～48h
内应终止妊娠。 （ ）

A.28 　　　B.35 　　　C.37

D.39 　　　E.40

（陈井芳　　刘桂娟）

项目六　呼吸系统急症救护

任务一　孕产期急性呼吸衰竭的救护

　　急性呼吸衰竭(acute respiratory failure)是指由于外呼吸功能障碍,导致动脉血氧分压(PaO_2)低于 60mmHg,伴或不伴二氧化碳分压($PaCO_2$)增高,从而产生一系列生理功能紊乱及代谢障碍的临床综合征。妊娠期急性呼吸衰竭是指原肺呼吸功能正常,由于突发原因导致呼吸抑制,肺功能突然衰竭的临床表现。

【病因】

　　呼吸衰竭是一种功能障碍状态,而不是一种疾病,可因肺部疾病引起,也可能是各种疾病的并发症。妊娠期急性呼吸衰竭常由肺栓塞(pulmonary embolism)引起,是造成孕产妇死亡的重要原因之一。肺栓塞是指内源性或外源性栓子堵塞肺动脉或其分支而引起肺循环障碍的临床和病理生理综合征,孕期肺部血栓栓塞、羊水栓塞、静脉气体栓塞、滋养细胞疾病肺转移、妊娠期高血压疾病、妊娠合并心功能不全均可导致患者发生急性呼吸衰竭。

【临床表现】

急性呼吸衰竭的临床表现主要包括以下内容:

1.呼吸困难　这是呼吸衰竭最早出现的症状。多数患者有明显的呼吸困难,可表现为频率、节律和幅度的改变。

2.发绀　这是缺氧的典型表现。当动脉血氧饱和度低于 90% 时,可在口唇、指甲出现发绀。

3.精神神经症状　急性缺氧可出现精神错乱、躁狂、昏迷、抽搐等症状。如合并急性二氧化碳潴留,可出现嗜睡、淡漠、扑翼样震颤,以致呼吸骤停。

4.循环系统表现　多数患者有心动过速;严重低氧血症、酸中毒可引起心肌损害,亦可引起周围循环衰竭、血压下降、心律失常、心搏停止。

5.消化和泌尿系统表现　严重呼吸衰竭患者可出现丙氨酸氨基转移酶与血浆尿素氮升

高;个别病例可出现尿蛋白、红细胞和管型。胃肠道黏膜屏障功能损伤,导致胃肠道黏膜充血水肿、糜烂渗血或应激性溃疡,引起上消化道出血。

【辅助检查】

1.血气分析 成年人,位于海平面水平,在静息状态,呼吸空气时,若 $PaO_2 < 60mmHg$,$PaCO_2$ 正常或低于正常时即为低氧血症型或 I 型呼吸衰竭;若 $PaO_2 < 60mmHg$,$PaCO_2$ 大于或等于 $50mmHg$ 即为高碳酸血症型或 II 型并存型呼吸衰竭;另外一种临床常见的情况是患者在吸氧的状态下作动脉血气分析,$PaCO_2$ 升高,但 $PaO_2 > 60mmHg$,这是 II 型并存型呼吸衰竭。

2.胸部 X 线 胸部 X 线是明确呼吸衰竭的发生原因和病变范围、程度的重要辅助检查。

3.其他检查 胸部 CT、纤维支气管镜。

【鉴别诊断】

1.与急性左心衰鉴别 急性左心衰也可出现呼吸急促的症状,但多有心脏病或心衰病史、咳粉红色泡沫样痰,听诊心率增快,两肺可闻及湿性啰音,心电图提示左房负荷过重,左室肥厚,对强心、利尿药治疗有效;急性左心衰也可引起急性呼吸衰竭。

2.与急性肺栓塞鉴别 急性肺栓塞以胸痛、咯血、呼吸困难为主要临床表现,多有摔伤、手术或长期卧床病史,心电图可见电轴右偏,明显顺钟向转位;肺性 P 波;D-二聚体、血气分析、血常规、血乳酸脱氢酶可有助于诊断,肺血管造影可确诊。

3.病因鉴别 临床出现急性呼吸衰竭时,可通过病史、血气分析、心电图、胸部 X 线、胸部 CT 等综合判断,来鉴别导致急性呼吸衰竭的原因。

【急救措施】

及时进行救治是改善预后的关键,处理的重点是保持呼吸道通畅,改善肺泡通气,以纠正缺氧和酸碱平衡失调。同时,控制感染,纠正电解质紊乱,处理心力衰竭及其他并发症。

(一)呼吸支持治疗

1.氧疗 氧疗是治疗缺氧症的重要手段,正确使用氧疗使许多患者获救或改善生活质量。

2.机械通气 呼吸机与呼吸道的连接保持密闭性是呼吸机保证有效通气的关键。

(1)机械通气适应证:①急性呼吸衰竭;②严重肺水肿和急性呼吸窘迫综合征;③失代偿性慢性呼吸衰竭;④呼吸功能严重损害的肺部疾患;⑤外科手术前后的辅助呼吸。

(2)机械通气可给机体带来的益处主要有三方面:①维持适当的通气;②在一定程度上改善气体交换功能;③减少呼吸功的消耗,使呼吸肌的疲劳得到缓解。

(二)维持适宜的血容量

在保证血容量、稳定血压的前提下,要求出入液量轻度负平衡。

(三)肾上腺皮质激素的应用

保护毛细血管的内皮细胞,防止白细胞、血小板聚集和黏附形成微血栓;稳定溶酶体膜,降低补体活性,抑制细胞膜上磷脂代谢,减少花生四烯酸合成。阻止前列腺素及血栓素 A 的生成;保护肺 II 型细胞分泌表面活性物质;抗炎和促使间质液吸收;缓解支气管痉挛;抑制后期肺纤维化作用。

(四)纠正酸碱和电解质紊乱

根据临床的化验指标,随时加以调整。

(五)抗感染治疗

在保护呼吸道引流通畅的条件下,可根据细菌及敏感试验选择有效的药物控制呼吸道感染。

(六)防治消化道出血

防治消化道出血的关键在于纠正缺氧和二氧化碳潴留。对于严重出血可给予西咪替丁、洛赛克静脉注入。

(七)抗休克治疗

引起休克的原因繁多,酸碱平衡失调、电解质紊乱、血容量不足、严重感染、消化道出血、心力衰竭以及机械通气使用的压力过高等,应针对病因采取相应措施,对于经治疗不见好转者给予升压药以维持血压。

(八)营养支持

抢救时常规给予鼻饲高蛋白、高脂肪和低碳水化合物,以及各种维生素和微量元素的饮食。

【监护要点】

1. 一般护理

(1)休息与活动:因活动会增加耗氧量,故对明显的低氧血症患者,应限制活动量;活动后以不出现呼吸困难、心率增快为宜。协助患者取舒适体位,如半卧位或坐位;对呼吸困难明显的患者,嘱其绝对卧床休息。

(2)饮食护理:抢救时应给予常规鼻饲高蛋白、高脂肪、低碳水化合物及适量维生素和微量元素的流质饮食,必要时给予静脉高营养。

2. 病情观察 观察患者的呼吸频率、节律和深度,使用辅助呼吸机的情况,呼吸困难的程度。监测生命体征包括意识状况,重症患者需24h监测血压、心率和呼吸等情况,注意SaO_2的变化及有无肺性脑病的表现。观察缺氧及二氧化碳潴留的症状和体征,如有无发绀、球结膜水肿、肺部呼吸音及啰音变化;有无心律不齐及腹部膨隆、肠鸣音情况;患者有无心力衰竭的症状和体征、尿量及水肿情况。昏迷者应评估瞳孔、肌张力、腱反射及病理反射。及时了解血气分析、尿常规、血电解质等检查结果。在病情观察过程中,有异常情况应及时通知医师。

3. 用药护理

(1)茶碱类、β_2 受体激动剂:这些药物能松弛支气管平滑肌,减少气道阻力,改善通气功能,缓解呼吸困难。

(2)呼吸兴奋剂:静脉点滴时速度不宜过快,注意观察呼吸频率、节律、睫毛反应、神志变化以及动脉血气的变化,以便调节剂量。如出现恶心、呕吐、烦躁、面色潮红、皮肤瘙痒等现象,需要减慢滴速。

(3)禁用镇静催眠药物:Ⅱ型呼吸衰竭的患者常因咳嗽、咳痰、呼吸困难而影响睡眠,缺氧及二氧化碳潴留引起烦躁不安,护理人员在执行医嘱时注意加以判断,禁用对呼吸有抑制作用的镇静催眠药物。

4. 氧疗的护理

(1)氧疗的意义和原则:原则是保证迅速提高 PaO_2 到 60mmHg 或脉搏容积血氧饱和度(SpO_2)达 90% 以上的前提下,尽量降低吸氧浓度。Ⅰ型呼吸衰竭可短时间内间歇高浓度(>50%)或高流量(4~6L/min)吸氧。对于伴有高碳酸血症的急性呼吸衰竭,往往需要低浓度给氧,以免引起二氧化碳潴留。

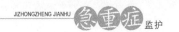

(2)氧疗的方法：氧疗的方法有鼻导管、鼻塞、面罩、气管内和呼吸机给氧。

5. 机械通气的护理

(1)严密观察患者的临床变化,观察患者的胸廓活动幅度,有无与呼吸机发生对抗以及心率、血压、神志和精神反射等改变。

(2)检查呼吸机的运转情况,根据病情随时调整呼吸机的工作参数,及时纠正呼吸机的故障。

(3)加强呼吸道湿化和保持呼吸道通畅,这是控制呼吸道感染和预防呼吸机治疗中并发肺部感染最重要的措施之一。

(4)加强和鼓励患者的被动和主动活动。积极开展康复锻炼,注意营养并做好呼吸机的清洁、消毒和保养工作。

6. 心理护理 多与患者交流,评估患者的焦虑程度;鼓励患者说出或写出引起或加剧焦虑的因素,教会患者自我放松等各种缓解焦虑的办法。如采用缓慢缩唇呼吸、渐进性放松和想象疾病已经好转等方法;向患者解释监护仪、各项操作、异常声音和器械的作用。

7. 健康指导

(1)疾病知识的介绍:向患者讲解疾病发病机制、发展和转归。语言力求通俗易懂。尤其对一些文化程度不高的老年患者应反复讲解,使患者理解康复保健的意义。

(2)保健教育:教会患者缩唇呼吸、腹式呼吸、体位引流、有效咳嗽、咳痰的技术,提高患者的自我保健及护理能力,促进康复,延缓肺功能恶化。教会患者及家属合理使用氧疗,不要自行调大或减小氧流量。

(3)用药指导:指导患者遵医嘱用药,熟悉药物的剂量、用法和注意事项。

(4)生活指导:指导患者制订合理的活动及休息计划,教会患者减少氧耗量的活动与休息方法。避免不良刺激,如劳累、情绪激动等。尽量减少与呼吸道感染者的接触,少去或不去人群拥挤的地方,避免交叉感染的发生。

(5)自我病情监测:学会识别病情变化,如咳嗽加剧、痰液增多、痰液颜色变黄、呼吸困难加重或神志改变,应及早就医。

【预防】

1. 防治原发病 针对引起呼吸衰竭的原发疾病进行预防,或在发病后及时进行积极处理。

2. 防止与去除诱因的作用 对于可能引起呼吸衰竭的疾病,还必须同时防止诱因的作用。例如,对于创伤、休克患者,要避免吸入高浓度氧、输给久存血库的血液或输液过量等,以免诱发成人呼吸窘迫综合征。

3. 畅通气道和改善通气 常用的方法有:①清除气道内容物或分泌物;②解除支气管痉挛;③用抗感染治疗减轻气道的肿胀与分泌;④必要时做气管插管或气管切开术;⑤给以呼吸兴奋剂;⑥掌握适应证,正确使用机械辅助通气。

4. 改善缺氧 呼吸衰竭时必定有严重缺氧,因此纠正缺氧、提高 PaO_2 水平对每个患者都是必要的。其目的在于短期内争取使 PaO_2 升至 $6.67\sim8.0kPa(50\sim60mmHg)$,动脉血氧饱和度升至 85% 左右。

5. 密切观察监护,综合治疗 注意纠正酸碱平衡紊乱与水、电解质紊乱;维持心、脑、肾等重要器官的功能;防治常见的严重并发症。

【知识库】

急性呼吸衰竭患者通道的建立

呼吸衰竭可直接危及生命,必须采取及时而有效的抢救措施。其原则是在保持气道通畅的条件下改善或纠正缺氧、二氧化碳潴留以及代谢功能紊乱,从而为基础疾病和诱发因素的治疗争取时间和创造条件,但具体措施应结合患者的实际情况而定。

(1)在氧疗和改善通气之前应保持呼吸道通畅,将口腔、鼻咽喉部的分泌物吸出。痰黏稠不易咳出,可用必嗽平溶液雾化吸入或用支气管解痉剂及激素缓解支气管痉挛;或应用纤维支气管镜将分泌物吸出。如上述处理效果不佳,原则上做鼻气管插管或气管切开,以建立人工气道。

(2)一旦建立人工气道应用机械通气时,则考虑通过置入四腔漂浮导管,而同时测定并计算肺动脉压(PAP)、肺动脉毛细血管楔压(PCWP)等血流动力学的监测。

(3)血管通道的建立是保证胃肠外高营养的重要途径。目前,应用的锁骨下静脉留置穿刺导管较为适宜,它可留置相当长的一段时间,待病情缓解后仍可留用,减少反复穿刺带来的工作麻烦。

(4)鼻饲导管。目前应用鼻气管插管的患者虽然可以从口进水,但科学应用机械通气时往往应用镇静剂或冬眠药、肌松剂等,一时可造成急性胃扩张,这也是经常临床所见的腹部膨隆,鼻饲导管不仅减轻胃扩张,还可监测有无消化道出血的倾向。

(5)尿道,是监测肾功能的排泄和机体水盐代谢的重要手段。通过每小时的尿量来预测肾功能在呼吸衰竭、缺氧过程中的表现。

【急性呼吸衰竭抢救流程图】

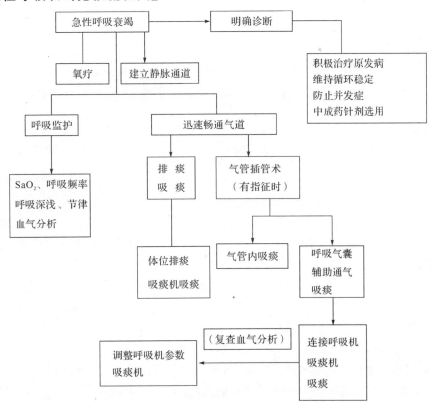

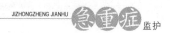
【自测题】

一、单选题

1.Ⅱ型呼吸衰竭根据以下何种分类 　　　　　　　　　　　　　　（　　）

A.病理生理　　　　　　B.病因　　　　　　　C.起病缓急　　　　　　D.按血气分析结果

E.是否代偿

2.Ⅰ型呼吸衰竭是指 　　　　　　　　　　　　　　　　　　　（　　）

A. $PaO_2>60mmHg$ 　$PaCO_2>50mmHg$　B. $PaO_2>60mmHg$ 　$PaCO_2<50mmHg$

C. $PaO_2>70mmHg$ 　$PaCO_2<55mmHg$　D. $PaO_2<60mmHg$ 　$PaCO_2<45mmHg$

E.以上都不是

3.以下哪些问题不会导致孕产期妇女出现急性呼吸衰竭 　　　　　　　（　　）

A.羊水栓塞　　　　　　　　　　　　B.妊娠高血压综合征

C.贫血　　　　　　　　　　　　　　D.静脉气体栓塞

E.妊娠合并心功能不全

4.急性呼吸衰竭最早出现的临床表现是 　　　　　　　　　　　　　（　　）

A.发绀　　　　　　　　　　　　　　B.精神错乱等精神神经症状

C.心动过速　　　　　　　　　　　　D.上消化道出血

E.呼吸困难

任务二　孕产期支气管哮喘的救护

学习目标

● **知识目标**

　　了解孕产期支气管哮喘的病因、诊断;熟悉其临床表现、急救措施和监护要点;掌握哮喘发作时的药物治疗。

● **能力目标**

　　能够识别支气管哮喘,并对患者实施急救。

　　支气管哮喘(bronchial asthma)是常见的变态反应性疾病。气管、支气管对各种刺激物的易患性增高,引起支气管平滑肌痉挛、黏膜肿胀、分泌增加,从而导致支气管管腔狭窄而发病,是一种大小气道阻塞性疾病,可自行或经治疗后缓解,是妊娠期最常见的阻塞性肺病。

【病因】

　　本病的病因还不十分清楚。目前,认为哮喘是多基因遗传病,受遗传因素和环境因素的双重影响。

　　1.遗传因素　哮喘患者的亲属患病率高于群体患病率,且亲缘关系越近、病情越严重,其亲属患病率也越高。

　　2.环境因素　主要为哮喘的激发因素,包括:①吸入性变应原:如尘螨、花粉、真菌、动物毛屑、二氧化硫、氨气等各种特异和非特异性吸入物;②感染:如细菌、病毒、原虫、寄生虫等;

③食物：如鱼、虾、蟹、蛋类、牛奶等；④药物：如普萘洛尔（心得安）、阿司匹林等；⑤其他：气候改变、运动、妊娠等。

【临床表现】

有明显的过敏源接触史，发作时，常先有鼻咽痒、眼痒、喷嚏、流涕和咳嗽等黏膜过敏表现。起病迅速，出现胸闷不适，呼吸困难以呼气为主，伴有哮鸣音，患者多被迫采取坐位，严重时出现发绀。发作一般短暂，数分钟或数小时。阻塞程度严重者常持续数日或数周，成为哮喘持续状态。发作将停时，患者咳出较多稀薄痰液后，气促减轻，哮喘迅速停止，不久恢复到发病前状态。反复发作者，常伴有肺气肿、慢性肺心病。胸部检查可见胸廓呈鸡胸状，听诊两肺布满哮鸣音，且呼吸音低。

哮喘的并发症包括体力耗竭、进行性低氧血症、高碳酸血症、肺不张、气胸、纵隔积气以及药物过敏反应等，慢性并发症有肺气肿及肺源性心脏病。

【辅助检查】

(1)发作期，血常规检查显示嗜酸性粒细胞增高，呼吸道感染时白细胞增高。

(2)痰液涂片检查可见较多嗜酸性粒细胞。

(3)心肺功能检查显示肺活量降低，功能残气量增加。

【鉴别诊断】

妊娠期，支气管哮喘的急性发作应与心源性心力衰竭相鉴别。二尖瓣狭窄所致左心衰竭多于夜间突然发生呼吸困难、端坐呼吸、咳嗽、咳泡沫痰、发绀等，两肺底或满肺可闻湿啰音和哮鸣音。心脏扩大，心率快，心尖可闻奔马律。根据相应病史、诱发因素、痰的性质、体检所见和对解痉药的反应等不难鉴别。

【急救措施】

1.妊娠期　积极预防哮喘发作，及时缓解发作时的症状，注意纠正母儿的缺氧状态及避免使用对胎儿有损害的药物。

(1)哮喘发作的处理：与非妊娠时基本相同。

1)轻度哮喘发作：口服或吸入平喘药，舒张气道平滑肌。如 β_2 受体兴奋剂：沙丁胺醇气雾剂喷吸，每日 2～3 次；片剂 2.4mg，每日 3 次口服；氨茶碱 0.1g，每日 3 次口服；丙酸倍氯米松气雾剂、普米克气雾剂等吸入每日 1～2 次。

2)重度哮喘发作：低流量吸氧和血气监测的同时，氢化可的松 200mg 加入 10％葡萄糖液 40mL 静注，6h 一次，或泼尼松 40mg 加入 10％葡萄糖液 40mL 缓慢静注，4h 一次，5～7d 逐渐减量。氨茶碱 0.25g 加入 10％葡萄糖液 40mL，缓慢（15min）静脉注射，以后氨茶碱 0.5g 加入 5％葡萄糖液 500mL 静滴维持，每日总量不能超过 1.5g。必要时加入肾上腺皮质激素如氢化可的松 4mg/kg，一般 200mg 加入 5％葡萄糖液 500mL 静滴，3～4h 滴完。也可用泼尼松每日 20～30mL 口服，症状缓解后每日逐渐减量。

(2)哮喘持续状态的处理：指哮喘持续 24h 以上，极度呼吸困难、烦躁或意识障碍、大汗、发绀，或出现低血压及高碳酸血症。患者首先应保持镇静，情绪不安及过度紧张只能加重病情。患者取半卧位，重症者则需取端坐位，面罩给氧，2～3L/min 流量（发绀时需 3～5 L/min），保持呼吸道通畅，对于痰多而黏稠、排出不畅者给予气道湿化。立即用氢化可的松 100～200mg 加入 25％葡萄糖液 40mL 静注，再用 500～1000mg 加入 5％葡萄糖液内 24h 内静滴，症状控制后逐步减量，5～7d 停药。若 $PaO_2 < 60mmHg$，且 $PaCO_2$ 迅速上升，出现高

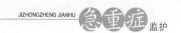
碳酸血症和呼吸性酸中毒时,应立即做气管切开,行辅助呼吸。有代谢性酸中毒时,给予5%碳酸氢钠100～200mg静滴。

2.分娩期 临产后,子宫收缩,体内PGF2a升高,尤其是宫口开全时,PGF2a升高可导致支气管痉挛、哮喘发作。故产程中要保持产力,缩短产程,可用胎头吸引器或产钳助产。哮喘并不是剖宫产的指征,如合并有产科情况时,需施行剖宫产,可于手术前1～2h,静滴地塞米松或静滴氢化可的松。手术麻醉采用硬膜外麻醉较为安全。

3.产褥期 由于分娩和哺乳可诱发哮喘,应注意休息,减少哺乳次数。应用抗生素预防感染,减少哮喘发作。

【监护要点】

1.与哮喘有关的病因和诱因

(1)有无接触变应原,室内是否密封窗户,是否使用地毯、尼龙饰品,或使用空调等造成室内空气流通减少,室内有无尘螨滋生、动物的皮毛和排泄物、花粉等。

(2)有无主动或被动吸烟,吸入污染空气如臭氧、杀虫剂、油漆和工业废气等。

(3)有无进食虾蟹、鱼、牛奶、蛋类等食物。

(4)有无服用普萘洛尔、阿司匹林等药物史。

(5)有无受惊、气候变化、剧烈运动、妊娠等诱发因素。

(6)有无易激动、紧张、烦躁不安、焦虑等精神因素。

(7)有无哮喘家族史。

2.心理—社会状况 哮喘是一种气道慢性炎症疾病,患者对环境的多种激发因子易过敏,发作性症状反复出现,严重时可影响睡眠、体力活动。应注意评估患者有无烦躁、焦虑、恐惧等心理反应。由于哮喘需要长期甚至终身防治,可加重患者及其家属的精神、经济负担。注意评估患者有无忧郁、悲观情绪,以及对疾病治疗是否失去信心等。评估家属对疾病知识的了解程度、对患者的关心程度及其经济情况和社区医疗服务状况等。

3.症状体征

(1)患者的生命体征和精神状态:有无失眠;有无嗜睡、意识模糊等意识状态改变;有无痛苦面容。观察呼吸频率和脉率的情况,有无奇脉。

(2)皮肤和黏膜:观察口唇、面颊、耳郭等皮肤有无发绀;唇舌是否干燥、皮肤弹性是否降低。

(3)胸部体征:胸部有无过度膨胀,观察有无辅助呼吸机参与呼吸和三凹征出现。听诊肺部有无哮鸣音、呼吸音延长,有无胸腹反常运动,但应注意轻度哮喘或非常严重哮喘发作时可不出现哮鸣音。

4.实验室及其他检查

【预防】

针对个体情况,指导患者有效控制可诱发哮喘发作的各种因素,如避免摄入引起过敏的食物;避免强烈的精神刺激和剧烈运动;避免持续的喊叫等过度换气动作;不养宠物;避免接触刺激性气体及预防呼吸道感染;戴围巾或口罩,避免冷空气刺激;在缓解期应加强体育锻炼、耐寒锻炼及耐力训练,以增强体质。

【支气管哮喘抢救流程图】

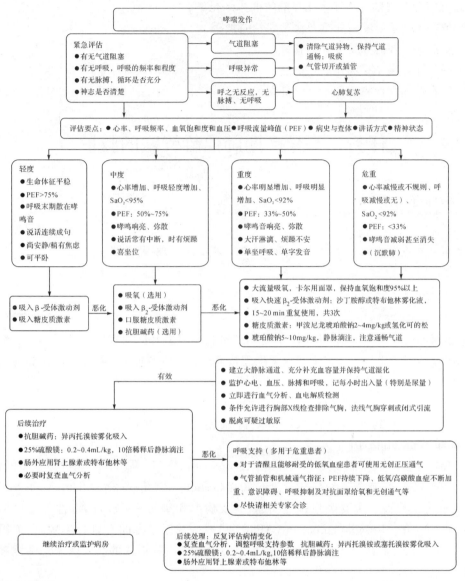

【自测题】

一、单选题

1. 支气管哮喘发作时的呼吸形式是　　　　　　　　　　　　　　　　　　　　　（　　）

A. 混合性呼吸困难　　B. 呼气性呼吸困难　　C. 间停呼吸　　　　　D. 潮式呼吸

E. 吸气性呼吸困难

2. 严重哮喘发作是指哮喘持续多少小时以上　　　　　　　　　　　　　　　　　（　　）

A. 6　　　　　　　　B. 12　　　　　　　C. 24　　　　　　　D. 48　　　　E. 36

3. 控制哮喘急性发作的首选药物是　　　　　　　　　　　　　　　　　　　　　（　　）

A. 茶碱类　　　　　　B. 抗胆碱药　　　　　C. 糖皮质激素　　　D. β_2 受体激动剂

E. 白三烯（LT）据抗剂

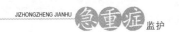

4. 以下关于孕产期哮喘说法错误的是　　　　　　　　　　　　　（　　）

A. 妊娠合并哮喘的病死率比哮喘的群体病死率高

B. 孕前或受孕时哮喘较重者在孕期趋向加重

C. 重症哮喘或有并发症者不宜妊娠

D. 一般性哮喘不是终止妊娠的适应证

E. 所有哮喘女性患者都不可以妊娠

任务三　孕产期肺血栓栓塞的救护

学习目标

- **知识目标**
  了解孕产期肺血栓栓塞的病因、诊断；熟悉其临床表现、急救措施和监护要点。
- **能力目标**
  能够识别孕产期肺血栓栓塞，并对患者实施急救。

肺栓塞（pulmonary embolism，PE）是指各种栓子阻塞肺脉动系统时所引起的一组以肺循环和呼吸功能障碍为主要临床和病理生理特征的临床综合征，当栓子为血栓时，称为肺血栓栓塞症。肺血栓栓塞症（pulmonary thrombo embolism，PTE）是肺栓塞中最常见的一种类型。大多数肺栓塞由血栓引起，但导致肺栓塞的栓子也可以是脂肪、羊水和空气等。肺动脉发生栓塞后，如其所支配区的肺组织因血流受阻或中断而发生坏死，称为肺梗死（pulmonary infarction，PI）。

PTE 与深静脉血栓形成（deep venous thrombosis，DVT）是一种疾病过程在不同部位、不同阶段的表现，两者合称为静脉血栓栓塞症（venous thrombo embolism，VTE）。目前，VTE 已成为世界性的重要医疗保健问题，其发病率和病死率均较高，急性肺血栓栓塞症（acute pulmonary thrombo embolism，APTE）已成为我国常见的心血管疾病，在美国也是公认的三大致死性心血管疾病之一，主要是因为深静脉血栓形成的高发病率。美国参议院已把每年的 3 月作为 DVT 的警示月。

【病因】

周围性血栓性静脉炎（静脉血栓形成）、肺血栓栓塞和肺梗死可视为一个疾病的三个阶段。

1. 遗传性危险因素　凝血和抗凝两个系统的先天性缺陷可使静脉血栓形成的机会增加 10 倍以上。遗传性血栓形成倾向是导致妇女肺血栓栓塞及不良妊娠结局发生增多的主要原因。其不良妊娠结局有反复流产、妊娠中晚期胎儿死亡、早产、严重的胎儿发育受限（FGR）、严重的先兆子痫、胎盘早剥、胎盘梗死等。临床明显的遗传性血栓形成倾向有因子 VLeiden 突变，与 FGR 及重度先兆子痫有关。

2. 获得性危险因素　孕产期的血液呈高凝状态，盆腔及下肢血管受子宫压迫和激素影响而扩张，血流缓慢，静脉压增高，分娩或剖宫产时易使血管内壁受损和感染，加以产后久卧少动,容易发生血栓性静脉炎或血栓形成,故孕产妇发生肺血栓栓塞的机会增多,比同龄非孕妇女高5倍。其他危险因素尚有肥胖、高龄、多产、吸烟、先兆子痫等。

【临床表现】

1.肺栓塞症状

(1)不明原因的呼吸困难:多于栓塞后即刻出现不明原因的呼吸困难及气促,尤在活动后明显,呼吸频率>20次/min,为PTE最多见的症状。

(2)胸痛:PTE引起的胸痛包括胸膜炎性胸痛或心绞痛性胸痛。当栓塞部位靠近胸膜时,胸膜的炎症反应可导致胸膜炎性胸痛,发生率为40%～70%,呼吸运动可加重胸痛。心绞痛样胸痛的发生率仅为4%～12%,由冠状动脉血液减少、低氧血症和心肌耗氧增加引起,不受呼吸运动的影响。

(3)晕厥:可为PTE的唯一或首发症状,表现为突然发作的一过性意识丧失。

(4)烦躁不安:惊恐甚至濒死感,由严重的呼吸困难和剧烈胸痛引起,为PTE的常见症状。

(5)咯血:常为小量咯血,大咯血少见。急性PTE时,咯血主要反映局部肺泡的血性渗出,并不意味病情严重。当呼吸困难、胸痛和咯血同时出现时,这就成为“肺梗死三联症”。

(6)咳嗽:早期为干咳或伴有少量白痰。

2.肺栓塞体征

(1)呼吸系统体征:呼吸急促、发绀;肺部可闻及哮鸣音和(或)细湿啰音;合并肺不张和胸腔积液时出现相应的体征。

(2)循环系统体征:颈静脉充盈或异常搏动;心率加快,肺动脉瓣区第二心音亢进或分裂,三尖瓣区收缩期杂音,严重时可出现血压下降甚至休克。

(3)发热:多为低热,少数患者的体温可达38℃以上。

3.深静脉血栓形成的表现　如肺栓塞继发于下肢深静脉血栓形成,可伴有患肢肿胀、周径增粗、疼痛或牙痛、皮肤色素沉着和行走后患肢易疲劳或肿胀加重。

【辅助检查】

1.实验室检查　动脉血气分析表现为低氧血症、低碳酸血症,肺泡—动脉血氧分压差增大。血浆D-二聚体(D-dimer)测定可作为PTE的初步筛选指标,急性PTE时D-dimer升高,若含量低于$500\mu g/L$,可基本排除急性PTE。

2.影像学检查

(1)X线胸片:肺栓塞的典型X线征象为尖端指向肺门的楔形阴影,但不常见。多数表现为区域性肺纹理变细、稀疏或消失,肺野的透亮度增加。右下肺动脉干增宽或伴截断征,肺动脉段膨隆,右心室扩大。

(2)放射性核素肺通气/灌注扫描:具有高度敏感性,可作为PTE的主要诊断方法。PTE的该项诊断标准为肺灌注显像表现为肺叶、肺段或多发亚肺段放射性分布稀疏或缺损,而通气显像正常或接近正常。

(3)肺动脉造影检查:包括CT肺动脉造影、磁共振显像肺动脉造影(mRPA)和肺动脉造影。

(4)超声心动图:表现为右心室和(或)右心房扩大、室间隔左移和运动异常、近端肺动脉扩张、三尖瓣反流和下腔静脉扩张等。

3.心电图　大多数PTE患者可出现心电图异常,但无特异性,以窦性心动过速、V1～V4导联非特异性ST-T改变最常见。

【鉴别诊断】

由于肺栓塞的临床表现缺乏特异性,易与其他疾病相混淆,以致临床上漏诊与误诊率较高。应与下列疾病相鉴别:①冠状动脉粥样硬化性心脏病;②肺炎;③原发性肺动脉高压;④主动脉夹层;⑤其他原因所致的胸膜炎及胸腔积液;⑥其他原因所致的休克。

【急救措施】

对有肺血栓栓塞高危因素存在的孕产妇,尤其是高龄、肥胖、经产妇、多产妇,突然出现不明原因的呼吸困难、憋气、心动过速、出冷汗、烦躁不安、血压下降、休克、晕厥等,先想到急性肺栓塞。早期认识,多科室配合(心血管科、呼吸科、麻醉科),立即抽血做 D-二聚体,如果大于 $500\mu g/L$,心电图示 ST 段和 T 波改变,寻找原因,可按肺栓塞急救。

1. 呼吸循环支持 有低氧血症者可经鼻导管或面罩给氧。对于出现右心功能不全但血压正常,可使用小剂量多巴酚丁胺;若出现血压下降,静脉补液应慎重,一般负荷量限于 500mL 之内,可增加多巴胺、去甲肾上腺素等。

2. 抗凝治疗 抗凝治疗能够预防新血栓形成,但不能直接溶解已存在的血栓。当临床疑有 PTE 时,即可使用肝素或低分子肝素进行抗凝治疗,继之用华法林维持。抗凝治疗的禁忌证包括活动性出血、凝血功能障碍、未予控制的严重高血压等。

(1)肝素:普通肝素的首剂负荷量 80IU/kg 或 3000~5000IU 静注,继之以 18IU/(kg·h)持续静滴,应用时根据活化部分凝血活酶时间(APTT)调整剂量,使注射后 6~8h 的 APTT 达到治疗水平。低分子肝素(LMWH)根据体重给药,每天 1~2 次皮下注射,不需要监测 APTT 和调整剂量。一般肝素或低分子肝素需使用 5d,直到临床情况平稳。大面积 PTE 或髂股静脉血栓者需要延长至 10d 或更长。

(2)华法林:在肝素开始应用后的第 1~3d 加用华法林口服,初始剂量为 3~5mg。育龄妇女服用华法林者需注意避孕,对于计划怀孕的妇女或孕妇,应在妊娠前 3 个月和最后 6 周禁用华法林,改用肝素或低分子肝素治疗。产后和哺乳期妇女可以服用华法林。

3. 溶栓治疗 因溶栓治疗可能造成早产、胎盘早剥、胎儿死亡,所以溶栓治疗仅在威胁孕妇生命时使用。对经抗凝和溶栓治疗后病情无明显缓解的孕妇应建议终止妊娠。

4. 肺动脉血栓摘除术 手术风险大,死亡率高,对手术者的技术要求高,仅适用于伴有休克的大面积 PTE 且有溶栓禁忌的患者。

5. 肺动脉导管碎解和抽吸血栓 经导管碎解和抽吸肺动脉内巨大血栓,并局部注射小剂量溶栓制剂,适用于肺动脉主干或主要分支的大面积 PTE 且有溶栓和抗凝治疗禁忌或经溶栓或积极的内科治疗无效而又缺乏手术条件者。

6. 放置腔静脉滤器 为预防再次发生栓塞,可根据 DTV 的部位放置下腔静脉或上腔静脉滤器,置入滤器后如无禁忌证,宜长期服用华法林抗凝,定期复查有无滤器上血栓形成。

【监护要点】

1. 潜在并发症 重要脏器出现缺氧性损伤、出血、再栓塞。

(1)给氧:患者有呼吸困难时,应立即根据缺氧的严重程度选择适当的给氧方式和吸入氧分数进行给氧治疗,以提高 PaO_2。

(2)休息:包括生理和心理两方面。患者应绝对卧床休息,抬高床头,指导患者进行深慢呼吸、采用放松术等方法减轻恐惧心理,以降低耗氧量。

(3)监测呼吸及重要脏器的功能状态:对高度怀疑或确诊 PTE 的患者,需住监护病房,对患者进行严密监测,以提供诊断信息并指导治疗,包括:①呼吸状态:严密监测患者的呼吸、血氧饱和度、动脉血气、心率及肺部体征的变化,当出现呼吸加速、浅表,动脉血氧饱和度降低,心率加快等表现,提示呼吸功能受损、机体缺氧。②意识状态:监测患者有无烦躁不安、嗜睡、意识模糊、定向力障碍等脑缺氧的表现。③循环状态:肺动脉栓塞可导致心功能不全,需监测患者有无颈静脉充盈度增高、肝大、肝颈静脉回流征阳性、下肢水肿及静脉压升高等右心功能不全的表现。④心电活动:肺动脉栓塞时可导致心电图的改变,当监测到心电图的动态改变时,有利于肺栓塞的诊断。溶栓治疗后如出现胸前导联 T 波倒置加深,可能是溶栓成功、右室负荷减轻、急性右心扩张好转的反应。另外,严重缺氧的患者可导致心动过速和心律失常,需严密监测患者的心动改变。

(4)抗凝与溶栓治疗的护理:按医嘱及时、正确给予抗凝及溶栓制剂,监测疗效及不良反应。

1)肝素或低分子肝素:应用前应测定基础 APTT、PT 及血常规(含血小板计数、血红蛋白)。

2)华法林:治疗期间需定期测定 INR,在未达到治疗浓度时需要每天测定,达到治疗水平时每周测 2～3 次,测 2 周,以后延长至每周 1 次或更长。华法林的主要不良反应是出血,观察见"溶栓治疗"。发生出血时用维生素 K 拮抗。在用华法林治疗的前几周还可能引起血管性紫癜,导致皮肤坏死,需注意观察。

3)溶栓制剂:溶栓治疗的主要并发症是出血,最常见的出血部位为血管穿刺处,严重的出血包括腹膜后出血和颅内出血,后者发生率为 1%～2%,但一旦发生,预后差,约半数患者死亡。因此,溶栓治疗患者应:①密切观察出血征象:如皮肤青紫、血管穿刺处出血过多、血尿、腹部或背部疼痛、严重头疼、神志改变等。②严密监测血压,当血压过高时及时报告医生进行适当处理。③给药前宜留置外周静脉套管针,以方便溶栓过程中取血监测,避免反复穿刺血管。对于静脉穿刺部位压迫止血需加大力量并延长压迫时间。④溶栓后需待 APTT 降至低于正常值的 1.5 倍时才开始应用肝素抗凝。

(5)消除再栓塞的危险因素:①急性期:患者除绝对卧床外,还需要避免下肢过度屈曲,一般在充分抗凝的前提下卧床时间为 2～3 周;保持大便通畅,避免用力,以防下肢血管内压力突然升高,使血栓再次脱落形成新的危及生命的栓塞。②恢复期:需要防下肢血栓形成,如患者仍需卧床,下肢须进行适当的活动或被动关节活动,穿抗栓袜或气压袜,不在腿下放置垫子或枕头,以免加重下肢循环障碍。③观察下肢深静脉血栓形成的征象:由于下肢深静脉血栓形成以单侧下肢肿胀最为常见,因此需测量和比较双侧周径,并观察有无局部皮肤颜色的改变,如发绀。下肢周径的测量方法:大、小腿周径的测量点分别为髌骨上缘以上 15cm 处和髌骨以下 10cm 处,双侧下肢周径差＞1cm 有临床意义。检查是否存在 Homan 症阳性(轻轻按压膝关节并取屈膝、关节急速背曲时出现腘窝部、腓肠肌疼痛)。

(6)右心功能不全的护理:如患者出现右心功能不全的症状,需按医嘱给予强心剂,限制水钠摄入,并按肺源性心脏病进行护理。

(7)低心排血量和低血压的护理:当患者心排血量减少而出现低血压甚至休克时,应按医嘱给予静脉输液和升压药物,注意记录液体的出入量,当患者同时伴有右心功能不全时,尤应注意液体出入量的调整,平衡低血压需输液和心功能不全需要限制液体之间的矛盾。

2.恐惧 与突发的严重呼吸困难、胸痛有关。

(1)给患者以安全感:当患者突然出现严重的呼吸困难和胸痛时,医务人员需保持冷静。护士应尽量陪伴患者,告诉患者目前的病情变化,用患者能够理解的词句和方式解释各种设备、治疗措施和护理操作,并采用非言语性的沟通技巧,如抚摸、握住患者的手等增加患者的安全感,减轻其恐惧,并让患者知道医生和护士正在积极处理目前的紧急状态,以减轻其痛苦。另外,在不影响抢救的前提下,可允许家属陪伴患者。

(2)鼓励患者充分表达自己的情感:应用适当的沟通技巧促使患者表达自己的担忧和疑虑。

(3)用药护理:按医嘱适当使用镇静、止痛、镇咳等相应的对症治疗措施,注意观察治疗和不良反应。

【预防】

产后或术后早期下床活动。已发生盆腔深静脉或下肢深股静脉血栓者卧床,抬高下肢,扎弹力绷带,用抗生素,必要时用抗凝药。轻微的气促或胸痛提示可发生较大肺栓塞,应仔细检查,积极治疗。分娩时应缩短产程,避免腹压。放宽剖宫产的适应证。既往有静脉血栓栓塞史,或经查 AT-Ⅲ、PC、PS 缺乏者,应在整个孕期用肝素皮下注射,每次 25～50mg,每 12h 1 次。用药时需行凝血活酶时间监测。

【孕产期肺血栓栓塞抢救流程图】

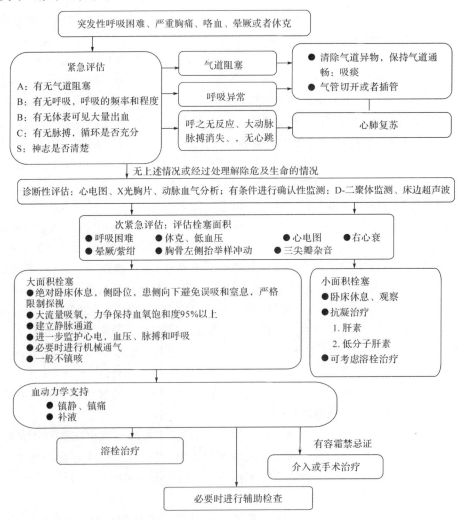

【自测题】

一、单选题

1.肺栓塞的栓子可以是　　　　　　　　　　　　　　　　　　（　　）

A.血栓　　　　　B.脂肪　　　　　C.羊水　　　　　D.空气

E.以上都是

2.肺血栓栓塞的临床表现中一般不会出现的是　　　　　　　　（　　）

A.胸痛　　　　　B.晕厥　　　　　C.腹水　　　　　D.咯血

E.咳嗽

3.肺血栓栓塞治疗时,因治疗可能造成早产、胎盘早剥、胎儿死亡,所以治疗仅在威胁孕妇生命时使用的是　　　　　　　　　　　　　　　　　　　　　　（　　）

A.溶栓　　　　　B.手术　　　　　C.吸氧　　　　　D.抗凝

E.肺动脉血栓摘除术

4.为了预防发生肺栓塞,孕产期妇女产后或术后应该　　　　　（　　）

A.多躺在床上休息　　　　　　　B.多活动上肢

C.适当活动下肢　　　　　　　　D.早期下床活动

E.多做体力活动

（陈井芳　王小丽）

项目七　孕产期常见急症的救护

任务一　卵巢过度刺激综合征的救护

📖 学习目标

- **知识目标**

  了解卵巢过度刺激综合征的病因、鉴别诊断;熟悉其临床表现、监护要点和预防措施。
- **能力目标**

  能够识别卵巢过度刺激综合征,并对患者实施急救。

卵巢过度刺激综合征(ovarian hyperstimulation syndrome,OHSS)是促排卵过程中,卵巢在过度的促性腺激素刺激下,因卵巢形态改变及产生过多的卵巢激素或激素前体所致的常见并发症,是医源性疾病。其特征为过多的卵泡发育导致血管通透性增加,出现腹水、胸水、电解质紊乱、肝肾功能受损、血液浓缩及血栓形成等一系列症状,严重者可危及生命。

由于助孕技术的发展和促排卵药物的广泛应用,OHSS 发生率呈上升趋势,因而应重视对本病的诊断、治疗和预防。

【病因】

作为一种医源性的并发症,OHSS 可发生在排卵障碍患者诱发排卵过程中,更常见于为施行辅助生殖技术而进行的控制下超排卵(control ovarian hyperstimulation,COH)过程中,它与患者所用的促排卵药物种类、剂量、治疗方案、患者的内分泌状态和是否妊娠等因素有关。与 OHSS 有关的高危因素主要有:①卵巢对促排卵药物高度敏感(高敏卵巢)者,常见于多囊卵巢患者及年轻(年龄＜35 岁)瘦小者;②使用 HCG 促排卵或维持妊娠黄体;③早孕期的内源性 HCG 分泌;④既往有 OHSS 病史者。

【临床表现】

患者主诉腹胀、恶心、呕吐、腹围增大、气急、体重增加、少尿,严重者出现无尿或不能进食。早期多发生在 HCG 注射后 3～10d,晚期则出现于 HCG 注射后 12～17d。OHSS 是一种自限性疾病,通常 10～14d 自行缓解。若发生妊娠,病程会延长至 20～40d,症状也较严重。

OHSS 的分类方法有多种,目前国际上主要采用 Golan 的分级法(1989 年),将 OHSS 分为 3 度 5 级(见表 7-1-1)。

表 7-1-1 OHSS 的临床分度和分级(1989 年)

分度和分级	轻度(1～2 级)	中度(3 级)	重度(4～5 级)
临床表现	腹胀和不适	2 级症状加超声确定腹腔积液,卵巢直径＞10cm	3 级症状加腹腔积液、胸腔积液的临床表现和呼吸困难
	1 级症状加恶心、呕吐和(或)腹泻,卵巢直径为5～10cm		4 级症状加血液浓缩。血黏度增加,低血容量,肾灌注减少及少尿

由于轻度 OHSS 一般无须特殊处理,1999 年 Rizk 等人提出新的分度方法,仅对中、重度进行定义,更具有临床意义,现多采用该种分度方法(见表 7-1-2)。

表 7-1-2 OHSS 的临床分度(1999 年)

中度	重度
腹胀、恶心、腹痛不适;无腹水体征,但超声证实腹水存在并卵巢增大;血液和生化指标正常	A 级:食欲缺乏,少尿,恶心,呕吐,腹泻,腹痛;临床腹水征和胸水征,超声显示卵巢增大和明显腹水;生化指标正常
	B 级:A 级症状伴严重食欲缺乏,少尿,卵巢显著增大,大量张力性腹水;红细胞压积和血清肌酐升高,肝功能异常
	C 级:OHSS 伴随呼吸窘迫综合征、肾功能障碍或静脉血栓形成

其中:卵巢显著增大指直径＞12cm;血液指标异常指红细胞压积＞45%,白细胞计数＞$1.5×10^9$/L;生化指标异常指肝肾功能指标异常。

【辅助检查】

实验室检查表现为血液浓缩,电解质紊乱,高凝状态,肝肾功能受损或心肺功能障碍;超声提示卵巢体积增大,出现胸水、腹水、盆腔积液和心包积液等。

【鉴别诊断】

1.卵巢过度刺激综合征与肝硬化腹水的鉴别 肝硬化腹水为慢性肝脏疾病迁延不愈所致,一般有慢性病毒性肝炎病史,可有长期厌油、食欲缺乏、肝区疼痛不适等表现,体检可见黄疸、肝掌、蜘蛛痣、腹壁静脉扩张、肝脾肿大等,肝功能检查有明显异常,腹水检查为漏出液,病情逐渐加重,预后差;而卵巢过度刺激综合征患者在超促排卵 IVF-ET 后急性起病,IVF-ET 前检查无慢性肝病史,体检无肝脏肿大与肝区压痛等体征,入院检查肝功能正常,B超检查双侧卵巢明显增大呈蜂窝状,腹水为淡黄色清亮液体,常规检查除富含大量蛋白外,其余各项均符合漏出液表现,故可与肝硬化腹水相鉴别。

2.卵巢过度刺激综合征与卵巢巨大囊肿的鉴别 卵巢巨大囊肿也可出现腹胀,腹部叩诊浊音,但一般起病较慢,腹部叩诊时表现为腹中部始终呈浊音,一侧腹壁为鼓音,妇科检查可探及偏于一侧的卵巢巨大包块,B超检查也可探及异常包块;而卵巢过度刺激综合征的大量腹水提示多有明确的促排卵病史,起病急,腹部叩诊表现为两侧腹壁为浊音,而腹中部可能为鼓音,B超检查双侧卵巢均增大,内有多个大小不等的低回声区呈蜂窝状,故可鉴别。

3.卵巢过度刺激综合征与卵巢肿瘤合并大量腹水的鉴别 卵巢良性肿瘤出现胸、腹水仅见于卵巢纤维瘤合并梅格斯综合征(Meigs syndrome)时,B超与妇检均可探及卵巢上实性中等大小的包块,单侧居多,手术切除后,胸、腹水消失,需病理检查确诊;卵巢恶性肿瘤出现大量腹水时病程多为晚期,患者可表现消瘦、低热、贫血等恶病质征象,B超与妇检均可探及卵巢上的异常包块,肿瘤标志物检查可呈阳性,腹水多为血性,检查可发现癌细胞;而卵巢过度刺激综合征患者出现腹水有明显促排卵诱因,一般情况好,B超检查双卵巢对称性增大,呈蜂窝状,穿刺腹水为淡黄清亮液体,检查未见癌细胞,富含大量蛋白,符合卵巢过度刺激综合征的表现。

4. 卵巢过度刺激综合征与结核所致胸腔积液、腹水的鉴别 结核为慢性消耗性疾病,患者常有消瘦、慢性咳嗽、咳痰、低热、盗汗、腹痛、腹泻等表现,腹部触诊有柔韧感,可有轻压痛,腹水一般为少量至中等量,较少有大量腹水存在,性状多为草黄色或血性,常规检查为渗出液,可能发现抗酸杆菌存在;而卵巢过度刺激综合征患者无结核感染的慢性症状,有促排卵诱因,急性起病,大量淡黄色清亮腹水,生化检查除富含大量蛋白外,符合漏出液表现,故可鉴别。

【急救措施】

OHSS 是一种自限性疾病,如无妊娠通常 $10\sim14d$ 会快速自行消退,故治疗目的在于为患者提供支持治疗,改善症状,避免发生更严重的并发症。治疗原则为轻度 OHSS 给予密切观察,中度 OHSS 适当干预,重度 OHSS 积极治疗。

1. 轻度 OHSS 一般不需特殊处理,鼓励患者多饮水,摄入高蛋白饮食,注意休息;避免剧烈活动,以防增大的卵巢发生扭转和囊内出血;尤其是指导患者自我监护,告知病情有进一步发展的可能,需密切观察,尿量减少、消化道症状(恶心、呕吐、腹痛、腹胀)加重时应立即就诊。

2. 中、重度 OHSS 需及时住院严密监测,治疗目的是维持有效的血循环量,防止血栓栓塞形成,防止胸、腹水引起的并发症发生。治疗包括一般处理、动态监测、静脉补液、外科治疗、并发症的防治等。

(1)一般处理:对有发生 OHSS 高危因素如年轻、体瘦、有多囊卵巢综合征病史及促排卵过程中血雌二醇(E_2)值高、卵泡数尤其是中小卵泡数多的患者应注意观察,移植后尽量避免应用 HCG 支持黄体功能,同时鼓励患者多饮果汁类饮品,记 24h 出入量,适当减少活动,防止增大的卵巢发生扭转,发现恶心、厌食、腹胀、胸闷、尿少、呼吸困难应警惕 OHSS 的发生。中、重度 OHSS 应每日测体重、腹围,记 24h 出入量,根据其变化判断疾病的病程。

(2)动态监测:定期进行生化监测如血常规、血电解质、凝血功能和肝、肾功能等,根据检查结果调整用药。血红细胞比积(HCT)显示血液稀释状态下的小剂量应用利尿剂,根据血电解质结果纠正电解质失衡,根据血浆蛋白缺失情况调整补充白蛋白量,可提早查血判断是否妊娠以制订相应的处理。定期复查 B超注意卵巢大小及胸、腹水情况等,并可定位穿刺放腹水。

(3)静脉补液:每日根据液体出入量调整静脉补液量,静脉补充低分子右旋糖酐、丹参注射液扩血管、扩容,改善微循环,补充白蛋白,补充血容量,提高血浆胶体渗透压,促进胸、腹水回吸收;尿少时,可适当应用多巴胺增加肾灌注量。

(4)外科治疗:大量腹水腹压增加明显,患者不能耐受或胸、腹水明显影响呼吸与循环功能时,可进行胸腔穿刺或腹腔穿刺抽胸、腹水,直接改善腹胀、胸闷、呼吸困难等不适症状,但该方法可直接导致丢失大量富含蛋白的体液,一次穿刺放出的液体量不宜超过 3000mL,以免患者因为压力骤降诱发休克,而且穿刺不能解决患者根本的病理过程,体液可继续漏出,再次形成胸、腹水。

(5)并发症的防治:卵巢过度刺激综合征时,卵巢明显增大,剧烈活动可能发生卵巢扭转,卵巢完全扭转会导致坏死,甚至须切除卵巢。血液浓缩引起凝血、血栓形成,需定期监测血常规及凝血功能,出现凝血功能异常时可酌情小剂量应用肝素抗凝。严重者出现肝、肾功能急性损伤或脑血管意外等并发症危及生命时可考虑终止妊娠,可明显减轻病情,缩短病程,并对症相应处理。

另外,还可采用中西医结合治疗中、重度 OHSS 患者。

【监护要点】

1. 心理护理　患者往往多年不孕,心理问题较为突出,多数患者受到来自家庭和社会的双重压力,部分患者甚至面临家庭破裂的危险。不孕患者的心态与一般妇科患者的不同,主要表现为自卑、沮丧、愧对家人、有受到不公正待遇感等。针对这种心理状态,我们首先应热情接待她们,要鼓励患者树立战胜疾病的信心,同时仔细倾听患者的意见,并理解和同情她们,使患者逐渐减轻或消除恐惧心理。针对患者的年龄、性格及文化层次,建立一个相互信任的护患关系,耐心倾听患者表达自己的感受,尊重她们的隐私,关心、安慰患者,嘱患者应保持平和的心态,以积极、乐观的态度面对疾病。

2. 一般护理

(1)饮食护理:由于患者全身体液重新分布于第三腔隙,多伴有腹水,少数有胸水,体内低蛋白血症明显,多数患者感上腹部腹胀明显,不思饮食。饮食上应鼓励患者少食多餐,摄入高蛋白、高热量、富含维生素的清淡易消化饮食。

(2)体位:OHSS 患者由于有胸、腹水,常常胸、腹围增大,体重增加,往往表现为不能平卧、翻身困难,体位上应采取舒适的半卧位,使膈肌下降,有利于呼吸肌的活动,改善呼吸功能,嘱患者翻身、变换体位时动作应轻、慢,协助患者翻身、如厕。防止肿大的卵巢发生扭转。嘱患者不要突然改变体位。出现腹痛加剧,应考虑增大的卵巢是否发生扭转和破裂。出现异常,及时报告医生。

(3)正确监测体重、腹围、出入量:向患者讲解正确监测这三项指标的意义,每日应准确测量并做好记录。测体重时嘱患者每日清晨排空大小便,不进食、水,尽量穿相同的衣服测量。测腹围时应取平卧位,软尺以脐部为起点,绕腹一周。如体重、腹围过快增加而出入量明显减少应及时通知医生,一般 24h 尿量不少于 500mL。

(4)加强基础护理:保证患者安全、舒适,由于患者有腹水,其皮肤张力大,易于受损,应注意皮肤护理,协助其翻身,适当活动双下肢,防止发生压疮和下肢静脉栓塞;保持外阴的清洁、干燥,每日外阴擦洗两次。

3. 胸、腹腔穿刺术的护理　OHSS 患者的胸、腹水明显时影响呼吸,往往胸闷、呼吸困难,腹胀难忍,不能耐受,应及时行胸、腹腔穿刺术,缓解症状。首先向患者讲解穿刺术的目的与注意事项,指导患者配合手术,嘱患者放松紧张情绪,保持良好的心态,同时关心、鼓励患者。穿刺期间,应专人守护,保持负压引流管的通畅,观察引流液的性状和量,术中密切监测患者的呼吸、脉搏、血压,随时询问患者有无心慌、头昏的情况。术后穿刺点用无菌敷料包扎。观察穿刺点有无渗血、渗液,保持穿刺点局部的清洁、干燥,并做好护理记录。

4. 药物治疗的观察和护理　首先,患者应严格掌握药物的禁忌证、适应证,药物的作用、不良反应及应对措施,大多数 OHSS 患者需长期服用保胎药、肌内注射保胎针,如常见的达芙通、黄体酮,发生 OHSS 后一般不再继续肌内注射 HCG。OHSS 的治疗以支持治疗为主,补充血容量,纠正水、电解质的紊乱,预防血栓栓塞,缓解并发症,避免手术干预为主。临床大量应用的是人血白蛋白和低分子右旋糖酐的联合使用,输入前应检查患者的肝肾功能,消除患者对应用血液制品的疑虑,输液过程中每日严密监测体温 3 次,了解有无发热等过敏

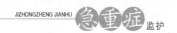

现象的发生;对于长期肌内注射黄体酮的患者,应注意深部注射,注射后适当延长按压时间,每日可用湿毛巾热敷注射的部位,易于药物的吸收,避免局部的硬结。

5. 健康教育 健康教育应贯穿于患者住院期间的整个过程,在全面收集患者资料的情况下,了解患者想要了解的东西。可采取与患者聊天或举行小规模的 OHSS 知识讲座、散发知识卡片等形式,让患者知晓本病常见的病因、治疗大致过程和住院期间的注意事项,指导患者的活动和休息。在患者出院时,应建立详细的出院指导,应注意门诊随访,如腹痛、腹胀、阴道出血应及时到院检查。

【预防】

OHSS 是一种医源性疾病,预防是根本,应谨慎使用促排卵药物。

1. OHSS 的高危因素 具体高危因素包括以下几方面:

(1)年龄:年龄<35 岁,患者募集的卵泡数目多,促性腺激素(Gn)受体密度高,故对促性腺激素更敏感,OHSS 发生概率增加。

(2)敏感体质:既往曾经发生过 OHSS 者再次发生的概率较高。OHSS 卵巢发生的病理生理变化类似于过度的免疫调节因子参与的炎症反应。

(3)多囊卵巢综合征(PCOS)患者:PCOS 患者月经稀发,窦卵泡数目多且卵巢内环境异常,其促排卵的有效剂量和过激剂量极为接近,如果采用相同的促排卵方案,产生的卵泡和卵子是非 PCOS 者的 3 倍以上,且卵巢中 VEGF mRNA 表达增加。

(4)促排卵药物:从促发 OHSS 可能性大小的角度而言,人绝经期促性腺激素(HMG)的作用最强,尿促卵泡素(FSH)其次,氯米芬(CC)的作用最弱。

(5)卵泡数和性激素状况:基础卵巢体积、窦卵泡数目均与 OHSS 的发生呈正相关。

(6)其他:卵泡早期 B 超检查见到卵巢周围直径 2~8mm 的小卵泡呈串珠样排列,称为卵巢项链征,有研究表明这也是 OHSS 的高危因素之一。

2. OHSS 的预防措施 早期识别及采取相应的预防措施可以降低 OHSS 发生,减轻其程度,主要的预防措施有如下几种:

(1)谨慎选择超促排卵对象,警惕卵巢过度刺激综合征的高危因素,尤其是对 CC 敏感者容易发生卵巢过度刺激综合征。

(2)加强促排卵监测,主要是 B 超与血 E_2 水平,同时结合血球压积评估血液浓缩情况,及时调整药量。提前取卵或取消注射 HCG 都可降低卵巢过度刺激综合征的发生风险。

(3)取卵超过 15 个者可给予 10% 白蛋白 10~20g,加入 300mL 5% 葡萄糖液缓慢静滴,可以扩容并结合游离 E_2,防止卵巢过度刺激综合征的发生。

(4)取卵后仍有卵巢过度刺激综合征倾向者不用 HCG 而用黄体酮做黄体支持,必要时继续应用白蛋白 3~5d。

(5)IVF 周期发生卵巢过度刺激综合征,冷冻胚胎可暂不移植,防止妊娠后 HCG 过高加重卵巢过度刺激综合征。

【知识库】

排卵障碍

排卵障碍是常见的内分泌疾病,在不孕症中发病率可达 25%~30%。因长期无排卵,子宫内膜过度增生而无周期性孕激素的对抗作用,因而尚具有发展为子宫内膜癌或乳腺癌的高度危险性。

一、排卵障碍的病因学分析

(一)下丘脑性无排卵

1. 器质性因素所致的功能衰竭

(1)Frohlich 综合征:由于颅咽管肿瘤压迫所致。表现为视力障碍合并垂体功能低下,有时伴有偏盲、头痛等颅内肿瘤压迫症状。

(2)Kallman 综合征:下丘脑神经核先天发育不良,表现有性腺发育不良、嗅觉缺失等。

(3)Laurence-Moon Biedl 综合征:为染色体畸变所致,表现为卵巢不发育、智力低下、肥胖等,还可伴有肢体畸形。

(4)外伤、颅内严重感染等因素也可引起下丘脑功能障碍。

2. 功能性因素

(1)精神疾病或过度紧张。

(2)体重过轻或过重:体重减轻 $10\%\sim15\%$ 或身体脂肪消耗 $1/3$,可引起无排卵及闭经,若禁食 2 周,即可抑制下丘脑 GnRH 的分泌。反之,当体重达到标准体重的 120%,无排卵性不孕也明显增加,待体重下降 15% 后,月经可自行恢复,并有 77% 可受孕。

(3)剧烈运动。

(4)精神性厌食。

(5)药物性因素:长期服用氯丙嗪、避孕药等药物,可抑制下丘脑分泌 GnRH,引起无排卵、月经紊乱及闭经,并可伴有血清 PRL 升高等,停药后可自行恢复。

(二)垂体功能障碍引起无排卵

1. 垂体肿瘤　主要是垂体前叶腺瘤。

2. 垂体损伤　常见席汉氏综合征。

3. 空蝶鞍综合征

(三)卵巢性无排卵

1. 先天性卵巢发育异常　包括各种性腺发育不全,常伴有染色体异常,多表现为原发闭经。

2. 卵巢对 Gn 不敏感综合征(ROS)　病因不明,其特点为卵巢内有卵泡存在,Gn 水平升高,可能与自身免疫有关。即使用高剂量外源性 Gn 刺激,卵泡仍不能发育。

3. 卵巢早衰(POF)　指 40 岁以前自然绝经者,占所有妇女的 1%,但原发性闭经妇女中 POF 发生率达 $10\%\sim28\%$。其血 FSH$>$40IU/L,卵巢萎缩,缺乏卵泡,此类患者很难经药物诱发排卵,仅可通过药物替代以维持月经来潮及延缓性征衰退。

4. 多囊卵巢综合征(PCOS)

5. 未破裂卵泡黄素化综合征(luteinized unruptured follicle syndrome,LUFS)　指卵泡发育未成熟或成熟后,卵泡未破裂而颗粒细胞即发生黄素化。临床上多种监测方法均为有排卵的结果,仅在通过连续 B 超监测及腹腔镜检查看不到排卵特征即可诊断。其发病原因尚不清楚,可能与卵泡内 PG 合成酶及其他酶类缺乏有关。正常妇女有 $5\%\sim7\%$ 的周期可出现 LUFS,在不孕妇女中则高达 30%。

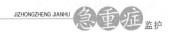
（四）其他内分泌腺的影响

甲状腺、肾上腺。

二、无排卵症的症状

闭经（无月经）、月经周期不规则、月经稀少（月经次数减少）、肥胖、严重体重下降、溢乳（乳房泌乳）、多毛症（身体和脸部有不正常或过量的毛发生长）。

【OHSS 抢救流程图】

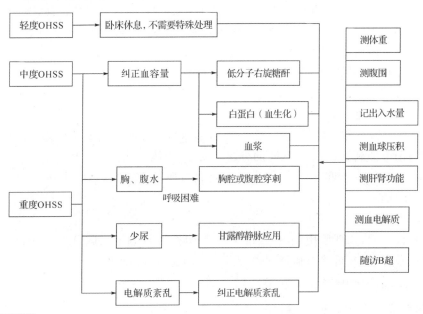

【自测题】

一、单选题

1. OHSS 的临床表现不包括　　　　　　　　　　　　　　　　　　　　（　　）

A. 腹胀　　　　　　　B. 阴道流血　　　　　　C. 恶心、呕吐　　　　　D. 少尿

E. 体重增加

2. 为减轻 OHSS 患者由于胸、腹水等造成的不适感,应给她们采取的体位是　（　　）

A. 截石位　　　　B. 仰卧位　　　　　　C. 半卧位　　　　　　D. 俯卧位

E. 侧卧位

二、以下每一道考题下面有 A、B、C、D、E 五个备选答案,请从中选择一个最佳答案。

冯某某,女,29 岁,结婚 5 年未避孕不孕,经 B 超及查血性激素水平,诊断原发不孕、PCOS、单侧输卵管堵塞。氯米芬促排卵 6 疗程,半月前外院予普丽康促排卵,3 天前取卵 36 个后出现下腹胀痛,因腹胀加剧,伴有恶心、气促、少尿来本院,拟"原发不孕、OHSS"收入院。入院查体:T:37℃,P:60 次/min,R:22 次/min,BP:118/78 mmHg,神清,自主体位,HR 60 次/min,律齐,两肺呼吸音清,腹软,腹围 90cm,全腹无压痛,移动性浊音（＋）,双下肢水肿（一）。

3. 入院后下列措施不正确的是　　　　　　　　　　　　　　　　　　（　　）

A. 入院后给予扩容、输白蛋白等对症处理　　　　B. 监测体重

C. 监测腹围　　　　　　　　　　　　　　　　　　D. 少食高蛋白及富含高维生素的食物

E. 记录 24h 出入量

4. 在治疗过程中,应严密观察可能出现的并发症不包括　　　　　　　　　　　（　　）

A. 低血容量休克　　　　B. 电解质紊乱　　　　C. 卵巢蒂扭转/破裂

D. 预防下肢血栓形成　　　E. 心源性猝死

任务二　孕产期失血性休克的救护

学习目标

● **知识目标**

　　掌握孕产期失血性休克的概念、表现及急救措施。了解孕产期失血性休克的病因、诊断及预防。

● **能力目标**

　　能正确识别孕产期失血性休克的症状并做出紧急处理。

　　休克(shock)是由各种有害因素的强烈侵袭作用于机体而导致的急性循环功能不全的综合征,临床表现主要为循环障碍、组织和脏器灌注不足以及由此而引起的细胞和器官缺血、缺氧、代谢障碍和功能损害。孕产期休克是指直接与妊娠和分娩有关的休克,最常见的有失血性休克、感染性休克、羊水栓塞、仰卧位低血压综合征和产后血管舒缩性虚脱等。产科出血至今仍居孕产妇死亡的顺位之首,约占 50%,死亡与输血不及时、低估出血量导致的治疗干预措施不力有关。

【病因】

1. 产前出血　前置胎盘、胎盘早剥。

2. 分娩或手术创伤　子宫破裂、剖宫产术的子宫切口撕裂伤、血管损伤、自发或继发的阔韧带大血肿。

3. 产后出血　子宫收缩乏力、胎盘因素、软产道裂伤及凝血功能障碍。

【临床表现】(见表 7-2-1)

表 7-2-1　临床表现和休克程度

	休克前期	轻度	中度	重度
休克指数	<0.5	0.5～1	1～1.5	>1.6
丢失血容量(%)	10～15	<30	30～35	>35
失血量(mL)	<600	<1000	1000～2000	>2000
心率(次/min)	轻度增快	<100,有力	100～120,细,弱	>120,微弱
收缩压	无变化	轻度下降	7.98～10.66kPa (60～80mmHg)	<7.98kPa (60mmHg)或测不出
尿量	无变化	无明显减少	<20mL/h	<40mL/24h
临床表现	无头晕、心悸或不明显	头晕、心悸、面色发白、四肢变凉、出汗	面色苍白、烦躁、皮肤湿冷、出冷汗、神志清楚、表情淡漠,反应迟钝、口渴	神志模糊、打哈欠、嗜睡、肛门不自主排气、四肢厥冷、皮肤呈花纹发绀

* 休克指数=脉率/收缩压。休克指数为 0.5,表示血容量正常。

1.早期休克 神志清楚,一度兴奋继而烦躁不安,面色苍白,皮肤湿冷,脉搏略增快、有力,血压正常或略下降,脉压减小,尿量略减少。

2.中期休克 意志尚清楚,表情淡漠,反应迟钝,口渴,脉细、弱、快,呼吸急促浅表,皮肤发绀,指甲床苍白,收缩压降至 7.98~10.66kPa(60~80mmHg),尿量<20mL/h。

3.晚期休克 意识模糊、嗜睡甚至昏迷,面色青灰,口唇、肢端发绀,全身皮肤苍白、湿冷,可出现斑状花纹,呼吸急促、困难,伴心衰时呼吸更困难,伴有酸中毒时呼吸深而慢,收缩压<7.98kPa(60mmHg)或测不出,24h 尿量<40mL 或无尿,全身皮下黏膜和内脏有出血倾向,合并心、肾、脑、肺、肝等器官衰竭,病死率很高。

【评估、诊断】

及时的诊断和有效的治疗是关键,尤其识别休克前期和及时的处理更为重要。实验室检查,如血小板计数、凝血酶原时间测定、肝功能检查等,可能对引起失血的原发病诊断有一定帮助。

对有出血史和出血灶的孕产妇,一旦出现血压下降,就可做出临床诊断。测量血压和脉搏是简单的诊断方法,还需观察患者的神志、表情、皮肤色泽、湿度、有无出汗、呼吸、尿量、脉压等,同时根据休克指数、血红蛋白数值、输血前动态观察血红蛋白变化、中心静脉压测定的数值,来估计丢失的血容量以判定休克的程度进行有效的治疗。

【急救措施】

急救措施包括止血和纠正休克两个方面,以恢复血容量,改善组织、器官的血流灌注,使正常代谢和功能得以恢复。

1.止血 应和纠正休克治疗同时进行。迅速制止出血是治疗失血性休克最根本的治疗措施。对于出血部位明确、存在活动性失血的休克患者,应尽快行手术或介入止血。对于出血部位不明确、存在活动性失血的患者,应迅速利用包括穿刺、超声、血管造影和 CT 在内的各种必要手段来查找、定位出血部位,为止血创造条件。

(1)尽快终止妊娠,使用宫缩剂,按摩子宫,使子宫有效收缩。

(2)结扎出血部位,必要时结扎子宫动脉、髂内动脉,操作要快、有效,较复杂的手术应待休克改善后再施行,为抢救生命的手术应及时、果断进行,以免贻误时机。

(3)谨慎地应用药物止血:疗效明确的止血药仅有抑肽酶、赖氨酸类似物、重组活化因子Ⅶ(rFⅦa)、去氨加压素四种。使用任何一种具止血作用的药物时都不可避免地有血栓形成的危险,使用前要权衡利弊。

(4) 血管性介入技术为产科失血性休克的患者提供了一种新的、安全的抢救手段。

2.纠正休克

(1)全身支持治疗。

1)就地抢救,尽量不搬动患者,必须搬动时,动作应轻柔。

2)保暖,平卧位或取腿、头及躯干均抬高 30°的姿势以利于静脉回流,使呼吸顺畅,增加脑部血流供给。

3)鼻导管或面罩给氧,以每分钟 2~4L 流量输入,必要时加压或气管导管给氧,氧分压应持续>9.331kPa(70mmHg)以免发生肺瘀血或肺不张,氧气需湿润,吸氧时暂禁食,保持呼吸道通畅,停氧时氧浓度应逐渐减低。

4)静脉供给营养按每日 2000~3000kcal 和 80~100g 蛋白设计营养液。

(2)补充血容量。

1)大量临床资料表明,产科出血的失血量的补充越早,效果越好,而所需的输血量越少,为有效及时地补充失血量使血压维持或达到 13.3/10.7kPa(100/80mmHg)以上,需开通 2～3 条静脉通道,对急性大出血性休克的患者,由于末梢血管痉挛,静脉穿刺困难,需行内踝静脉切开。近年多采用套管针颈内或颈外静脉穿刺,成功后保留硅管针套,衔接好输液管输液,不受患者躁动的影响,确保输液畅通,提高了抢救休克的成功率。

2)液体选择及注意事项:抗休克的补血补液治疗,应以维持血容量正常、纠正休克为主。若出血量<750mL,收缩压>12kPa(90mmHg 以上),出血已止,可不输血,补以晶体液增加血容量。若中度休克不能及时得到全血,可先输胶体溶液(如白蛋白、新鲜血浆、羟甲淀粉、小分子右旋糖酐等),继之再输血。若重度休克,胶体溶液快速输入后,用全血维持,输血前行常规地塞米松 5～10mg 静脉注射,注意血液或生物制品的温度,以免发生输血反应,若回收无污染的腹腔血液进行自体输血,需严格无菌操作。可选择的液体有血液、胶体溶液和晶体溶液。

(3)纠正酸中毒。

缺血、缺氧发生代谢性酸中毒,直接影响血管张力,使心肌收缩力减弱,心排血量减少,加重休克。因此,扩容同时应纠正酸中毒。常用碱性药物 5% 碳酸氢钠纠正酸中毒,有肝损害、右心衰者慎用。

(4)血管活性药物。

1)短期应用血管活性药:对失血性休克的孕产妇一般不宜常规使用血管活性药,这些药物可能进一步加重器官的灌注不足和缺氧,还可能导致胎盘血流减少,胎儿缺氧,降低 Apgar 评分。常用的有:多巴胺,20mg/支,常用量为 2～10μg/(kg·min);间羟胺,10mg/支,常用量为 5～10μg/(kg·min)。

2)选择正性肌力药强心:妊娠中期胎盘发育基本健全,因此在孕妇的子宫动脉和子宫静脉之间形成了生理性的动—静脉短路,正常情况下孕妇的心脏和循环系统能够代偿。在胎盘娩出前一旦发生失血性休克,这条动—静脉短路就成了孕产妇血流动力学的灾难,这也是孕产妇失血性休克难以恢复的重要原因。为此,对失血性休克的孕产妇使用正性肌力药,辅以血管活性药,调整、纠正紊乱的血流动力学是合理的。胎盘娩出后,这条动—静脉短路封闭,产妇的血流动力学负担将有所减轻。常用的有:多巴酚丁胺,20mg/支,常用量为 2～20μg/(kg·min);氨力农,5mg/支,常用量为 10～40μg/(kg·min);米力农,10mg/支,常用量为 5～75μg/(kg·min)。

3)按需给予碱性药物:在临床上补充碱性药物的界线控制在:动脉血 pH<7.20、BE<-10mmol/L,只有越过界线时才考虑按需要补碱,并做动态监测,避免矫枉过正。常用的有 5% 碳酸氢钠溶液(1mL=0.6mmol),250mL/瓶,按下式计算后直接一次输注:一次输注 5% 碳酸氢钠溶液的体积数=[体重(kg)×5%×|BE|]÷0.6。

4)适时给予小剂量利尿药:常用的有呋塞米,20mg/支,5～10mg/次。

5)基本不用糖皮质激素。

【监护要点】

对失血性休克的孕产妇要安排专人给予 24h 特别护理。护理人员要深切关怀和照顾患者;要熟悉和理解治疗方案,结合护理程序认真执行治疗方案;要严密监视生命体征和病情变化;要准确、按时、详细地完成护理文件和监测记录。要做好口腔护理、皮肤护理、乳房护理、会阴护理、恶露观察、营养供应、维持体温、抚慰和镇静等基础护理工作。还要做好气道或人工气道护理、机械通气管理、输液置管或输液通道护理、手术切口护理、各类引流管护理、监测导联和传感器的正确连接、检验标本的采集和留取等专项护理工作。

【预防】

1. 对非妊娠因素可能致失血的干预 对原患有与妊娠无密切关系的全身性疾病的孕妇,在首次就诊时就应仔细复习病史,并推荐给相关专科诊疗,同时做好大量失血的预防和治疗准备。除非已经进入第一产程,一般应以相关的专科处理为主。若孕妇已进入第一产程,产科与相关专科要协同配合处理,互补长短,采取有力措施尽量缩短分娩过程,防止出血发生,避免加重原有的全身性疾病,确保母、婴不受损伤。

2. 妊娠因素可能致失血的干预 孕产妇在做产前检查时,产科医生应尽早发现与妊娠因素有关的可能引起失血的疾病,做出有预见性的诊疗、处理,将发生失血的可能性降至最低,并做好治疗大量失血的准备。

3. 围术期的干预 如果孕产妇有手术指征,为了预防失血性休克的发生,在围术期应该做好下述工作:

(1)术前评估。

1)访视患者和家属;

2)复习医疗记录是否存在先天或后天血液疾病,有无器官疾患(如心、肺疾病),决定红细胞输注指征;

3)复习实验室结果:血红蛋白(Hb)、红细胞压积(Hct)、血小板计数、凝血酶原时间(PT)或国际标准化比值(INR)、活化部分凝血活酶时间(aPTT)、纤维蛋白原、血小板功能、血栓弹性图(TEG)、D-二聚体(D-Dimers)、凝血酶时间(TT)。

4)有无使用凝血药物或抗凝血药物,如华法林、氯吡格雷、阿司匹林、维生素 K 或中草药等。

(2)术前准备。

1)在权衡血栓形成与增加出血之间的风险后,决定是否维持、停用或减少抗凝治疗(注意:氯吡格雷的作用约持续一周,华法林的作用持续数天)。

2)如果预测会有大量失血发生,应预防给予抗纤溶药以改善凝血和减少出血。虽说抗纤溶治疗不是常规,但是用于大出血风险高的手术患者确实可以减少输血量。对抗纤溶治疗的风险/效益比也须在用药前进行个体评估。

3)需要或要求自体输血的患者先行自身储血,以减少同种输血的需求。

4)服用华法林的孕产妇如有必要可在术前使用维生素 K,以避免或减少冰冻新鲜血浆(FFP)的使用。

(3)术中和术后的干预。

1)红细胞输注。①监测失血量:定时肉眼评估手术视野并与手术组沟通以评估有无大量微血管出血,使用标准方法定量测量失血量(如吸引器瓶计量和纱布称重);②监测血红蛋白:血红蛋白低于70g/L时应给予红细胞,高于 100g/L 时则不必输入红细胞;③监测生命器官的氧合和灌注:运用监测系统(血压、心率、脉搏、血氧饱和度、尿量、心电图)评估生命器官是否有足够的氧合和灌注,必要时采用特殊的监测手段(如超声心动图、混合静脉血氧饱和度和血气分析等);④等容血液稀释和术中红细胞回收:使用晶体和胶体液来保持足够的血管内液量和血流灌注,仅在血红蛋白低于 70g/L 时才输注红细胞以保持器官供氧;有条件时,可采用血液回收和其他措施(如控制性降压)以减少失血。

2)凝血障碍的处理。①肉眼评估手术野;②检测凝血指标;③当凝血指标出现异常时输注相应的药品或血制品(血小板、冰冻新鲜血浆、冷沉淀、重组活化Ⅶ因子、去氨加压素等)。

【知识库】

"L"试验

临床上用来判断是否存在低血容量的一种监测方法,其具体操作如下:

(1)被测试者平静仰卧15min,然后测量并记录其血压。

(2)保持仰卧,在膝关节伸直的状态下,由他人将其双下肢上抬,直到双下肢和躯干在髋关节处呈90°。

(3)维持此体位(需他人辅助),10min后再次测量并记录其血压。

(4)比较两次血压的测量值。

(5)后一次血压测量的数值中,至少收缩压的数值应较前一次升高达10mmHg以上,若达不到,就表示血容量的减少已达体重的1‰~1.5‰(血容量的20%~25%)或以上。

【孕产期失血性休克抢救流程图】

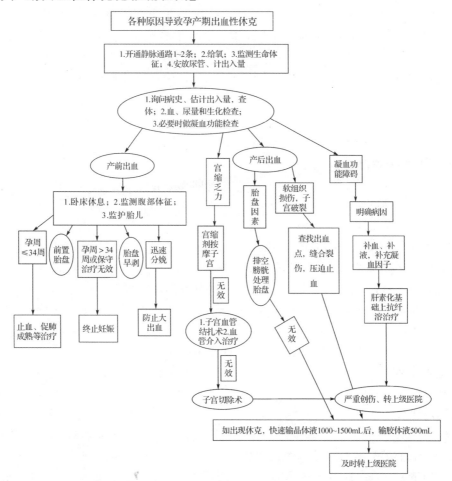

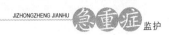

【测试题】

一、单选题

1.经阴道分娩时,为预防产后出血,静注麦角新碱应在 （ ）

A.胎头拨露阴唇后联合紧张时　　　B.胎头已着冠时

C.胎头娩出时　　　D.胎肩娩出时

E.胎盘娩出时

2.26 岁经产妇,停经 8 周,下腹阵发性剧烈疼痛 10h 伴多量阴道流血,超过月经量,检查宫口开大近 2cm,本例最恰当的处置应是 （ ）

A.静脉滴注止血药物　　　B.口服硫酸舒喘灵

C.肌注硫酸镁　　　D.肌注黄体酮

E.行负压吸宫术

3.胎儿娩出后 4min,产妇出现多量阴道流血,最可能的诊断应是 （ ）

A.宫缩乏力　　　B.阴道静脉破裂

C.宫颈裂伤　　　D.胎盘部分剥离

E.凝血功能障碍

4.女,28 岁。停经 43 天,阴道少量流血 2 天,突感下腹部剧痛,伴肛门坠胀,恶心呕吐。查体:面色苍白,血压 80/40mmHg,后穹窿穿刺抽出不凝血 5mL,诊为异位妊娠,出血性休克。最佳处理是 （ ）

A.静脉输液,输血　　　B.纠正休克同时手术

C.待血压正常手术　　　D.自体输血

E.保守治疗

5.29 岁女性,人工流产术中突感胸闷、头晕、恶心。查体:面色苍白、大汗淋漓,血压 70/50mmHg,脉搏 50 次/min。此时应首先给予 （ ）

A.输血补液　　　B.阿托品静脉注射

C.苯巴比妥钠肌注　　　D.迅速消除宫腔内容物

E.阿拉明静脉滴注

6.30 岁已婚妇女,停经 48 天,剧烈腹痛 2 天,阴道不规则流血 1 天,今晨从阴道排出三角形膜样组织,检查贫血外貌,下腹部压痛、反跳痛明显。正确治疗措施应选择 （ ）

A.立即行刮宫术　　　B.静脉滴注缩宫素

C.肌注麦角新碱　　　D.行剖腹探查术

E.应用止血药

7.妊娠 9 周行吸宫流产术时,出血量多,首要的处理是 （ ）

A.输液输血　　　B.按摩子宫

C.排空宫腔内容物　　　D.静脉注射止血剂

E.肌内注射止血剂

8.女,28 岁。停经 68 天,阵发腹痛伴多量阴道流血 1 天,妇科检查:子宫 6 周妊娠大小,宫口开,有血液不断流出,首选的处理是 （ ）

A.立即清宫　　　B.立即抗感染　　　C.按摩子宫　　　D.输血　　　E.剖腹探查

（陈井芳　董郑佳）

任务三　急性黄疸与呕吐的救护

学习目标

● **知识目标**

掌握妊娠剧吐、HELLP 综合征及妊娠急性脂肪肝的概念、临床表现及急救措施。了解妊娠剧吐、HELLP 综合征及妊娠急性脂肪肝的病因及诊断。

● **能力目标**

能正确识别妊娠剧吐、HELLP 综合征及妊娠急性脂肪肝的症状并进行紧急处理。

一、妊娠剧吐

妊娠剧吐(hyperemesis gravidarum)是在妊娠早期发生、以恶心呕吐频繁为重要症状的一组症候群,严重影响身体健康,发病率为 $0.3\% \sim 1\%$。恶性呕吐(pernicious vomiting)者可因酸中毒、电解质紊乱、肝肾衰竭而死亡。

【病因】

尚未明确。由于早孕反应的发生和消失过程与孕妇血 HCG 的升降时间相符,呕吐严重时,孕妇 HCG 水平亦较高;多胎妊娠、葡萄胎患者 HCG 值显著增高,呕吐发生率也高,症状也较重;妊娠终止后,呕吐消失。故一般认为妊娠剧吐与 HCG 增高密切相关,但事实上症状的轻重与血 HCG 水平并不一定呈正相关。

【临床表现】

多见于年轻初孕妇,停经 6 周左右出现恶心、流涎和呕吐,初以晨间为重,随病情发展而呕吐频繁,不局限于晨间。由于不能进食而导致脱水、电解质紊乱及体重下降;营养摄入不足可致负氮平衡,使血浆尿素氮及尿素增高;饥饿情况下机体动用脂肪供能,使脂肪代谢中间产物酮体增多而出现代谢性酸中毒。患者消瘦明显,极度疲乏,唇干裂,皮肤干燥,眼球凹陷、尿量减少;体温轻度增高,脉搏增快,血压下降,尿比重增加,尿酮体阳性。肝、肾受损时可出现黄疸,血胆红素、转氨酶、肌酐和尿素氮升高,尿中出现蛋白和管型。严重者可发生视网膜出血,意识不清,呈现昏睡状态。

频繁呕吐、进食困难可引起维生素 B_1 缺乏,导致 Wernicke-Korsakoff 综合征,主要表现为中枢神经系统症状:眼球震颤、视力障碍、步态及站立姿势异常;有时患者可出现语言增多、记忆障碍、精神迟钝或嗜睡等脑功能紊乱状态。约 10% 的妊娠剧吐者并发此综合征。

【诊断与鉴别诊断】

根据停经后出现恶心呕吐等症状,不难诊断。可用 B 型超声检查排除葡萄胎,并与可致呕吐疾病如急性病毒性肝炎、胃肠炎、胰腺炎、胆道疾病、脑膜炎及脑肿瘤等鉴别。测定血常规、血黏度、电解质、二氧化碳结合力、尿比重、尿酮体等可判断病情严重程度;心电图检查可发现低血钾的影响;眼底检查可了解有无视网膜出血。

【治疗】

妊娠剧吐患者应住院治疗,禁食 $2 \sim 3d$,每静脉滴注葡萄糖液及林格氏液共 3000mL,加入维生素 C,维持每日尿量≥1000mL,并给予维生素 B_1 肌内注射。出现代谢性酸中毒时,可适当补充碳酸氢钠,低钾者可静脉补钾,营养不良者可予 5‰氨基酸注射液、英特利比特静脉滴注。经治疗呕吐停止,症状缓解后可试饮食;如治疗效果不佳,可用氢化可的松 200～300mg 加入 5‰葡萄糖液 500mL,静脉滴注。

出现以下情况应考虑终止妊娠:体温持续高于 38℃;脉搏>120 次/min;持续黄疸或蛋白尿;出现多发性神经炎及神经性体征;出现 Wernicke-Korsakoff 综合征。

【护理重点】

（一）一般护理

保持病室整洁安静,温、湿度及光线适宜。轻者鼓励其下床活动,重者卧床休息。饮食清淡、松软、无异味,避免进食油炸、甜腻食物,少食多餐。保持大便通畅,多吃蔬菜、水果;注意补充水分,可以饮水果汁、糖盐水或淡茶水等。必要时给适量缓泻剂。

（二）心理护理

向患者介绍受精、着床及胎儿发育的条件和过程,详细说明妊娠期母体的生理、心理变化和营养要求,增强其为人母的责任心和自豪感。医护人员及亲人的关心、体贴、理解,能减轻患者的痛苦,消除其紧张情绪,使其以积极、乐观、平和的心态渡过孕期。

（三）病情观察

妊娠呕吐多于晨起空腹时为重,护士应注意观察呕吐物的颜色、量、性质、气味,注意有无胃出血。是否伴有胃内烧灼感、胃肠胀气、便秘或痔疮。由于妊娠期大量雌激素作用,孕妇牙龈肥厚、充血、水肿,牙齿松动,影响患者进食。严重呕吐引起水、电解质紊乱;长期饥饿导致机体动用脂肪供能,产生酮体,引起酸中毒。患者明显消瘦,极度疲乏,皮肤、黏膜干燥,眼球下陷,体温轻度增高,脉搏增快,重者血压下降。患者可出现肝、肾功能损害,甚至意识模糊。眼底检查可发现视网膜出血。化验检查示血液浓缩。

（四）治疗护理

根据妊娠期营养要求,及时补充热量、蛋白质、维生素和矿物质,护士应为患者创造良好的进食环境,协助患者进食。有胃出血时应用止血剂;正确留取血、尿标本,及时了解化验结果,有肝、肾功能损害时,注意保肝治疗,密切观察尿量变化。经治疗,病情不见好转,体温达 38℃以上,心率超过 120 次/min 或出现黄疸时,应考虑终止妊娠。

【转归】

经上述治疗后,尿酮体持续呈阳性或弱阳性者,应尽可能收入院。若症状缓解,尿酮体转阴,可按医嘱给予镇静、止吐及维生素类药物,鼓励患者多进食,回家休息,门诊随访。

【知识库】

健康教育

1. 保证妊娠期营养 根据体重变化增加热量和蛋白质摄入,多食新鲜蔬菜和水果,增加膳食纤维,注意铁、钙、碘的摄入,食物多样化,粗、细粮搭配。

2. 指导患者的孕期卫生 经常沐浴,尽量采取淋浴方式,水温不宜过高或过低,淋浴时间不宜过长。保持口腔清洁,饭后漱口,早、晚用软毛刷刷牙。注意外阴清洁,每日清洗外阴 1～2 次,勤换内裤,减少性生活。

3.适当休息　工作勿超负荷,勿持重物,少到公共场所,避免接触有毒的化学物质和放射性物质。

4.安全　勿吸烟(包括被动吸烟)、饮酒,避免噪音、噪光刺激。

5.应对早期妊娠不适的方法　恶心呕吐轻者晨起可吃些咸味饼干,少食多餐,避免空腹。尿频、尿急做提肛训练,提高排尿控制能力。阴道分泌物多者可局部外涂氧化锌软膏,防止局部刺激。

【妊娠剧吐流程图】

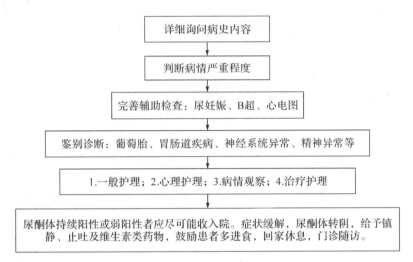

【测试题】

一、单选题

1.人工流产吸宫术适用于　　　　　　　　　　　　　　　　　　　　　(　　)

A.妊娠 14 周　　　　　　　　　　　　B.急性生殖道炎症

C.各种慢性疾病的急性期　　　　　　　D.手术当天体温两次超过 37.5℃

E.妊娠剧吐

2.关于妊娠剧吐,以下哪项是正确的　　　　　　　　　　　　　　　　(　　)

A.择食,轻度的恶心、呕吐、头晕、倦怠

B.多在清晨空腹时较严重

C.对生活工作影响不大,不需要特殊治疗

D.多在妊娠 12 周前后消失

E.频繁恶心呕吐,不能进食,影响身体健康,甚至威胁孕妇的生命

3.妊娠剧吐的孕妇在住院期间,下列哪项护理工作不妥　　　　　　　　(　　)

A.迅速除掉呕吐物　　　　　　　　　　B.鼓励家属和朋友多来访

C.每天或隔天查尿酮体　　　　　　　　D.心理护理,解除紧张

E.预防脱水,补液

二、HELLP 综合征

HELLP 综合征(hemolysis,elevated liver enzymes and low platelets)以溶血、肝酶升高及血小板减少为特点,为妊娠期高血压疾病的严重并发症,常危及母儿生命。国外报道

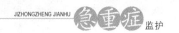
HELLP综合征的发病率占重度妊娠期高血压疾病的 $4\%\sim16\%$,我国约为 2.7%。

【病理组织学改变】

该病的主要病理组织学改变是血管内皮细胞损伤,血管腔内纤维蛋白沉积,管腔中流动的有形物质与损伤部位接触后遭到破坏,激活血小板释放出缩血管物质,包括血栓素 A_2(TXA_2)、内皮素(ET)等,导致血管收缩,进一步损伤血管内皮细胞,结果血小板黏附和聚集,增加血小板消耗,使血小板减少;红细胞通过内皮损伤的血管和纤维蛋白沉淀网时变形、被破坏而发生溶血;血管内皮损伤,末梢血管痉挛,在门脉周围和(或)肝实质形成局灶性肝细胞坏死、出血和玻璃样变性,肝窦内大片纤维素样物质沉着,甚至出现包囊下或肝实质内出血,偶可导致肝包膜破裂,引起肝酶升高和肝区疼痛。

HELLP综合征的发生可能与自身免疫机制有关,研究表明该病患者的血中补体被激活,过敏毒素 C_{3a}、C_{5a} 及终末 $C_{5b}-9$ 补体复合物水平升高,并刺激巨噬细胞、白细胞及血小板合成血管活性物质,使血管痉挛性收缩,内皮损伤使前列环素减少,血栓素 A_2 和前列环素平衡失调,导致小动脉收缩及血小板聚集、消耗,从而引起血小板减少、溶血及肝酶升高。

【对母子的影响】

1.对孕产妇的影响 HELLP综合征的孕妇可并发肺水肿、胎盘早剥、产后出血、弥散性血管内凝血(DIC)、肾衰竭、肝破裂,死亡率明显增高,剖宫产率明显增高。

2.对胎儿的影响 可使胎盘功能减退,胎盘供血、供氧不足,导致胎儿宫内发育迟缓、胎儿窘迫、死胎、死产、早产或新生儿死亡。

【临床表现】

常见症状为右上腹或上腹部恶心、呕吐,全身不适、疼痛,体重骤增。多数患者有重度子痫前期的基本特征。有些患者的血压正常或轻度升高,但其病情可能严重至足以危及生命的程度。HELLP综合征可发生于妊娠中、晚期及产后数日,产后发生 HELLP 综合征伴肾衰竭和肺水肿者的危险性更大。

【诊断及分期】

根据典型临床表现可作出初步诊断,确诊取决于实验室的检查结果。

1.血管内溶血 外周血涂片中见棘细胞、裂细胞、球形细胞、多染性细胞、红细胞碎片及头盔形红细胞。血红蛋白为 $60\sim90g/L$,总胆红素 $>20.5\mu mol/L$,以间接胆红素为主,血细胞比容 <0.3,网织红细胞 >0.015。

2.肝酶升高 血清谷草转氨酶、天冬氨酸转氨酶、丙氨酸转氨酶、乳酸脱氢酶均升高,其中乳酸脱氢酶升高出现得最早。

3.血小板减少 血小板 $<100\times10^9/L$,根据血小板减少程度将 HELLP 综合征分 3 级:Ⅰ级:血小板计数 $\leqslant50\times10^9/L$;Ⅱ级:$50\times10^9/L<$ 血小板计数 $<100\times10^9/L$;Ⅲ级:$100\times10^9/L\leqslant$ 血小板计数 $\leqslant150\times10^9/L$。

不同患者的实验室的检查结果各异,以血小板降低最为常见。目前,认为血小板计数和血乳酸脱氢酶的水平与该病的严重程度关系密切。

【鉴别诊断】

HELLP综合征与重度子痫前期、子痫、溶血性尿毒症性综合征、血栓性血小板减少性紫癜、妊娠期急性脂肪肝的临床表现和实验室的检查结果相似,应予鉴别(见表7-3-1)。HELLP综合征损害肝细胞,引起肝酶释放增加,而急性脂肪肝影响肝的合成功能,造成低血糖、高氨血症及凝血时间延长。血栓性血小板减少性紫癜主要为神经系统异常,溶血性尿毒症性综合征主要为肾衰竭。

表 7-3-1　HELLP 综合征鉴别诊断

	HELLP 综合征	血栓性血小板 减少性紫癜	溶血性尿毒症 性综合征	妊娠期急 性脂肪肝
主要损害部位	肝脏	神经系统	肾脏	肝脏
妊娠期	中、晚期	中期	产后	晚期
血小板	↓	↓	↓	正常或↓
PT/APTT	正常	正常	正常	↓
肝酶	↑	正常	正常	正常
溶血	＋	＋	＋	＋或－
血糖	正常	正常	正常	↓
纤维蛋白原	正常	正常	正常	↓↓
肌酐	正常或↑	↑	↑	↑

【处理措施】

处理措施包括 HELLP 综合征及原发疾病的处理。

1. HELLP 综合征的处理

(1)控制病情、预防及控制出血。

1)肾上腺皮质激素:肾上腺皮质激素可增加血小板、改善肝功能、稳定病情,使尿量增加、平均动脉压下降,并可促进胎儿的肺成熟。常用地塞米松 10mg 静滴,每日 1 次,直至血小板≥$100×10^9$/L,乳酸脱氢酶下降,继后 5mg 静滴,每日 1 次,持续 2 日。产前给予地塞米松治疗,产后应继续应用,否则有血小板再次降低、肝功能恶化、少尿等危险。

2)输注血小板:血小板≤$20×10^9$/L 或注射部位自发性出血时应输注血小板,但预防性输注血小板并不能预防产后出血的发生。

3)输注血浆:用新鲜冷冻血浆置换患者的血浆,可减少毒素、免疫复合物、血小板聚集抑制因子对孕妇的损害,同时可降低血液黏稠度、补充血浆因子等,对未发生并发症的患者有良好效果。

(2)产科处理。

1)适时终止妊娠:①妊娠＞32 周或胎肺已成熟、胎儿宫内窘迫、先兆肝破裂及有病情恶化趋势者应立即终止妊娠;②病情稳定、妊娠＜32 周、胎肺不成熟及胎儿情况良好者可考虑对症处理,延长孕周,一般应在期待治疗 4 日内终止妊娠。

2)分娩方式:HELLP 综合征不是剖宫产的指征。主要根据产科情况而定,若胎位异常、胎儿宫内窘迫及病情严重者应考虑剖宫产。

3)麻醉选择:血小板减少有局部出血危险,故阴部阻滞麻醉和硬脊膜外麻醉禁忌,阴道分娩宜采用局部浸润麻醉,剖宫产采用局部浸润麻醉或全身麻醉。

2. 原发疾病的处理治疗　HELLP 综合征的同时,应积极治疗原发疾病,如妊娠期高血压疾病等。

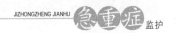

【HELLP 综合征抢救流程图】

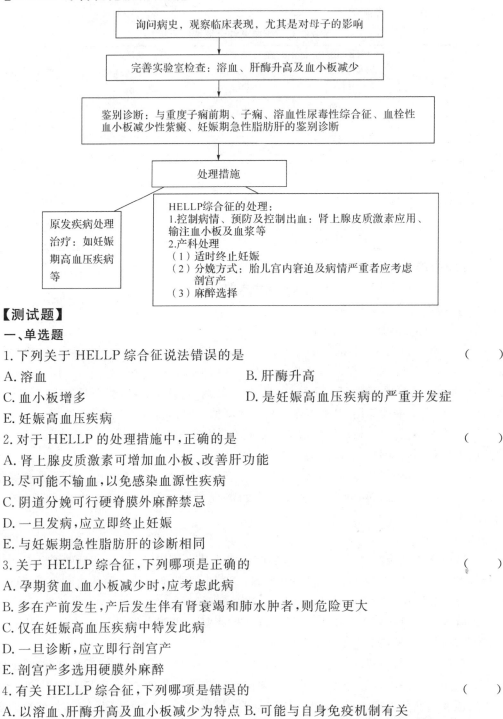

询问病史，观察临床表现，尤其是对母子的影响

完善实验室检查：溶血、肝酶升高及血小板减少

鉴别诊断：与重度子痫前期、子痫、溶血性尿毒性综合征、血栓性血小板减少性紫癜、妊娠期急性脂肪肝的鉴别诊断

处理措施

原发疾病处理治疗：如妊娠期高血压疾病等

HELLP综合征的处理：
1.控制病情、预防及控制出血：肾上腺皮质激素应用、输注血小板及血浆等
2.产科处理
（1）适时终止妊娠
（2）分娩方式：胎儿宫内窘迫及病情严重者应考虑剖宫产
（3）麻醉选择

【测试题】

一、单选题

1. 下列关于 HELLP 综合征说法错误的是 （　　）

A. 溶血 　　　　　　　　　　　　B. 肝酶升高

C. 血小板增多 　　　　　　　　　D. 是妊娠高血压疾病的严重并发症

E. 妊娠高血压疾病

2. 对于 HELLP 的处理措施中，正确的是 （　　）

A. 肾上腺皮质激素可增加血小板、改善肝功能

B. 尽可能不输血，以免感染血源性疾病

C. 阴道分娩可行硬脊膜外麻醉禁忌

D. 一旦发病，应立即终止妊娠

E. 与妊娠期急性脂肪肝的诊断相同

3. 关于 HELLP 综合征，下列哪项是正确的 （　　）

A. 孕期贫血、血小板减少时，应考虑此病

B. 多在产前发生，产后发生伴有肾衰竭和肺水肿者，则危险更大

C. 仅在妊娠高血压疾病中特发此病

D. 一旦诊断，应立即行剖宫产

E. 剖宫产多选用硬膜外麻醉

4. 有关 HELLP 综合征，下列哪项是错误的 （　　）

A. 以溶血、肝酶升高及血小板减少为特点 B. 可能与自身免疫机制有关

C. 常合并妊娠期糖尿病 　　　　　D. 15％的患者可以不合并妊娠高血压疾病

E. 母儿的病死率明显增高

三、妊娠期急性脂肪肝

妊娠期急性脂肪肝(AFLP),又称妊娠特发性脂肪肝,是发生于妊娠晚期的一种严重并发症。起病急骤,病情凶险,如对本病的早期症状和体征认识不足,延误了诊断,可造成母婴死亡。其主要病变为肝脏脂肪变性,常伴有肾、胰、脑等多脏器的损害。其病因不明,由于其发生于妊娠晚期,且只有终止妊娠才有痊愈的希望,故推测妊娠引起的激素变化与发病有关。此外,病毒感染、中毒、药物(如四环素)、营养不良、妊娠期高血压疾病等多因素对线粒体脂肪酸氧化的损害作用可能也有关。

【病因及发病机制】

本病确切的病因及发病机制尚不明了。迄今未发现病原感染及免疫学检查阳性。但仅发生于孕妇,且终止妊娠后症状可迅速缓解,故一些学者推测与孕期的激素异常有关。妊娠产生大量的雌激素、孕激素,故 AFLP 有可能是因妊娠本身对脂肪酸代谢发生影响所致。

【诊断】

(一)病史

无肝炎接触史,既往无肝病史。

(二)临床表现

(1)发病时间:多发生于妊娠 28～40 周。主要发生在 34 孕周以后,36 孕周左右。多见于初产妇,妊娠高血压疾病、双胎妊娠,以及怀男胎者。

(2)症状:起病急骤、早期出现无原因的恶心、呕吐、上腹部疼痛或头痛。个别病例可有多尿、烦渴,甚至类似尿崩症的表现,随之出现黄疸,而且逐渐加深,常无瘙痒。尿少,高热。少数患者出现急性胰腺炎、低血糖和低蛋白血症等。

(3)出血倾向明显,有皮肤瘀点、瘀斑、消化道出血、齿龈出血等凝血功能障碍性出血。

(4)病情恶化者出现意识障碍,嗜睡,神志不清,两手扑翼样震颤,爆发性肝肾衰竭,肝性脑病,昏迷,休克,以及死胎、死产、早产等。

(5)常合并妊娠期高血压疾病、弥散性血管内凝血(DIC)。病程大部分为 7～15d。

(三)实验室检查

(1)血清总胆红素中至重度升高,但很少＞200μmol/L,以直接胆红素为主,但尿胆红素阴性,有时也可以出现阳性。

(2)血清中尿酸明显升高,其升高程度与肾功能不成比例,有时高尿酸血症可在 AFLP 临床发作前即存在。肌酐、尿素氮升高。

(3)持续性低血糖,血氨增高。持续性重度低血糖是 AFLP 的一个显著特征,常可降至正常值的 1/3～1/2。血氨在 AFLP 的早期即可升高,出现昏迷时可高达正常值的 10 倍。

(4)肝功能,血清转氨酶轻度或中度升高(ACT 一般不超过 300U/L)。碱性磷酸酶(AKP)明显升高,可以达到正常的 10 倍。

(5)血浆总蛋白、白蛋白降低。β-脂蛋白可以升高。

(6)凝血因子异常,纤维蛋白降低,凝血酶原时间延长。

(7)血常规、外周血白细胞总数及中性粒细胞增高,出现中毒颗粒。

(8)尿蛋白阳性,尿胆红素阴性。尿胆红素阴性是较重要的诊断之一。

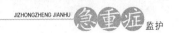

（四）特殊检查

1.超声波检查 肝区弥散的密度增高区,呈强回声的明亮肝。肝内管道走向不清。

2.CT检查 显示脂肪浸润,大片密度减低区。MRI无特异的诊断价值。

3.病理学检查 肝脏组织学检查是唯一确诊的方法,AFLP肝穿早期表现为肝细胞呈弥散性、气球样变,以后变性的脂肪形成的脂肪小滴不断积聚,可形成微泡及巨大空泡而散于核周。肝脏穿刺固然在诊断AFLP是非常重要的依据,但是重症AFLP常伴有血凝障碍,故行肝穿非常危险。目前,认为根据临床表现结合实验室检查,也可以做AFLP诊断。

镜下可见线粒体肿大、出现破裂,高尔基体内充满脂质而膨胀。

（五）鉴别诊断

参见本任务中"HELLP综合征"的相关内容。

【处理措施】

目前对AFLP尚无特殊疗法,但是公认的是提高对AFLP的认识,早期诊断,及时终止妊娠,及早对症治疗。如果有条件,应该尽早行肝脏穿刺,因肝组织活检是确诊AFLP的唯一方法。

AFLP可引起多脏器功能衰竭,因此抢救时首先应组织包括消化、血液、肾脏内科及产科医师在内的抢救小组,对抢救成功起了十分关键的作用。

（一）支持疗法

（1）给予低脂肪、低蛋白、高碳水化合物,保证足够的热量。纠正低血糖,注意电解质平衡,纠正代谢性酸中毒。可给予支链氨基酸、胰岛素、胰高血糖素。

（2）保肝药物的应用。每日给予维生素 K_1、维生素C、ATP、辅酶A和静脉注射强力宁等,并滴注去氨药物。

（3）输新鲜血、血浆以补充纤维蛋白原,凝血因子Ⅶ、Ⅷ、Ⅹ等。给予人体白蛋白以纠正低蛋白血症,降低脑水肿、肺水肿的发生。

（二）药物治疗

（1）早期短期应用肾上腺皮质激素,具有保护肾小管上皮、同时促进AFLP合成的作用。给予氢化可的松每日200～300mg,静脉点滴。

（2）对胃肠道出血者,多系黏膜性糜烂或溃疡所致,可以给予西咪替丁（甲氰咪胍）200mg＋5％葡萄糖500mL静脉注射,每4～6h一次,1日剂量不宜超过2g,也可直接肌内注射。也可以应用与天然内源性生长抑制素类似作用的人工合成化合物奥曲肽皮下注射。待出血止住后改用奥美拉唑（洛赛克）抑制胃酸,保护胃黏膜,每日1次,每次20～60mg,可以口服或静脉注射。

（3）发生DIC时应及早应用肝素。应用肝素后的凝血时间延长至15～30min,根据凝血时间增大肝素的用量,同时输入新鲜血。但是在临产后12h或产后24h内不用肝素,否则使出血加剧。

（4）纠正休克,改善微循环,可以给血管活性物质,如多巴胺、苄胺唑啉、异丙肾上腺素。出现急性肾衰竭时,根据病情可给予血液透析疗法。

（5）给予抗生素防止感染,应选用对肝功能影响小的抗生素,如氨苄西林每日6～8g。

(三)产科处理

1.终止妊娠时机　至今尚无 AFLP 在分娩前恢复的报道。Ebert 报道在母、婴均死亡的 41 例中,无一例分娩;而在母、婴存活的 8 例中,全部终止了妊娠。所以,此病一经诊断,不论孕龄大小,应该立即终止妊娠。多数产后数日内,DIC、肝肾功能、脑病可以好转。早期终止妊娠,母婴存活率将明显提高,但是产后仍需积极治疗。

2.终止妊娠的方式　准备好大量新鲜血、凝血因子及血小板,尽量争取剖宫产。术中宜采用局麻或硬膜外麻醉,禁用全麻,以免加重肝脏负担。如果短时间内可以自阴道分娩,则应注意缩短第二产程。产前尽可能改善一般状况,产后控制出血。如果出血不能控制,可以考虑切除子宫。

3.劝告患者避孕　不宜再妊娠,否则有再患 AFLP 的可能。

4.注意肝功能变化　由于 AFLP 可能与孕期雌激素水平升高发生微血管脂肪酸代谢紊乱从而造成脂肪肝有关,故产后应慎用避孕药物,用时需注意肝功能变化。

【**妊娠期急性脂肪肝救治流程图**】

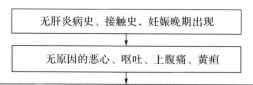

无肝炎病史、接触史,妊娠晚期出现

无原因的恶心、呕吐、上腹痛、黄疸

1.血清总胆红素中至重度升高,以直接胆红素为主;2.尿酸增高与肾功能不能作比列;3.持续性低血糖,血氨增高;4.肝功能,血清转氨酶轻度或中度升高,碱性磷酸酶(AKP)明显升高;5.血浆总蛋白、白蛋白降低;6.凝血因子异常,纤维蛋白降低,凝血酶原时间延长;7.血常规,外周血白细胞总数及中性粒细胞增高,出现中毒颗粒;8.尿蛋白阳性,尿胆红素阴性

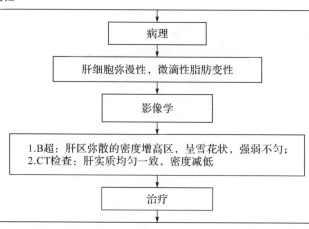

病理

肝细胞弥漫性,微滴性脂肪变性

影像学

1.B超:肝区弥散的密度增高区,呈雪花状,强弱不匀;2.CT检查:肝实质均匀一致,密度减低

治疗

1.一般治疗:能量、纠正低血糖;2.换血或血浆置换;3.成分输血;4.保肝治疗;5.肾上腺皮质激素;6.预防感染:肾衰竭→利尿→透析;产科处理:一旦确诊或高度怀疑→终止妊娠→不能经阴道分娩进行剖宫产(局部麻醉或连硬外麻醉)

【**测试题**】

一、单选题

1.急性重型肝炎与妊娠急性脂肪肝鉴别的主要依据是　　　　　　　　　　　(　　)

A.孕妇年龄较大　　　　　　　　　B.有无抗生素应用史

C.肝脏有无明显缩小　　　　　　　D.血糖不降低

E. 虽有严重黄疸而尿中胆红素阴性

2. 有关妊娠急性脂肪肝,下述哪项是正确的 （　　）

A. 经产妇居多　　　　　　　　　　B. 明显黄疸,但尿胆红素多为阴性

C. B超检查显示肝脏低回声　　　　D. 肝活检显示肝细胞广泛坏死

E. 多妊娠早期发病

3. B超显示强回声的"亮肝"的是 （　　）

A. 妊娠合并病毒性肝炎　　　　　　B. 妊娠急性脂肪肝

C. 妊娠期肝内胆汁淤积症　　　　　D. 妊娠期药物性肝损害

E. 妊高征引起的肝损害

（徐金梅　徐小萍）

任务四　妊娠期高血压疾病——子痫的救护

学习目标

● **知识目标**

了解妊娠期高血压疾病——子痫的病因、诊断;熟悉其临床表现和急救措施。

● **能力目标**

能够识别子痫,并对患者实施急救。

子痫是妊娠期高血压疾病发展的最严重阶段,来势凶猛,多系先兆子痫未及时治疗或治疗无效发展而成。其临床症状为在高血压、水肿、蛋白尿、头痛、视力障碍的基础上发生肌肉强直性和痉挛性抽搐,继之神志不清而昏迷;按子痫发生的时间,可分为产前、产时和产后子痫三种,其中以产前子痫为常见,且冬春两季的发病率最高。

【病因】

尚未明确,可能与子宫缺氧、内分泌失调和精神因素有关。抽搐的发生与脑部病理改变有关,脑血管痉挛后血流量减少,造成脑血管的循环不足。亦有谓脑水肿与抽搐有关。

【临床表现】

(1)常有先兆子痫的症状,如水肿、蛋白尿、高血压等。

(2)抽搐发作前,头痛剧烈、头昏、烦躁不安、视力障碍(视力模糊、复视或完全失明)、恶心呕吐、胸闷不适、尿少或无尿等。抽搐剧烈发作之初,眼球固定,瞳孔散大,口角及面部肌肉抽搐 10min 左右,继之出现两臂肘部屈曲,口眼歪斜,牙关紧闭,呼吸暂停,全身肌肉处于强直收缩状态 20s 左右,随后全身肌肉发生间歇性、痉挛性抽搐,口吐白沫,面色青紫,一两分钟后抽搐停止,继之昏迷。

(3)主要体征:①意识丧失,瞳孔散大,对光反射消失;②血压急剧增高,达 $24\sim26.6/13.3\sim18.6$ kPa($180\sim200/100\sim140$ mmHg);脉速而弱,达 $120\sim140$ 次/min;呼吸急促,达 40 次/min 左右;有时伴体温升高;③少尿或无尿,全身轻度至重度水肿。

【辅助检查】

1.血液检查 红细胞压积≥0.35、全血黏度比值≥3.6、血浆黏度比值>1.6,提示血液浓缩。二氧化碳结合力、血钾、血钠降低,肝、肾功能可出现异常。血小板计数、血纤维蛋白可降低,而纤维蛋白降解物(FDP)增加。

2.尿液检查 尿比重≥1.020,尿蛋白＋＋＋～＋＋＋＋或>5g/24h,如肾功能损害,则有红、白细胞及管型。

3.眼底检查 这是反应病情严重程度的标志之一。动静脉比例为1∶2或1∶4时,提示血管痉挛严重,有视网膜出血则提示可能有脑出血存在。

4.脑脊液及CT检查 怀疑脑出血时,可行腰穿测脑脊液的压力及观察脑脊液的性状,做生化等检查。头颅CT检查可发现脑水肿程度、出血多少或(及)血肿部位。

5.其他检查 包括B超、电子胎心监护、心电图、胎盘功能检查等。

【鉴别诊断】

子痫易与以下疾病相混淆,应予以鉴别:

1.癫痫 癫痫患者过去多有发作史,发作前常有先兆,发作时间短,继之神志丧失,跌倒,全身痉挛1～2min,亦可咬破舌,大小便失禁。抽搐后多数立刻清醒,即使有短暂昏迷或神志模糊,短时间内可恢复正常。无高血压、水肿及蛋白尿。眼底无妊娠期高血压疾病的变化。患者于抽搐后来急诊时,应注意询问病史,即刻查蛋白尿、测血压可迅速诊断。

2.高血压脑病及脑出血 患者妊娠前应有慢性高血压病史,常无浮肿及蛋白尿。突然出现昏迷,意识丧失,软性偏瘫,病理反射阳性,瞳孔多不对称。脑出血时脑脊液有特殊改变,即可诊断。

3.脑炎 脑炎发病常见于夏秋季,流行性脑炎多见于春季。起病急,但先有发热、头痛、颈项不适,迅即高热、恶心、呕吐、烦躁、昏迷,亦可发生谵妄、惊厥。子痫患者并无发热,无颈项强直及脑膜刺激征,无病理反射。脑炎患者无高血压、水肿、蛋白尿,脑脊液检查有典型炎症改变。

【急救措施】

子痫是妊娠期高血压疾病的最重要的阶段,是妊娠期高血压疾病引起母儿死亡的最主要原因,应积极抢救。处理原则:迅速控制抽搐,纠正缺氧和酸中毒,控制血压,抽搐控制后及时终止妊娠。

1.一般急诊处理 子痫发作时需保持气道通畅,维持呼吸、循环功能稳定,密切观察生命体征、尿量(应留置导尿管监测)等。避免声、光等刺激。预防坠地外伤、唇舌咬伤。

2.控制抽搐 硫酸镁是治疗子痫及预防复发的首选药物。用药方案:①立即用25%硫酸镁加于25%葡萄糖液20mL静脉推注(>5min),继之以2～3g/h静脉滴注,维持血药浓度,同时应用有效镇静剂,控制抽搐;②20%甘露醇250mL快速静脉滴注以降低颅内压。

3.控制血压 脑血管意外是子痫患者死亡的最常见原因。对于血压过高者给予降压药。

4.纠正缺氧和酸中毒 立即行面罩和气囊给氧,根据二氧化碳结合力及尿素氮的值给予适量的4%碳酸氢钠以纠正酸中毒。

5.及时终止妊娠 子痫抽搐控制后2h可考虑终止妊娠,应适当放宽剖宫产指征。

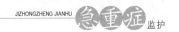

【监护要点】

1.专人特护，做好记录 详细记录病情观察、检查结果和治疗经过，作为医生拟定下一步治疗方案的参考。

2.避免刺激 将患者安置在单人暗室、保持安静、避免声光刺激、取下假牙；护理操作集中进行，动作轻柔。

3.防止外伤 加床档防患者坠地受伤。患者抽搐时不可用暴力强行制止抽搐，以免发生骨折。准备开口器、压舌板，于上下白齿之间放置开口器或缠有纱布的压舌板，防止抽搐时唇舌咬伤。

4.保持呼吸道通畅 将昏迷患者取平卧位，头偏向一侧，及时呼出呼吸道分泌物及呕吐物；开口器、夹舌钳夹舌以防舌根后坠；吸氧；未清醒前禁食、禁水或口服药物。

5.配合检查和药物治疗 遵医嘱及时准确应用抢救药物，迅速控制抽搐，同时注意观察疗效和不良反应。协助医生进行各项辅助检查。

6.严密观察病情 观察生命体征每小时一次，观察抽搐的持续时间、次数和昏迷时间。留置导尿，记24h出入量。及时发现心力衰竭、脑出血、脑水肿、肾衰竭等并发症，并配合医生积极处理。

7.注意产兆 抽搐可诱发子宫收缩的产生，昏迷又可能掩盖宫缩带来的感觉，因此必须同时注意产科情况，如宫缩、胎心、宫口开大、先露下降等产程进展的情况，以防接产时措手不及。若已临产，做好接生工作。

8.其他 定时翻身，按摩受压部位，做好皮肤护理，防止褥疮；定时进行口腔护理、外阴护理，防止感染。

【预防】

(1)定期进行产前检查,积极预测和筛选妊娠期高血压疾病。

(2)积极治疗妊娠期高血压综合征,尤其是先兆子痫,防止病情发展。

(3)加强产前、产时监护,积极处理产程。

(4)产后精心护理,继续治疗妊娠期高血压疾病。

【知识库】

妊娠期高血压疾病的预测

目前尚无有效、可靠和经济的预测妊娠期高血压疾病的方法。首次产前检查应进行风险评估,主张联合多项指标综合评估预测。

1.高危因素 妊娠期高血压疾病发病的高危因素均为该病较强的预测指标。

2.生化指标 包括:①可溶性络氨酸激酶1升高者的子痫前期的发生率高5～6倍;②胎盘生长因子在妊娠5～15周,血清浓度$<32pg/mL$,妊娠16～20周,血清浓度$<60pg/mL$,对子痫前期预测的敏感性、特异度较高;③胎盘蛋白13可作为早发型子痫前期危险评估的合理标志物;④可溶性内皮因子升高,预测的敏感性较强。

3.物理指标 对子宫动脉血流波动指数的预测价值较肯定。

4.联合预测 包括分子标志物间联合、分子标志物联合子宫动脉多普勒,预测检测率较高。

【妊娠子痫抢救流程图】

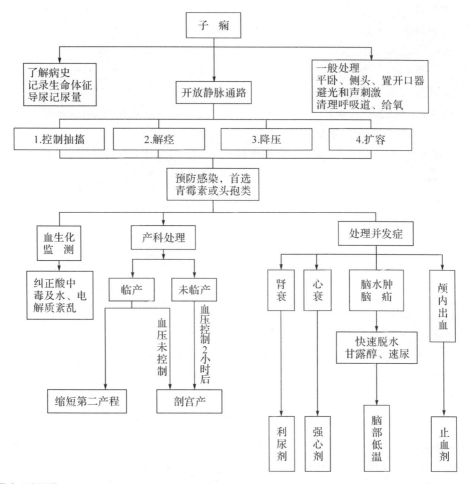

【自测题】

一、单选题

1. 子痫前期,孕妇应用硫酸镁治疗时,呼吸每分钟不应少于 （ ）

A. 14 次/min B. 16 次/min C. 18 次/min

D. 20 次/min E. 22 次/min

2. 初孕妇,过去体健,孕 37 周突发头痛,呕吐,继之抽搐三次(每次约 1min)。入院查:神志清,瞳孔等大,对光反应好,血压 150/110mmHg,水肿(＋＋),蛋白尿(＋＋),何种疾病可能性最大 （ ）

A. 妊娠合并癫痫 B. 妊娠并颅内出血

C. 产前子痫 D. 妊娠合并癔症性抽搐

E. 妊娠合并蛛网膜下腔出血

二、以下每一道考题下面有 A、B、C、D、E 五个备选答案,请从中选择一个最佳答案。

初孕妇,25 岁,孕 35 周,入院前曾抽搐 2 次,现呈昏睡状。血压 180/120mmHg,全身皮肤水肿。胎方位 LOA,胎心率 140 次/min,估计胎儿体重 2700g,有较弱宫缩。

3.为明确诊断,首选的简单检查方法是 （　　）

A. 脑电图　　　　　　　　　　　　　B. 心电图

C. 眼底检查　　　　　　　　　　　　D. CT 检查

E. 胸部 X 线检查

4.以下哪项治疗是错误的 （　　）

A. 静滴硫酸镁和静推安定　　　　　　B. 吸引器吸出喉咙头的黏液或呕吐物

C. 减少声、光刺激　　　　　　　　　D. 置开口器,以防抽搐时咬破唇舌

E. 立即行剖宫产术,终止妊娠

5.为降低颅内压,首选下列哪种药物治疗 （　　）

A. 甘露醇溶液　　　　　　　　　　　B. 低分子右旋糖酐

C. 50％的葡萄糖液　　　　　　　　　D. 平衡液

E. 输血

任务五　羊水栓塞的救护

★ 学习目标

● **知识目标**

　　了解羊水栓塞的病因;熟悉其临床表现和急救措施。

● **能力目标**

　　能够识别羊水栓塞,并对患者实施急救。

　　羊水栓塞是指在分娩过程中羊水进入母体血循环后引起的肺栓塞、过敏性休克、弥散性血管内凝血(DIC)、肾衰竭等一系列病理改变,是极严重的分娩并发症。近年的研究认为羊水栓塞的核心问题是过敏,是羊水进入母体循环后引起的一系列过敏反应。故有人建议将羊水栓塞改名为"妊娠过敏反应综合征"。羊水栓塞也可发生在妊娠 10～14 周行钳刮术时。发生在足月分娩者,其死亡率高达 80％以上。因此,羊水栓塞是孕产妇死亡的重要原因之一。

【病因】

病因不是十分清楚,可能与下列因素有关:

1.羊膜腔内压力过高　临产后,特别是第二产程子宫收缩时,羊膜腔内压力升高,羊水有可能被挤入破损的微血管而进入母体血循环。

2.血窦开放　分娩过程中各种原因引起的宫颈裂伤可使羊水通过损伤的血管进入母体血循环。前置胎盘、胎盘早剥、胎盘边缘血窦破裂时,羊水也可通过破损血管或胎盘后血窦进入母体血循环。行剖宫产或钳刮术时,羊水也可从胎盘附着处的血窦进入母体的血循环,发生羊水栓塞。

3.胎膜破裂后　大部分羊水栓塞发生在胎膜破裂以后入母体血循环中。剖宫产或羊膜腔穿刺时,羊水可从子宫蜕膜或宫颈管破损的小血管进入,也可从手术切口或穿刺处进入母体的血循环。

综上所述,高龄初产,经产妇,子宫收缩过强、破裂,剖宫产等是羊水栓塞的诱发因素。

【病理生理】

羊水进入母体的血循环是羊水栓塞发生的必要条件。羊水进入母体的血循环后,对于羊水中的有形成分如毳毛、胎脂、角化上皮细胞及胎粪、黏液是如何引起母体一系列病理生理的改变,目前尚不十分清楚,可能的发病机制有:

1. 肺动脉高压

(1)羊水中的有形物质形成小栓子,经母体肺动脉进入肺循环,直接造成肺小血管机械性阻塞,引起肺动脉高压。

(2)这些有形物质又刺激肺组织产生和释放 $PGF_{2\alpha}$、5-羟色胺、白三烯等血管活性物质,使肺血管反射性痉挛,加重肺动脉高压。

(3)同时,血小板凝集、破坏后,游离血清素(serotonin)被释放,又可引起肺动脉痉挛。

(4)肺动脉高压直接使右心负荷加重,导致急性右心扩张,并出现充血性右心衰竭。

(5)肺动脉高压又使左心房的回心血量减少,则左心排出量明显减少,引起周围血循环衰竭,使血压下降而产生一系列休克症状,产妇可因重要脏器缺血而突然死亡。

2. 过敏性休克 羊水中的抗原成分可引起 I 型变态反应。

3. 弥散性血管内凝血(DIC) 羊水中含有多量促凝物质(类似组织凝血活酶Ⅲ因子),其可激活外源性凝血系统,在血管内形成大量的微血栓,导致弥散性血管内凝血。同时,羊水中含有纤溶激活酶,可激活纤溶系统。由于大量凝血物质的消耗和纤溶系统的激活,最终产妇血液系统由高凝状态迅速转变为纤溶状态。临床上表现为全身出血及血液不凝固。

4. 急性肾衰竭 由于休克和 DIC,肾脏的微血管缺血,导致急性肾小管坏死,出现少尿甚至无尿。

【临床表现】

羊水栓塞的发病特点是起病急骤、来势凶险。多发生在分娩过程中,尤其是胎儿娩出前后的短时间内。在极短时间内可因心肺功能衰竭、休克而使患者死亡。典型的临床表现可分为三个渐进阶段:

1. 心肺功能衰竭和休克 在分娩过程中,尤其是刚刚破膜不久,产妇突然发生寒战、呛咳、气急、烦躁不安等症状,随后出现发绀、呼吸困难、心率加快、抽搐、昏迷、血压下降,出现循环衰竭和休克状态。肺部听诊可闻及湿啰音,若有肺水肿,患者可咯血性泡沫状痰。有的产妇突然惊叫一声或打一次哈欠后血压迅即下降甚至消失,并在几分钟内死亡。

2. DIC 引起的出血 患者度过心肺功能衰竭和休克阶段,进入凝血功能障碍阶段,血液不凝固,切口及针眼大量渗血及大量出血,出现呕血、便血及血尿等。

3. 急性肾衰竭 本病全身脏器均受损害,除心脏外,肾脏是最常见的受损器官。存活患者出现少尿、无尿和尿毒症表现。一旦肾实质受损,可致肾衰竭。

羊水栓塞的临床表现的三个阶段基本上按顺序出现,但有时亦可不全出现或出现的症状不典型。

【辅助检查】

(1)下腔静脉血涂片找羊水中的有形物质,可确诊为羊水栓塞。

(2)胸部 X 线检查:双肺出现弥散性点片状浸润影,并向肺门周围融合,伴右心扩大。

(3)心功能检查:心电图、彩色多普勒超声检查可提示:右心房、右心室扩大,心排出量减少及心肌劳损等。左心室缩小,ST 段下降。

(4)与 DIC 有关的实验室检查示凝血功能障碍。

(5)尸检可见:肺水肿、肺泡出血,主要脏器及组织中找到羊水的有形物质;心脏内血液不凝固,离心后镜检找到羊水的有形成分。

【诊断】

凡在病史中存在羊水栓塞的各种诱发因素及条件,如胎膜早破、子宫收缩过强、产程短及高龄初产,在胎膜破裂后、胎儿娩出后或手术中产妇突然出现寒战、烦躁不安、气急、尖叫、呛咳、呼吸困难、大出血、凝血障碍、循环衰竭及不明原因的休克,首先应考虑为羊水栓塞。应边抢救边做辅助检查以确诊。

【急救措施】

一旦确诊为羊水栓塞,应立即抢救产妇。早诊断、早治疗是成功抢救的关键。

1. 紧急处理

(1)有效给氧:立即高浓度面罩给氧,流量 5～10L/min。如 5min 后不改善,应及时行气管插管,人工呼吸机正压给氧。保持血氧饱和度在 90% 以上。

(2)开放静脉通路:尽快开放静脉,至少两条通路,同时抽取 5mL 下腔静脉血用于诊断。

(3)对于心搏骤停者立即实施心肺复苏。

2. 抗过敏 产妇于分娩后突然出血寒战、呼吸困难、发绀等羊水栓塞的前驱症状时,在改善缺氧的同时,应迅速抗过敏,立即静脉推注地塞米松 20mg,然后根据病情遵医嘱再静脉滴注 20mg。或用氢化可的松,剂量为 500～1000mg,先用 200mg 静脉缓注,随后静脉滴注。

3. 解除肺动脉高压 遵医嘱应用解痉药物缓解肺动脉高压及改善肺血流灌注,预防右心衰竭、呼吸衰竭及末梢循环衰竭。

(1)罂粟碱:直接松弛血管平滑肌,使冠状动脉、肺血管、脑血管扩张,降低其阻力。其为解除肺动脉高压的首选药物。30～90mg 加于 10%～25% 葡萄糖液 20～40mL 中缓慢静脉推注。如罂粟碱与阿托品合用,扩张肺小动脉的效果更好。

(2)阿托品:1mg 加于 5% 葡萄糖液 10mL 中,每隔 15～30min 静脉注射一次,直至患者面部潮红、症状好转为止。心率>120 次/min 者慎用。

(3)氨茶碱:可扩张冠状动脉及支气管平滑肌。250mg 加于 25% 葡萄糖溶液 20mL 中缓慢推注,必要时重复应用。

(4)酚妥拉明:可解除肺血管痉挛,降低肺动脉阻力,改善肺动脉高压,同时具有抗休克作用。5～10mg 加于 10% 葡萄糖液 100mL 中静脉滴注,以 0.3mg/min 滴速为佳。

4. 抗休克

(1)补充血容量:在抢救过程中,应尽快输新鲜血和血浆以补充血容量。扩容可选用右旋糖酐葡萄糖注射液 250～500mL 静脉滴注。在抢救过程中应测定中心静脉压,既可了解心脏负荷情况,又可抽取血液寻找羊水的有形成分。

(2)升压药:多巴胺或间羟胺。

(3)纠正心衰:常选用毛花苷 C(西地兰)0.2～0.4mg 加于 25% 葡萄糖液 20mL 中静脉推注,必要时 4～6h 可重复使用一次,同时可用营养心肌细胞药物,如辅酶 A、三磷腺苷和细胞色素 C 等。

(4)纠正酸中毒:在抢救过程中,应及时做动脉血气分析及血清电解质测定。酸中毒首次可用 5％碳酸氢钠 250mL 静脉滴注。若有电解质紊乱,应及时纠正。

5.防治 DIC

(1)肝素钠:用于治疗羊水栓塞早期的高凝状态,尤其在发病后 10min 内使用效果更佳。

(2)抗纤溶药物:羊水栓塞由高凝状态向纤溶亢进发展时,可在肝素钠的基础上使用抗纤溶药物,如氨基己酸、氨甲苯酸及氨甲环酸等。

6.预防肾衰　羊水栓塞的第三阶段为肾衰竭期,在抢救过程中应注意尿量。当血容量补足后仍少尿,应给予 20％甘露醇 250mL 静脉滴注,以扩张肾小球的前小动脉,有心衰者慎用。尿量仍少,可给予呋塞米静脉缓注,同时应定时检测电解质。

7.预防感染　在抢救羊水栓塞过程中应选用对肾脏毒性小的广谱抗生素预防感染。

8.产科处理　羊水栓塞发生后应立即积极抢救产妇生命。胎儿娩出前,发病者应待产妇病情稳定后行剖宫产终止妊娠。若第二产程期间发病,在条件允许的情况下,阴道助产结束分娩。若有产后大出血,应积极采取措施,短时间内无法止血可行子宫切除术,以减少胎盘剥离大面积血窦而开放出血,对争取抢救时机有利。

【监护要点】

1.一般护理

(1)迅速建立静脉输液,在中心静脉压监测下调整输液量及输液速度。

(2)配血,并协助做好有关化验检查。

(3)给予氧吸入,需要时加压给氧。

(4)留置导尿管以观察尿量,严格无菌操作。

(5)昏迷者注意保持呼吸道通畅,呼吸道有分泌物时应及时吸出,以免发生窒息或吸入性肺炎。

(6)产后大出血者,做好剖宫产术的准备工作,并配合医师进行抢救工作及产科处理。

(7)做好重症护理,并做专门记录。

2.病情观察与护理

(1)注意观察病情,羊水栓塞发生后易引起呼吸衰竭、循环衰竭、肾衰竭、弥散性血管内凝血。在抢救过程中,要注意观察生命体征如血压、脉搏、呼吸、瞳孔的变化,应每 15～30min 测一次,并观察患者的尿量,对昏迷者应插导尿管持续导尿,观察尿量、颜色,注意皮肤有无出血点。对发现的问题详细做好记录,并向医生汇报,及时采取措施。

(2)备好各种抢救药物及器械,对需要使用呼吸兴奋剂者,给药后须严密观察其疗效,若出现副作用,如恶心、呕吐、面部或肢体抽搐,应及时减量或停药。注意水、电解质平衡,在抢救过程中应严密观察病情的动态变化,给予合理的治疗。用利尿剂时,应记录出入液量,检查血 pH 值、钾、钠、氯的变化。严密观察呼吸和血压的变化,呼吸衰竭时易导致循环功能的障碍,故应严密观察呼吸频率、潮气量、呼出的氧和二氧化碳分压以及血压、心率的变化。

3.症状护理　羊水栓塞死亡的主要因素为呼吸衰竭、休克、急性心力衰竭、大出血及肾衰竭。临床上要针对上述因素进行护理。

【预防】

(1)掌握人工破膜的时机,避免在宫缩时及产妇屏气时破膜。

(2)合理使用催产素,严格掌握指征,专人守护观察,宫缩过强时应及时停用。

(3)剖宫产术时应先吸羊水,再娩胎头,避免羊水进入血窦。

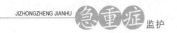

（4）减少产道损伤。

（5）中孕钳刮时应先破膜，再行钳刮。

【知识库】

产科 DIC

产科 DIC 是由多种产科致病因素激活凝血系统，导致全身微血栓形成、凝血因子被大量消耗、继发纤维溶解亢进，引起全身出血的一种并发症，即弥散性血管内凝血（DIC）。产科 DIC 是许多产科疾病病理生理过程中的一个环节，结果是导致广泛出血、溶血、组织细胞缺血、坏死，多脏器功能障碍，是孕产妇死亡的主要原因之一。

【病因】

胎盘早剥、死胎及过期流产；羊水栓塞；重度妊娠高血压疾病、子痫及子痫前期；产科重症感染；妊娠伴发重症肝病；休克等等。

【临床表现】

1.出血 血低凝或不凝固是其特征。严重者可伴有皮肤瘀斑、牙龈出血、呕血、咯血、尿血、便血、注射针眼和手术切口出血、渗血等。

2.休克 不一定与出血量呈正相关，发生迅速，出现早，不易恢复。

3.多脏器功能衰竭 表现为一个或多个脏器微血栓形成。肾脏 DIC 表现为急性肾功能不全、血尿和少尿或无尿。心脏 DIC 表现为急性心功能不全、心律失常，甚至心源性休克。

4.溶血性贫血 可出现发热、黄疸、进行性贫血、血红蛋白尿等。

【辅助检查】

筛选试验中如三项为阳性，结合临床表现即可诊断 DIC，如只有两项为可疑，需进行确定实验。

【鉴别诊断】

1.原发性纤维蛋白溶解症 其脏器功能障碍不明显。实验室检查血小板正常或轻度减少。

2.不伴 DIC 的肝病 多数肝病有肝病史，在出现凝血因子减少时，因子Ⅷ不降低；无纤维蛋白降解产物，红细胞形态正常。

【抢救措施】

1.阻断促凝物质的来源 积极治疗原发病，如及时终止妊娠、抗感染等。

2.抗休克

（1）面罩吸氧：每分钟给氧量为 6～8L，呼吸困难者应以呼吸机进行正压给氧。

（2）补充血容量：尽早建立输液通道，补充血容量。

（3）血管活性物质应用：多巴胺 10～20mg 加入 5％葡萄糖液 250mL 静滴，根据血压调整滴速。

（4）纠正水、电解质紊乱。

3.早期应用肝素 适应证：①羊水栓塞发生 10min 内；②死胎合并有 DIC 征象，尚未发动分娩；③严重宫内感染伴有败血症；④重度妊娠期高血压疾病，可试用小剂量肝素治疗。

4.补充凝血因子

5.抗纤溶剂使用

6.改善微循环

7.肾上腺皮质激素

【监护要点】

(1)对羊水栓塞、胎盘早剥、死胎稽留、子痫前期重度、败血症、失血性休克者应警惕 DIC 的发生。

(2)严密观察病情变化。

①心电监护,严密观察生命体征。

②如突发性大量阴道出血,或多发、广泛的出血,如切口和针眼处渗血、血尿或内脏出血,提示 DIC 已发生。

③如出现突发性胸痛、呼吸困难、发绀提示肺栓塞,如有头痛、昏迷、抽搐提示脑栓塞。可有少尿、血尿、腰痛等症状。

(3)针对不同病因,配合医生完成抢救工作。

(4)准确有效执行医嘱。

(5)建立静脉通道,做好输血、输液工作。

【羊水栓塞抢救流程图】

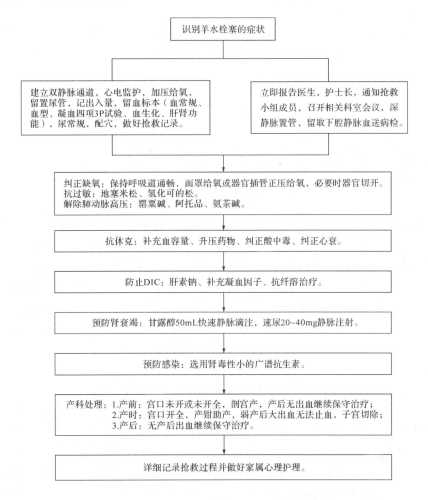

【自测题】

一、单选题

1. 羊水栓塞最早出血的症状是 （　）

A. 急性左心衰竭　　　　　　　　　B. 急性肝功能衰竭

C. 急性肾衰竭　　　　　　　　　　D. 急性呼吸衰竭

E. 急性 DIC

2. 经产妇 36 岁,孕 40 周,分娩后 5min 突然发生烦躁不安,寒战,呕吐,咳嗽,呼吸困难,发绀,血压 80/40mmHg,脉细弱,首先应考虑为 （　）

A. 失血性休克　　　　　　　　　　B. 脑血管意外

C. 羊水栓塞　　　　　　　　　　　D. 子宫破裂

E. 感染与休克

3. 羊水栓塞常见的病因是 （　）

A. 胎膜早破　　　　　　　　　　　B. 前置胎盘

C. 子宫强直性收缩　　　　　　　　D. 子宫颈裂伤

E. 以上都正确

4. 下列哪项不是羊水栓塞的病理生理变化 （　）

A. 肺动脉高压　　　　　　　　　　B. 过敏性休克

C. DIC　　　　　　　　　　　　　 D. 肾衰竭

E. 全身小动脉痉挛

5. 以下关于羊水栓塞的治疗,错误的是 （　）

A. 使用氢化可的松抗过敏　　　　　B. 治疗 DIC

C. 产时发生让其自然分娩　　　　　D. 肾衰竭

E. 使用抗生素预防感染

【知识库】

院前急产的救护

急产是由协调性宫缩过强引起的,若无产道梗阻,分娩往往在短时间内结束,分娩总产程不足 3h,多见于经产妇。由于急产的产程过快,常致措手不及。院外生产没有监护设备,发生异常不能及时抢救,有可能会发生死胎、死产、新生儿窒息等意外;新生儿出生时,如果没及时接住并加以保护,新生儿容易跌落地上,旁观者用暴力强行拉出,容易造成新生儿头部、四肢等损伤以及母亲产道撕裂大出血;院外分娩容易造成新生儿和产妇感染;转送过程中,产妇两腿没有分开,或将婴儿头再度推回,或采用其他方法阻止婴儿的降生,这样做会导致婴儿发生意外,所以在紧急情况下需要进行正确接生和急救。

【临床表现】

子宫收缩具有正常的节律性、对称性和极性,但宫缩强度过大、过频,子宫收缩周期为 40~50s/2~3min,羊膜腔内压力大于 6.67kPa(50mmHg)[一般为 4.67~7.33kPa(35~55mmHg)]时,若无产道梗阻,胎儿可短时间内娩出,形成急产。

【诊断依据】

1. 临产　　妊娠足月或特殊情况下(早产),由于有规律的子宫收缩引起阵阵腹痛,阴道见红,阵痛时伴排便感,并反射地引起屏气。有时有胎膜破裂,羊水外流。

2. 分娩　胎儿娩出。

【急救措施】

评估产妇，如果距离分娩有一段时间，应立即转诊。如产妇马上分娩，应积极做好接生的准备，同时拨打 120 通知有条件的医院来接诊。接生时应注意无菌操作，预防感染。

1. 接生　现场接生前准备：

(1)床上铺干净床单，床单下铺干净塑料布。如果在地上，孕妇臀部和大腿下垫上清洁布、衣物等。

(2)如果可能将剪刀或刀放在开水里煮至少 5min，或火上烧 30s，使用前让剪刀一直在水里，用来断脐带。

(3)准备干净的毛巾或毯子包裹新生儿；干净的绳子或布条绑脐带；塑料袋或盆放置胎盘；将干净的布或卫生巾在胎儿娩出后覆盖阴道口。

(4)孕妇仰卧，两腿屈膝分开，嘱产妇张口呵气，勿用腹压。外阴擦洗：先用肥皂水由内向外、自上而下擦洗，然后用无菌纱布从内到外擦干外阴部，用 0.1％硫柳汞消毒。

2. 现场接生　与常规分娩相同，重点是要注意止血、预防感染及产道损伤。在严格无菌条件下处理脐带，确保新生儿不得破伤风。

(1)胎头完全露出阴道之前不要触摸，胎头娩出前可用干净纱布托着会阴，尽量减少会阴撕裂。一旦头露出，及时托住并加以引导，以免沾染血液和其他分泌物。

(2)如果胎头在羊膜囊中，腹痛间隙时用消毒剪或手指刺破并打开羊膜囊，让液体流出，去掉新生儿脸上的羊膜，以免影响呼吸。

(3)检查有无脐带绕颈，如果有应迅速将脐带从颈部去掉，如果脐带缠得太紧应及时剪断脐带以防新生儿窒息，脐带剪断后末端打结。

(4)一旦新生儿的头颈娩出阴道，引导新生儿侧身，头向下，一旦上肩露出，头轻轻往上抬，让下肩露出，禁止牵拉新生儿的腋窝。

(5)新生儿很光滑，娩出时要尽量托住，动作轻柔，防止跌落。

(6)一只手使新生儿侧身，另一只手挤压口、鼻，帮助排出肺、口腔、鼻腔的分泌物；用消毒纱布轻擦新生儿的口、鼻，必要时用吸管吸出喉头或气管的黏液，保持呼吸道通畅。

3. 新生儿的紧急处理

(1)如果新生儿没有啼哭，用手拍打脚底或者轻擦新生儿的脚背。

(2)如果还没有呼吸，将新生儿的头后仰，开放气道，在新生儿的口、鼻两处使用人工呼吸器。

(3)记录出生时间。

(4)用毯子或床单包裹新生儿，放在母亲身旁。脐带保持松弛，不清洗新生儿。

(5)如果胎盘娩出后(产后 5～15min)，产妇能被立即送往医院，应将新生儿和胎盘一起送至医院断脐，必要时母子均应注射破伤风抗毒素。

(6)一般没有必要立即剪断脐带，等到脐带不再波动时再剪。如果必须要剪断脐带，在婴儿离身体至少 10cm 的地方系上干净细绳，切断血流，在离身体 15～20cm 处打另一个结，两结之间剪断脐带，然后用无菌纱布覆盖，绷带包扎固定(到医院后做第二次断脐处理)。

4. 胎盘娩出前后的处理

(1)胎盘娩出前，接生者一面结扎脐带，一面注意观察阴道出血和子宫收缩的情况。胎盘一般在胎儿娩出后 5～15min 自行剥离，不应过早按摩或挤压子宫和牵拉脐带，以免引起胎盘部分剥离、子宫内翻等,导致大量出血。当胎盘完全剥离、子宫收缩时,嘱产妇向下屏气,使用腹压逼出胎盘。若不能娩出,可用左手在产妇腹部将子宫底轻轻向下推压,右手轻轻牵拉脐带,以助胎盘娩出;胎盘至阴道口时,接生者以两手握住胎盘,缓慢地向一个方向牵转,将胎膜扭成索状,使胎盘和胎膜完整地娩出。

(2)胎盘娩出后,立即将胎盘放在容器中,和产妇、新生儿一并送到医院检查。如发现大片胎膜遗留在子宫腔内或胎盘有缺损时,应立即更换手套、重新消毒外阴,行宫腔探查,取出残留部分,必要时行刮宫术,以免胎盘或胎膜残留引起产后出血。

(3)由于产程短,子宫不能迅速收缩,为了预防产后出血,胎儿娩出后应用宫缩剂。

5.产妇的护理

(1)卫生巾放在产妇阴道口,吸收血液和分泌物。

(2)帮助产妇控制出血,手放在产妇的腹部肚脐下方轻轻按摩子宫,直到子宫摸上去变硬。

(3)给产妇饮水或咖啡,不要酒精饮料。

(4)保证产妇温暖舒适,有条件应立刻住院治疗,应用抗生素,预防感染。

(5)仔细检查产妇和婴儿,确保母子平安。

【院前接生流程图】

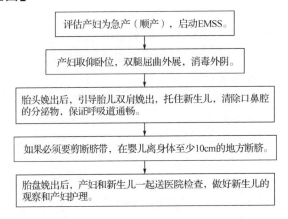

【自测题】

一、单选题

1.关于急产描述正确的是 （ ）

A.总产程不足 4h   B.多见于有空腔内操作史的初产妇

C.常发生胎盘早剥   D.易发生软产道裂伤

E.不易发生新生儿产伤

2.急产的急救中哪一些操作不恰当 （ ）

A.擦拭新生儿的口鼻分泌物 B.新生儿保暖

C.保持新生儿呼吸道通畅   D.新生儿娩出后立即剪断脐带

E.胎儿娩出后应用宫缩剂

二、简答题

1.试述急产的危险性。

2.简述急产的急救措施。

(王小丽 邱萍萍)

参考文献

[1]章渭方.急重症监护学[M].杭州:浙江大学出版社,2004.

[2]周秀华.急救护理学[M].北京:人民卫生出版社,2001.

[3]杨丽丽.急救护理[M].杭州:浙江科学技术出版社,2004.

[4]刘淑媛,陈永强.危重症护理专业规范化培训教程[M].北京:人民军医出版社,2006.

[5]李梦樱.外科护理学[M].北京:人民卫生出版社,2001.

[6]姚蕴伍,周菊芝.内外科护理学[M].杭州:浙江大学出版社,2006.

[7]敖薪.急救护理学[M].北京:高等教育出版社,2004.

[8]方强.危重病护理学[M].杭州:浙江大学出版社,2002.

[9]方强,杨丽丽.急重症护理学[M].杭州:浙江科学技术出版社,2007.

[10]郭奉银.内科护理学[M].北京:高等教育出版社,2004.

[11]EJ Lavonas,IR Nnan,A Gabrielli,etal. 2015 American Heart Association Guidelines Update for Cardiopulmonary[J]. Circulation, 2015, 132.

[12]杨丽丽.急救护理学[M].北京:清华大学出版社,2011.

[13]刘均娥.急诊护理学[M].北京:北京医科大学出版社,2000.

[14]叶任高,陆再英.内科学[M].北京:人民卫生出版社,2004.

[15]王志红,周兰姝.危重症护理学[M].北京:人民军医出版社,2003.

[16]周秀华.急救护理学[M].北京:北京科学技术出版社,2002.

[17]黄韶清,周玉淑,刘仁树.现代急性中毒诊断治疗学[M].北京:人民军医出版社,2002.

[18]张树基,刘仁树,王佩燕.急诊医学——新理论、新观点、新技术[M].北京:人民军医出版社,2002.

[19]邵孝鉷.急诊医学——基础理论与临床实践[M].北京:中国协和医科大学出版社,2004.

[20]方克美,杨大明,常俊.急性中毒治疗学[M].南京:江苏科学技术出版社,2002.

[21]任引津,张寿林,倪为民,等.实用急性中毒全书[M].北京:人民卫生出版社,2003.

[22]何家荣,张孔华.急性中毒临床救治与预防[M].北京:科学技术文献出版社,2002.

[23]陈文彬,王友赤.诊断学[M].北京:人民卫生出版社,2001.

[24]王丽华.现代急诊护理学[M].北京:人民军医出版社,1994.

[25]徐增祥,杨辛,盛韵姑.妇产科急症学[M].北京:人民军医出版社,2004.

[26]于艳红,钟梅.临床妇产科急诊学[M].北京:科学技术文献出版社,2010.

[27]崔满华,郑桂英.产科急症应对措施[M].北京:人民军医出版社,2010.

[28]许铁,张劲松.急救医学[M].南京:东南大学出版社,2010.

[29]沈志洪.孕产期危重症急救[M].南京:东南大学出版社,2009.

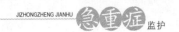

［30］尤黎明,吴瑛.内科护理学［M］.北京:人民卫生出版社,2006.

［31］姚蕴伍,费素定.急重症护理学［M］.北京:人民军医出版社,2011.

［32］中国红十字会总会.救护:师资培训教材［M］.北京:社会科学文献出版社,2009.

［33］林建华,黄滔滔.产科急性心衰的诊断和抢救［J］.中国实用妇科与产科杂志,2011,2
(27):92.

［34］刘兴会,王晓东.产科临床热点［M］.北京:人民军医出版社,2008.

［35］刘映舜.妊娠特发及相关性疾病诊治［M］.北京:中国协和医科大学出版社,2005.

［36］宋文宣.实用心血管病药物治疗学［M］.北京:人民卫生出版社,2001.

［37］李艳,李英美,杜侠.实用产科急症［M］.北京:中国社会出版社,2007.

［38］胡虹.急救护理学［M］.北京:人民卫生出版社,2011.

［39］蔚百彦.实用院前急救学［M］.西安:西安交通大学出版社,2010.

［40］任辉.助产理论与实践［M］.北京:人民军医出版社,2011.

［41］刘悦新.妇产科护理指南［M］.北京:人民军医出版社,2011.

［42］张宁,杨越波,李小毛.异位妊娠与妇科急症［M］.北京:人民军医出版社,2011.

［43］张光玕,熊庆.产科急症［M］.北京:中国协和医科大学出版社,2006.

［44］王沂峰.妇产科急重症救护［M］.北京:人民卫生出版社,2011.

［45］李钦文,黄玲,琥秀荣.现代产科理论与实践［M］.天津:天津科学技术出版社,2011.

［46］张松峰.急救护理［M］.郑州:河南科学技术出版社,2008.

［47］王德智.妇产科急症手册［M］.北京:人民军医出版社,2006.

［48］Alan H D,Lauren N.现代妇产科疾病诊断与治疗［M］.9 版.刘新民,译.北京:人民卫
生出版社,2004.

［49］刘凤芝.妇产科常见疾病诊断与治疗［M］.北京:人民军医出版社,2006.

［50］纪彩卿.产科临床护理工作手册［M］.石家庄:河北科学技术出版社,2009.

［51］谢华,苟文丽.妇产科学［M］.北京:人民卫生出版社,2013.

［52］丰有吉,沈铿.妇产科学［M］.北京:人民卫生出版社,2010.